原著

第二版

Creative Interventions with Traumatized Children
(Second Edition)

儿童心理创伤治疗
创造性艺术的力量

〔美〕Cathy A. Malchiodi ｜ 主编

刘建鸿　王锦 ｜ 译

中国轻工业出版社

图书在版编目（CIP）数据

儿童心理创伤治疗：创造性艺术的力量／（美）凯茜·A.
玛考尔蒂（Cathy A. Malchiodi）主编；刘建鸿，王锦译. 一北
京：中国轻工业出版社，2022.5
ISBN 978-7-5184-3746-7

Ⅰ. ①儿…　Ⅱ. ①凯… ②刘… ③王…　Ⅲ. ①儿童－精
神疗法　Ⅳ. ①R749.940.5

中国版本图书馆CIP数据核字（2021）第243404号

总　策　划：石　铁
策划编辑：戴　婕　　　　　责任终审：张乃柬　　　责任校对：万　众
责任编辑：林思语　潘　南　　责任监印：刘志颖

出版发行：中国轻工业出版社（北京东长安街6号，邮编：100740）
印　　刷：三河市鑫金马印装有限公司
经　　销：各地新华书店
版　　次：2022年5月第1版第1次印刷
开　　本：710×1000　1/16　印张：22.5
字　　数：208千字
书　　号：ISBN 978-7-5184-3746-7　　　定价：88.00元
读者热线：010-65181109，65262933
发行电话：010-85119832　传真：010-85113293
网　　址：http://www.chlip.com.cn　http://www.wqedu.com
电子信箱：1012305542@qq.com
如发现图书残缺请拨打读者热线联系调换
210251Y1X101ZYW

译 者 序

在创伤发生后，如何对遭受创伤的儿童进行干预？熟悉儿童心理治疗的人都知道，这有多么困难。

治疗师和儿童的关系如何建立？治疗师如何去了解儿童曾经遭受的创伤，如何推动并重构儿童对创伤经历的认识？这个过程可以说是举步维艰。

这本书挑战了这个难题，而且用了让人眼前一亮的方式——创造性干预。创造性干预包括一系列的治疗方法，如美术治疗、音乐治疗、舞动治疗、戏剧治疗、阅读治疗和沙盘治疗等。

经历过创伤事件的儿童在言语表达上存在困难，而创造性干预在这方面具有独特的优势。它可以让儿童通过艺术表达自身的感受和愿望，通过想象和表达增加对被扰乱的生活的控制感，通过重述事件来提升自我价值感。

画笔、水彩、黏土和沙盘，这些材料静静地等待着经历了创伤的儿童。在它们面前，儿童会感到安全和有自主性。他们是自己行为的主人，可以用自己的节奏来表达自我和参与活动。画纸上的线条和色彩，沙盘里呈现的情境和摆放的角色模型，经过孩子的手的揉捏而得以塑形的黏土……这些都传递出比言语更丰富的内容。

在经验丰富且审慎的治疗师的引导下，儿童可以借助艺术媒介，既和创伤事件保持安全的距离，又在创作过程中拓展内在体验的深度，通过具有想象力和创造性的探索去改变对创伤事件的认识。儿童在治疗过程中产生的变化，通过生动又具体的治疗案例，鲜活地呈现在本书的各个章节中。

在干预过程中，治疗师并不是被动的，他们既是儿童的指导者，也是对话者和促进者。作为"有同理心的、调谐的个体，他们鼓励儿童用创造性的方法来转化恐惧、担忧、愤怒和悲伤"，帮助儿童放松，教导儿童进行自我抚慰，协助儿童找到解决方案或重构创伤故事。

在创伤干预中，治疗师应如何看待遭遇创伤的儿童呢？

本书主编凯茜·A.玛考尔蒂（Cathy A. Malchiodi）博士在这一版中引入并着重强调了创伤知情（trauma-informed）这一核心概念（在原著第二版中，"创伤知情"一词一共出现超过70次，而在原著第一版中并未提及）。创伤知情指的是心理学专业人士应当能够系统性地认识到创伤带来的影响，了解创伤的症状，在干预中创造支持性环境来尽力避免或减少二次创伤。玛考尔蒂博士对创伤知情实践做出了更积极的界定："（1）重视关于身心如何对创伤事件做出反应的知识；（2）承认症状是适应性的应对策略，而不是疾病的表现；（3）承认来访者对待疾病的价值观、感知和世界观具有文化敏感性；（4）坚持认为个体不仅是创伤幸存者，也是'充满生命力的人'"。她认为创伤知情干预是一个"基于优势的、增强心理韧性的框架，能够帮助不同年龄段的人处理不同的情绪、人际关系、认知和身体上的问题"。

显然，玛考尔蒂博士希望治疗师在运用创造性干预时能够做到：

更敏感、更审慎——对心理创伤的特征和症状有系统的了解，在治疗的过程中对儿童的创伤经历更敏感，实施干预时更审慎，避免造成二次创伤。

更积极——看到心理创伤症状中具有适应性而非病理的部分，积极和辩证地看待心理创伤。这样治疗师不仅能够看到创伤带来的影响，还能够看到儿童或青少年作为一个人的发展潜力。

更具有文化敏感性——每个儿童都有一个独特的主观内在世界，并且儿童所选择的材料和作品表达可能有着不同的文化含义。在干预过程中，治疗师对此要保持敏感和尊重。

在本书的第二版中，我们会不时读到"心理韧性""优势""资源""力量""创伤后成长"等词汇，这体现出当代创造性干预融入了更多积极心理学的视角，也反映了治疗师对人性怀有坚韧的信心和希望。

　　实际上，创造性干预并非始于今日。如布鲁斯·D. 佩里（Bruce D. Perry）博士在序言中所说，我们的祖先很早就通过故事叙述、舞蹈、歌唱、仪式来抚慰人心和自我疗愈。本书既是对先人智慧的传承，也是一种对前人的超越。书中有专门的章节介绍当代儿童创伤研究的神经生理学基础（第1章）和创造性干预有效性的证据、规范和文化敏感性（第2章），这些也是后面各章节的创造性干预手段的有效性的理论基石。艺术性与科学性的结合，是本书的一大特色。

　　本书的另一特点是创伤情境的多样性和创造性干预手段的丰富性。对儿童来说，创伤可能是父母或兄弟姐妹过世，可能是被收养、受欺凌的经历或家庭暴力，也可能是自然灾害或突发性社会事件。本书以专题的形式介绍了对个体、家庭和团体的创造性干预，如针对大规模恐怖袭击和暴力创伤的艺术治疗（第5章）、针对难民儿童和幸存儿童的舞动治疗（第8章）、针对来自暴力家庭的儿童的艺术治疗和团体干预（第12章）、针对有创伤风险的住院儿童的音乐治疗（第15章）等。干预的手段除了本书第一版所涵盖的音乐治疗（第4章）、艺术治疗（第5章）、舞动治疗（第8章）和戏剧治疗（第11章）外，还新增了眼动脱敏与再加工疗法（第3章），聚焦取向的表达性艺术治疗（第14章），将沙盘、阅读疗法和游戏治疗相结合的移动故事法（第7章），用于改善儿童发展性创伤的黏土治疗（第9章）等。

　　每个孩子都是独一无二的，遭受创伤的情境也各不相同。在和经历过创伤的儿童工作时，治疗师要"知其然，也知其所以然"。阅读这本书不但有助于治疗师了解各种创伤的复杂性，也有助于治疗师领略创造性干预的复杂性，与作者共同思考，举一反三，将这些干预方法推广应用在儿童的创伤治疗工作中。

　　遭遇创伤的儿童如果无法及时得到干预，创伤给其造成的负面影响可能会持续一生，社会、家庭和个人都将为此付出沉重的代价。对有志于帮助创伤儿童的心理学工作者而言，本书是非常有益的资源。感谢中国轻工业出版社"万千心理"戴婕编辑的信任，让我们有机会翻译本书的新版，也更新了我们对这一领域的认识。

由于本书涉及的疗法和知识面很广，而译者的学识水平有限，不当之处敬请读者批评指正。

刘建鸿　王锦
2021年10月25日于华侨大学厦门校区

本书撰稿作者

苏珊·卡罗尔·达菲（Susanne Carroll Duffy）

心理学博士、美国注册游戏治疗督导师，就职于美国缅因州佩里市伊斯特波特医疗保健公司快乐时刻健康中心和"在海边"研讨会。

伦妮斯·G. 埃希特琳（Lennis G. Echterling）

哲学博士，就职于美国弗吉尼亚州哈里森堡詹姆斯·麦迪逊大学研究生心理学系。

科妮莉亚·埃尔布雷希特（Cornelia Elbrecht）

文学硕士、注册艺术治疗师，就职于澳大利亚维多利亚州阿波罗湾感觉运动艺术治疗研究所和灵性艺术治疗学院。

克莱尔·M. 盖蒂（Claire M. Ghetti）

哲学博士、美国执业创造性艺术治疗师、美国音乐治疗委员会认证治疗师、美国儿童生活专业人士协会认证儿童生活专家，就职于美国纽约州纽约市伊丽莎白·西顿儿科中心和挪威卑尔根大学格里格学院。

安伯·伊丽莎白·格雷（Amber Elizabeth Gray）

公共卫生硕士、文学硕士、美国执业专业心理咨询师、美国舞蹈治疗协会认证舞动治疗师、美国国家认证心理咨询师，就职于美国新墨西哥州圣达菲恢复性资源培训和咨询项目。

克雷格·亨（Craig Haen）

哲学博士、美国注册戏剧治疗师、国际团体治疗师认证委员会认证团体治疗师、美国执业创造性艺术治疗师、美国团体心理治疗协会会员，在美国纽约州白原市私人执业。

玛丽·佩利奇·汉密尔顿（Mary Pellicci Hamilton）

运动训练理科硕士、美国艺术治疗证书委员会认证艺术治疗师、美国执业心理咨询师，就职于美国康涅狄格州韦斯特波特艺术带来疗愈有限公司。

拉塞尔·E. 希利亚德（Russell E. Hilliard）

哲学博士、美国执业临床社工、美国执业创造性艺术治疗师，通过美国音乐治疗委员会认证和医疗保健研究合规性认证。就职于美国伊利诺伊州罗斯蒙特四季临终关怀和安宁照护中心。

劳拉·V. 卢莫-梅（Laura V. Loumeau-May）

专业研究硕士、美国艺术治疗证书委员会认证艺术治疗师、美国执业心理咨询师，就职于美国新泽西州帕拉默斯旅途计划/山谷家庭照护中心、考德威尔大学艺术治疗研究生项目和新泽西拉马波学院当代艺术部门。

凯茜·A. 玛考尔蒂（Cathy A. Malchiodi）

哲学博士、美国艺术治疗证书委员会认证艺术治疗师、美国执业专业艺术治疗师、美国执业专业心理咨询师、美国注册表达性艺术治疗师，就职于美国肯塔基州路易维尔创伤知情实践和表达性艺术治疗研究所和马萨诸塞州剑桥莱斯利大学表达性治疗系。

玛格丽特·M. 麦吉尼斯（Margaret M. McGuinness）

文学硕士、教育学硕士、美国艺术治疗证书委员会认证艺术治疗师，在美国密歇根州绍斯菲尔德私人执业。

劳丽·拉帕波特（Laury Rappaport）

哲学博士、婚姻家庭治疗硕士、美国注册表达性艺术治疗师、美国艺术治疗证书委员会认证艺术治疗师，就职于美国加利福尼亚州圣罗莎聚焦与表达性艺术研究所、加利福尼亚州罗内特帕克索诺马州立大学，同时也是加利福尼亚州圣罗莎健康与疗愈研究所萨特健康中心的整合取向心理治疗师。

巴特·桑滕（Bart Santen）

心理学博士，就职于美国纽约州纽约市聚焦研究所和荷兰乌得勒支神经反馈研究所精神健康照护团队。

凯茜·J. 施努尔（Kathy J. Schnur）

教育学硕士、美国注册护士、美国艺术治疗证书委员会认证艺术治疗师，在美国密歇根州底特律私人执业。

埃莉·塞贝尔－尼科尔（Ellie Seibel-Nicol）

文学硕士、美国艺术治疗证书委员会认证艺术治疗师，就职于美国康涅狄格州丹伯里家庭研究中心。

安妮·L. 斯图尔特（Anne L. Stewart）

哲学博士，就职于美国弗吉尼亚州哈里森堡詹姆斯·麦迪逊大学研究生心理学系。

马多卡·塔卡达·乌尔豪森（Madoka Takada Urhausen）

文学硕士、美国执业婚姻家庭治疗师、美国艺术治疗证书委员会认证艺术治疗师，就职于美国加利福尼亚州长滩的指导中心，同时私人执业。

安妮特·M. 怀特黑德－普莱奥（Annette M. Whitehead-Pleaux）

文学硕士、美国音乐治疗委员会认证治疗师，就职于美国马萨诸塞州波士顿圣地兄弟会儿童医院和美国印第安纳州圣玛丽伍兹学院。

序　言

　　在人类社会中，总会有些人要担当治疗师的职责，从古至今皆是如此。处于痛苦中的人需要治疗师的帮助。这些治疗师善良友好，他们倾听、观察，然后采取行动。在所有的文化里，在数千年的人类历史长河中，人们对痛苦的"原因"或来源有成百上千种解释，但治愈总是涉及节律、关系和理性。无论是修复运动、睡眠和饮食节律的活动或互动，还是与他人之间的交流，都有助于治愈。对于每一项人类活动（包括治疗）而言，关系是能够让其发生变化的根本动因；关于疼痛或疾病的认知"解释"或主观叙述（无论这种叙述从生理学角度上是否准确），也有助于我们应对困境和走向疗愈。

　　7年前，这本经典著作的第一版问世，每一章都由不同的治疗师所著，讨论了他们各自的治疗工作中的一部分内容。本书集合了许多富有创造性和同情心的治疗师的经验和智慧，并且本版在第一版的基础上进行了扩充。在过去10年间，有关神经生物学机制的研究缓慢而稳定地积累了大量证据，而这些是治疗过程中的创造性及表演艺术起效的基础。此外，一些被认为不符合主流的"循证（evidence-based）"实践的治疗模式，其有效性也不断得到研究证实。在许多情况下，科学方法不断"证明"着一些前人和治疗师在某种程度上一直知道的东西。

　　帮助遭受虐待和经历创伤的儿童是本书的重点。在第一版的序言中，我试图概述本书的价值及其在这一领域里的特殊作用。我选择在序言里表达这个观点，而不是淡化它。遗憾的是，本书第二版所面临的基本挑战和背景在过去10年并未改变。我们用以帮助这些孩子的方式依然是糟糕的，而这本充满疗愈智慧的书仍是照亮前方的一束希望之光。

＊　　＊　　＊

一直以来，童年都是一个容易受到伤害的时期。从石器时代至今，在几千年的文明进程中，每一代人都遭受着战争、饥荒、瘟疫、谋杀和强奸的威胁。而受伤最深的总是最脆弱的个体，尤其是儿童。在人类早期文明中，创伤十分普遍；在许多情况下，与我们如今努力为儿童创建的相对安全和稳固的世界相比，那时创伤要普遍得多。然而，尽管我们认为自己比先辈能更好地保护、哺育、教育和培养我们的儿童，事实上仍有很多儿童的生活还充满着威胁、暴力、丧失与创伤。他们经历着家庭暴力、至爱者死亡、身体虐待、性虐待或者自然灾害。如今，足足有三分之一的成人在童年经历过各种形式的负面事件，而这些事件在本质上往往是创伤性的。与此同时，我们也越来越意识到这些负面、创伤的体验以很多方式改变了我们。在创伤过后，我们的身心遭受了磨难，发生了扭曲，为帮助我们继续生存下去而做出了调整。

儿童期创伤让我们付出了极大的代价，不仅包括每年用于治疗的巨大经济代价，还有当儿童的人性被摧毁后所丧失的潜在创造力与生产力。创伤总是给儿童带来严重损害，而这本不该如此。如果能够正视、应对并克服创伤事件及其后续影响，经历创伤的儿童就可以被治愈，也可以健康聪明地成长。这一信心来自有效且真实的治疗经验。

不幸的是，在还原主义医学模式的主导下，在我们严格划分的、时髦的"循证实践"治疗中，我们并没能为大部分受创伤的儿童提供真正的治疗体验。只有一小部分受创伤的儿童接受了精神健康服务，这是一个国家的耻辱。而即便是这一小部分儿童，他们得到的也只是支离破碎的、无效的，甚至有时还是缺乏人性的服务。显然，我们未能帮助儿童有效地应对和治愈创伤。

这一领域的从业人员都在努力寻找上述问题的解决方案，希望可以找到对应的神经生物系统，精准使用预防性药物来避免创伤后应激障碍；或者是能够找到在基因方面易感的人群来进行干预；又或者是找到一种对所有经受创伤的儿童都适用的、易于操作的20次团体治疗方案。然而，我建议大家回头看看。前人已经为我们留下了一些可供借鉴的经验。

我们的祖先为了生存不得不学习如何应对创伤，经历了不同程度创伤的人们尝试寻找一些方式来维系家庭、社群和文化并继续生活。他们是如何应对创伤的？其中是否有一些线索可以为今日的我们提供启示？对于丧失与创伤，原住民文化中所保留的一些已知的信仰、仪式和治疗实践为我们揭示了一些重要的原则。大量地域上相互区隔、文化上相互独立的群体，在适应和治疗创伤的方式上共享着一套核心元素。这些核心要素包括一个首要的信念体系——有关痛苦、伤害、丧失的原理、信念和缘由；用语言、舞蹈或者歌曲来再次讲述或重现创伤；一套躯体感觉的体验——触碰、舞蹈中模式化的反复动作和歌曲——所有这些，都是在创伤经历者与家人及宗族共同参与某种仪式时，在亲密的关系中进行体验的。

这些元素最为重要的特点在于，它们组合在一起能创造出一种彻底的神经生理体验，并影响皮层、边缘系统、间脑和脑干系统（不同于由创伤带来的、泛化的神经生理影响）：

- 重新叙述故事；
- 拥抱彼此；
- 按摩、舞蹈和唱歌；
- 创作与战斗、打猎和死亡有关的图画；
- 利用文学、雕塑和戏剧的形式进行重述；
- 和所爱的人以及社会重新建立联结；
- 庆祝、吃东西和互相分享。

原住民的这些治愈方式有重复性、节奏性和相关性，它们注重关系，满怀尊重且成效显著，能有效地改变动物和人类与压力反应有关的神经系统。把这些实践方式应用于改善创伤带来的神经生理影响是合情合理的。这些方式之所以出现，正是因为它们有效果。人们的情绪和日常功能都在其中得到改善，治疗过程的核心要素被强化加深并一代代流传下来。不同时间、不同地域的文化都逐渐发展出了相同的治愈方式。

本书的美妙之处就在于它吸收了这些古老的方法，它们是我们祖先所创造的最为有效、历史悠久，同时符合人类生理特点的实践方式，而本书正是描绘了这些古老方法的现代版本。然而，在这些创新性的治疗实践中，将那些经受时间检验的原则进一步向前推进和完善是十分重要的。这些治疗技术一开始看似并非"生理性的"，但事实上它们不仅能改变大脑，还能提供模式化的重复刺激，特别改善创伤、忽视和虐待对关键神经系统所带来的影响。创伤带来的神经系统变化起源于下层大脑（例如多巴胺能、血清素能和去甲肾上腺素能神经网络）。只有从初级体感体验（有节奏的听觉、触觉、视觉和运动前庭刺激）——按摩、音乐、舞蹈，以及重复的视觉和触觉刺激（如眼动脱敏与再加工疗法）——到达脑干和中脑的模式化的重复神经活动，才能够有效地改变这些脑干和中脑系统。

在如今要求"循证实践"范式的压力下，我们应该提醒自己，最有力的证据便是，在千万年的文明发展过程中，相互独立的各种文化纷纷借助诗歌、触碰、故事讲述，以及与社会重新联结（这些治疗方式都会在本书中被提及），作为应对和治愈创伤的核心手段。

布鲁斯·D. 佩里（Bruce D. Perry），医学博士，哲学博士

美国得克萨斯州休斯敦儿童创伤治疗学院

美国伊利诺伊州芝加哥西北大学

前　言

自《儿童心理创伤治疗》（*Creative Interventions with Traumatized Children*）第一版出版以来，针对儿童、青少年和家庭的创伤干预有了许多重大发展。与此同时，创造性艺术治疗（艺术、音乐、舞动以及戏剧）和游戏治疗如何促进创伤儿童的修复和康复，人们对此的理解也有了显著提高。我们对于神经生物学、发展性创伤、基于感觉的治疗方法和创伤后应激的广泛了解，不仅能帮助我们重新定义创伤，而且能指导我们进行有效的、促进神经发育的恰当干预。此外，不仅创造性艺术治疗师和游戏治疗师在儿童治疗中应用创造性策略，越来越多的咨询师、心理学家、婚姻和家庭治疗师，以及其他心理健康和医疗保健专业人士，也更多地使用基于感觉、行动导向的方法来和年幼的来访者工作。

对于儿童而言，许多情境都可能构成创伤性体验。创伤事件可以是父母或兄弟姐妹去世、父母离异、被收养、搬迁、意外事故或者疾病，也可以是欺凌、家庭暴力、身体或性虐待、严重的自然灾害、恐怖袭击或战争。不幸的是，部分儿童在成长过程中反复面临着压力环境，这会使得他们一生中对于不良心理社会问题和发展性问题更易感。基于个体差异、经历创伤的程度以及其他因素，创伤事件可能会令儿童身心耗竭，深感恐惧和困惑。

作为一名艺术治疗师、表达性艺术治疗师和心理健康治疗师，我一直很感兴趣的是，儿童不仅会在精神上，而且会在身体上再次体验到创伤。现在，神经生物学和身心创伤反应领域的专家强调，在治疗心理创伤时，专业人士必须首先处理来访者对痛苦做出的身体层面的反应。虽然我们可以为儿童提供应对创伤性压力的认知策略，但我们也必须使用适合儿童身心特点的、基于感官的、能够作用于大脑的干预措施。创造性艺术和游戏治疗是实现这一目标的手段之一，它在治疗师和儿童之间建立起关系，并开展大量活动，这些活动强调"右脑对右脑"的沟通，以及基于关系、行动导向的策略（Malchiodi，2013，2014）。

　　艺术和游戏也为非言语表达和意义建构提供了独特的可能性。Judith Herman（1992）在其开创性著作中强调，当个体经历心理创伤事件时，他们往往无法用语言表达或描述所发生的事情，但他们需要把无法言说的事情清楚地表达出来。儿童会本能地使用表达性艺术和游戏来表达自己正在再体验的事情以及可能觉得难以言表的事情，这一前提是本书的核心。第二版的《儿童心理创伤治疗》探讨了这一前提，让读者能够更深入地了解艺术和游戏治疗中潜在的感觉过程，这些过程会给儿童带来改变，并让他们建构起创伤和丧失的意义。在本书中，来自创造性艺术治疗与游戏治疗领域、经验丰富的实践者解释并演示了行动导向的创造性干预措施，这些措施植根在基于感觉的、符合神经生物学的原则和实践中。专业助人者会了解到各种用于帮助儿童和青少年的前沿方法，包括艺术治疗、音乐治疗、戏剧治疗、舞动治疗，以及融合了表达性艺术、故事讲述和沙盘疗法在内的游戏治疗。但是，本书会针对以下三个领域，为创伤治疗的专业人士提供有关创造性艺术治疗和游戏治疗的新进展，它们分别是：神经生物学和神经发育、自我调节，以及心理韧性和创伤后成长。

神经生物学和神经发育

　　自本书第一版问世以来，神经生物学和神经发育原理已成为有效实践创造性艺术和游戏治疗的重要组成部分。本书第1章提供了与针对儿童创伤的创造性干预密切相关的关键神经生物学原理的最新进展，并解释了为什么创伤知情实践是一种与神经发育相关的策略。书中同样展示了以当前神经生物学和基于身体的实践为基础的具体治疗手段。例如，第3章描述和阐明了艺术治疗如何补充和加强了广泛应用的儿童眼动脱敏与再加工疗法，解释了此方法中将艺术和图像技术相结合的重要性。类似地，第6章提出了一种基于艺术的治疗方法，描述了一种用以解决儿童解离障碍的身体视角和"身体地图"技术。第9章采用了神经发育和基于身体的视角，概述了黏土的感觉特性，以及黏土如何用于治疗儿童的发展性创伤。

自我调节

本书的作者们也强调了创造性艺术治疗和游戏治疗所涉及的自我调节能力。自我调节，简单来说是指人们在面对压力时调节情绪和身体反应的能力。高唤醒是对创伤事件的一种常见反应，而经历过创伤性事件的年幼来访者常常在自我调节方面遇到困难。艺术、音乐、运动和其他活动的体验可以带来抚慰和平静的效果，从而减少焦虑和恐惧。

本书会阐明和展示创造性艺术治疗和游戏治疗的具体应用，这是帮助降低唤醒水平和促进身体放松的关键手段。第14章强调了聚焦取向的表达性艺术治疗方法，以及作为儿童和青少年心理创伤干预的重要组成部分的正念。同样，音乐疗法也是一种被广泛使用的有效策略，用于帮助有身体不适和情绪困扰的住院儿童减轻压力和自我调节（第15章）。最后，艺术和游戏治疗的应用对经历过人际暴力的儿童的自我调节至关重要，有助于他们发展出适应性应对技能，学习自我赋能和减轻压力（第12章）。

心理韧性和创伤后成长

增强儿童的适应力和创伤后成长能力的重要性贯穿全书。心理韧性（resilience）通常被定义为从负面事件中恢复的能力；创伤后成长（posttraumatic growth）是指经历痛苦或具有挑战性的环境后产生的积极心理变化。创伤知情实践（trauma-informed practice）意味着，儿童可以体验到一种自己有能力的感觉，并被鼓励去参与自己的康复过程。创造性艺术和游戏治疗是理想的方法，因为它们很自然地为自我赋能和积极参与提供了机会，在感官层面上吸引着参与者。对许多儿童来说，创造性干预的使用为他们提供了一种渠道，去体验对曾经扰乱他们生活的事件的掌控感，从而增强心理韧性。

最后，虽然儿童总是暴露在危机之中，他们在学校和社区经历了大规模的人为和自然灾害以及暴力事件，但全球都越来越重视去理解创伤对儿童的影响。近几十年来，卡特里娜飓风、东南亚海啸、伊拉克战争、恐怖主义威胁和袭击、校园枪支暴力等热点事件受到了媒体的密切关注，也引起了公众和专业人士的关注。即使是没有亲身经历这些事件的儿童也受其影响，特别是曾经经历过创伤或丧失的儿童。许多经历过这类创伤事件的人都会持续和焦虑、抑郁或创伤后应激障碍等反应做斗争。

由于很多从业者经常要帮助年幼的幸存者应对大规模悲剧，第5章概述了针对大规模灾难经历者的艺术治疗和创造性干预措施，尤其是桑迪胡克小学枪击案和"9·11"事件的余波。在大规模的人为和自然灾害之下，专业助人者既要有能力共情儿童幸存者及其家庭，也要有能力使用创造性策略使痛苦正常化，帮助他们建立一种安全感和自我赋能感。由于心理创伤会让许多儿童产生一种恐惧、担忧和困惑的"体会 (felt sense)"，因此，在有效地处理大规模创伤事件带来的躯体反应和对家庭进行危机干预时，表达性艺术和游戏的自我抚慰属性变得尤为重要 (第10章)。

本书的作者在他们的工作中都使用了行动导向的、创造性的干预措施来治疗受创伤的儿童，他们有一个共识：基于感觉的、动手操作的方法是有效治疗创伤的重要元素。对于那些有退缩行为或害怕坦露遭受虐待或暴力的儿童，创造性活动的感觉属性允许他们去表达难以言说的东西，并绕过那些可能困难或暂时不可能进行的"谈话"。对另一些儿童来说，创造性干预的使用让他们立即有机会体验到对扰乱他们生活的事件的掌握感。对于专业助人者，本书中描述的方法和手段会利用隐喻和象征，帮助即便是最苦恼的儿童来访者去描述、调节和控制那些不能单独用语言表达的东西。能够通过图片、游戏、动作、声音和其他媒介来表达"发生了什么"，这能让他人见证自己的情感、经历的事件和记忆，而这是满足任何一位创伤幸存者需求的强有力的第一步。

作为成年人，我们都经历过这样或那样的创伤和丧失；不幸的是，我们在治疗中看到，许多儿童不得不忍受创伤给他们整个年幼生命带来的痛苦。在本书的第一版中，我引用了一种信念，它指导着我和各个年龄段受创伤的个体的工作。这是佛教的第三圣谛，它指出，人类所有的苦难最终都可以被转化和治愈。从更实际的角度来说，这意味着所有人都有可能从创伤中恢复，包括我们的儿童来访者。所有的儿童都有通过创造性表达再现和复述自身经历的潜力，特别是当他们的治疗师认识到并利用创造性艺术和游戏的力量，来转化痛苦并帮助他们重新获得健康和对未来的希望的时候。

致谢

我满怀敬意，想借此机会感谢那些在创伤领域帮助我完成这本书的人。

首先，我要感谢布鲁斯·D. 佩里，他对儿童创伤和神经发育领域的开创性贡献影响深远，鼓舞了成千上万的专业人士。鉴于佩里博士长期致力于躯体感觉干预在儿童治疗工作中的重要性，以及他关于神经生物学和创伤之间的联系的著作，没有人比他更值得写这本书的序言了。

接下来，我要感谢每一位同意撰写本书各章节的作者。他们的专业知识不仅解释和阐明了在儿童和家庭治疗工作中使用创造性方法的范围和潜力，而且扩展了如何将创造性艺术和游戏应用于创伤干预的知识。能够在此时遇到他们中的每一位，我感到非常幸运。他们在书中分享了他们的智慧和经验，我对此十分感激。

最后，一本书的出版是编辑、作者和出版商之间相互协作的成果。我要特别感谢高级策划编辑 Rochelle Serwator、文字编辑 Margaret Ryan、艺术总监 Paul Gordon 和高级责任编辑 Laura Specht Patchkofsky，感谢他们提供了又一次愉快的编辑体验和制作过程。我要感谢吉尔福特出版社（Guilford Press）的远见卓识，推出了"创造性艺术和游戏治疗（Creative Arts and Play Therapy）"系列丛书,强调了行动导向的"作用于大脑"的治疗方法的重要性。我很高兴本书的第二版归属于该系列,也很高兴看到越来越多的精神健康专业人士认识到创造性干预措施是有价值和有效的治疗方法。

目　　录

第三部分　针对家庭和团体的创造性干预

第一部分

创造性干预和儿童：实践基础

第 1 章

神经生物学、创造性干预和儿童期创伤

Cathy A. Malchiodi

儿童来接受心理治疗，可能有很多和创伤有关的原因。有的儿童可能经历了父母一方的去世、严重的事故，或者因自然灾害而失去了家庭或财物。其他人则可能是在幼年时经历了一系列创伤事件或长期生活在压力环境中，比如受到虐待、忽视或经历过多个寄养环境等。有的儿童不会永久地受到这些经验的影响，但也有部分儿童会出现严重的症状，妨碍其正常的情绪、认知或者社会性发展。

Terr（1990）提到，"一般而言，创伤不会自行好转，而会在儿童的防御与应对策略中埋藏得越来越深"（p.293）。经历过创伤的儿童经常会感到无助、困惑和羞耻，不敢信任他人与环境。面对这样的儿童，治疗师必须和他们建立起积极有效的关系，让他们不仅能够再次讨论痛苦的经历，而且能克服侵入性记忆、找到意义并发现希望。为了能有效地帮助这些儿童，治疗师既要从发展的角度采取适合儿童年龄特点的方法，同时也要使用那些能够处理创伤记忆并帮助平复情绪的干预手段。

近年来，人们开始认识到，创伤是个体对那些难以承受的事件或经验所产生的一种自动的、生理性的神经系统反应，以及由此继发产生的心理反应

（Perry，2009；Rothschild，2000）。这一认识重新塑造了治疗师对有着应激症状个体的干预方式，并且它承认这些症状是人体对于压力事件的一种适应性反应。越来越多的治疗师一致认为，心理治疗中的干预技术必须要聚焦于创伤的感觉影响。

本章从神经生理学的角度对创伤进行概述，为理解艺术治疗、表达性治疗等基于感觉的创造性干预措施在儿童创伤治疗工作中的有效性和必要性提供基础。对于不熟悉这些治疗方式的治疗师来说，本章还提供了有关创伤事件本质及其对儿童影响的基本信息，并简单介绍了创造性艺术治疗（creative arts therapies）和表达性治疗（expressive therapies）。

创伤的定义

在本书中，"创伤"指的是对儿童在身体和心理社会层面都造成了持久且有实质性影响的经历。创伤性事件可以是单一事件，比如经历一场事故或者目睹他人受伤，也可以是几种经历综合在一起形成创伤。遭受严重的忽视或者虐待，经历恐怖主义或战争，从灾难中幸存下来但流离失所、失去财产、痛失家人，这些都是重复或慢性的创伤经验。在针对乔奇拉绑架案（Chowchilla kidnapping incident）中的幸存儿童所做的重要研究中，Terr（1981，1990）提供了一些有关创伤经历和创伤后症状的复杂性的首次描述。基于乔奇拉绑架案的研究和后续调查，Terr发现经历创伤的儿童身上普遍存在很多共有特征，包括他们在艺术和游戏活动中常见的行为表现，以及创伤对这些儿童的认知和情绪发展所产生的影响。她还描述了两种类型的创伤事件：急性或类型Ⅰ创伤（单一事件）以及慢性或类型Ⅱ创伤（多种或累积事件）。在任何一种创伤事件中，儿童都可能受到身体和（或）情绪上的伤害，并承受着身体创伤和（或）心理上的影响。

如今，创伤治疗师已经理解，有多种因素会作用于单一或多重创伤对儿童所造成的影响，也理解了这些因素如何可能诱发更严重的问题。创伤后应激障碍（posttraumatic stress disorder，PTSD）为广大的精神健康从业者所熟知，其定义可见《精神障碍诊断与统计手册》（第五版）（*Diagnostic and Statistical Manual of Mental Disorders*，Fifth Edition，*DSM-5*；American Psychiatric Association，2013）。和儿童的创伤后应激障碍类似的症状描述最早出现在20世纪30年代，其症状特点符合目前对于创伤后应激障碍的评估中被普遍接受的症状群。直到1987年，在《精神障碍诊断与统计手册》（第三版修订版）（*Diagnostic and Statistical Manual of Mental Disorders*，Third Edition-Revised，*DSM-III-R*；American Psychiatric Association，1987）中，儿童创伤后应激障碍的具体症状才首次出现，解释了儿童和成年来访者的发展性区别。目前，*DSM-5*对于创伤后应激障碍的标准可以总结为如下的一些反应和症状。

- **唤醒状态的改变**。高唤醒（hyperarousal）是很常见的，比如当接触到与创伤性事件有相似之处的事物时，个体会有强烈的心理压力和（或）生理反应。这种过度的唤醒状态可能会导致注意力不集中、睡眠问题（如难以入睡或经常从睡眠中惊醒）、高度警觉、易激惹或暴怒。当暴露在一些会激起对于创伤事件的感官记忆的情境或经历中时，儿童也可能表现出低唤醒（hypoarousal），比如出现解离的状态。

- **再次体验**。儿童可能会突然觉得创伤事件在当下重现，产生和事件相关的侵入性思维。儿童也可能会做噩梦，梦中会出现和创伤相关的感官感受或事件陈述。来自听觉、视觉、嗅觉、前庭等通道的感官线索，以及事件的纪念日，都可能让儿童想起创伤事件。

- **回避**。儿童可能会回避和创伤事件有关的想法或感受，或者无法回忆起事件的相关方面。他们可能会试图回避引起创伤回忆的活动或情境，疏远家人和朋友，做和事件相关的噩梦从而出现睡眠问题，对之前喜爱的活动兴趣减退，或是产生未来缩短了的感受。

- **消极的认知和情绪**。儿童可能会产生一种顽固而扭曲的自我谴责感，或对以前喜欢的活动兴趣降低。

- **发展性问题**。如果创伤事件破坏了儿童与父母或照料者的关系，儿童可能会经历发育迟缓，比如出现情感和认知问题或者依恋障碍。儿童创伤后应激的这一特殊方面被认为是多种创伤事件的结果，尤其是儿童期所遭受的人际关系暴力（本章稍后会提供有关发展性创伤的简介），也强调了重复遭受创伤和儿童正常发育受损之间存在着高度的相关性。

DSM-5增加了一种新的创伤后应激障碍亚型，称为6岁及以下儿童的创伤后应激障碍（preschool subtype posttraumatic stress disorder）。简而言之，有更多具有行为和发展敏感性的标准被用来诊断年幼儿童的创伤后应激障碍。比如，游戏可以作为一种识别创伤后应激障碍的方法，因为非常年幼的儿童没有能力用语言来表达他们对创伤经历的感受。此外，这些标准强调，非常年幼的儿童可能不会在创伤性事件发生时表现出极度或明显的痛苦，他们的创伤反应可能会呈现在受损的人际关系（与父母、照料者、兄弟姐妹、同伴或老师的关系）上。

在对学龄前儿童、学龄儿童和青少年的诊断中，创伤反应的持续时间必须超过1个月，而且要排除其他疾病或其他因素的影响。许多因素会影响儿童对创伤事件的反应，也会影响他们是否会表现出包括创伤后应激障碍在内的情感障碍。生物学因素、气质、心理韧性、发育阶段、与父母或照料者的依恋关系、能力和适应性应对技巧以及可用的社会支持，这些因素都会影响个体对创伤后应激障碍（U.S. Department of Health and Human Services，Administration for Children and Families，Administration on Children，Youth and Families，Children's Bureau，2012）、急性应激反应、情绪或行为障碍的易感性。直接暴露在暴力犯罪、死亡或灾难等创伤事件中且没有从家庭、照料者或者社区中获得足够社会支持的儿童，还有那些经历过多次危机的儿童，都更容易受到创伤，也更有可能需要接受额外的、长期的治疗。这些儿童罹患创伤后应激障碍和其他压力相关疾病的风险更高，尽管患病率在不同的研究中有一定差异（National Child Traumatic Stress Network，2014；Silva，2004）。总之，多种不同的因素和个体经历都会影响创伤给儿童所造成的后果，以及儿童是否会出现持久的严重症状。

幸运的是，只有一部分儿童会在经历应激事件后出现创伤后应激障碍或其他严重的障碍。目前普遍的看法是，易感性和心理韧性因素（见本书的第2章和第四部分）会影响那些需要长期治疗的症状的发展情况。大部分儿童通常只需要接受少量干预，就能在短时间内恢复正常的个人和社会功能。在这类案例中，干预手段包括心理教育、减压[1]（debriefing）、预防策略和短程治疗，它们也许会减少儿童最初的痛苦，发掘他们的社会性支持和帮助他们提高适应性应对技巧。

发展性创伤

Bessel van der Kolk（2005）提出了发展性创伤障碍（developmental trauma disorder），用来描述那些经历过多重创伤事件（如长期受到忽视或虐待）的儿童。发展性创伤这一概念旨在强调慢性创伤对儿童情感调节能力、神经功能和自我概念的影响。发展性创伤可能会破坏儿童的游戏能力（Tuber，Boesch，Gorking，& Terry，2014），也会影响儿童在创造性表达中的参与，因此治疗师即便使用以感觉为基础的干预手段也很难走进这些年幼来访者的内心。存在发展性创伤的儿童，由于在成长早期反复经历人际暴力和被忽视，他们经常对人际关系保持警惕，即便是和值得信赖的治疗师在一起时。慢性的创伤压力可能让儿童丧失自我抚慰的能力，阻碍他们找回积极的依恋体验和感觉（Malchiodi & Crenshaw，2014）。这样的儿童很多都拥有高度发展的适应性应对策略，这会使他们缺乏情感亲密、学习意愿和想象力（Lieberman & Knorr，2007）。尽管发展性创伤并不是《精神障碍诊断与统计手册》（第五版）中的一个正式类别，但专业助人者经常用这一视角来评估那些曾多次经历虐待、忽视、暴力或战争、遗弃和（或）寄养的儿童来访者。

---

[1] 一种灾后干预手段，旨在处理工作人员或受灾人员的紧张思想、感受或反应，并减缓个体的创伤反应，促进个体恢复至常态反应。——译者注

创伤的神经生物学机制

基于对创伤的神经生物学机制的更深了解，目前已被广泛认可的观点是，创伤反应既是心理（心智）的也是生理（身体）的体验。为了帮助创伤儿童，治疗师首先要具备必要的、有关创伤的神经生物学知识，知道大脑是如何组织的，并了解身心如何对创伤事件做出反应。本节内容并不会对人的生理机制以及创伤如何影响大脑做出深入解释，这类资料随处可见，无数的当代文献中都有涉及。相反，本节将提供一个基本的概述，总结和创伤干预相关的最主要概念，以此作为在儿童创伤治疗中使用创造性干预的铺垫。

三位一体的大脑

人类的大脑通常被描述为由三个部分组成：脑干、大脑边缘系统和大脑皮层。脑干是最早成熟的部位，从进化的角度而言，也是大脑中最古老的部位。它负责管理基本的功能，比如反射、心血管系统和唤醒。小脑和脑干相连，负责协调运动、情绪和认知功能。脑干和小脑经常被称作"爬行脑"，因为它们和爬行动物的脑相似（Levine & Klein, 2007）。

大脑边缘系统包括围绕脑干的一组环形组织——下丘脑、杏仁核和海马体。边缘系统通常被称作"情绪脑"，因为它是产生欲望、需要和感受的来源。它的基本功能包括自我保护、战斗或逃跑反应以及内隐记忆——将感觉和情境相联系的习得性联结。从某种角度上讲，边缘系统通过个体长时间习得的方式评估事件的情绪重要性并且对这些事件做出反应。

大脑皮层和新皮层被称作"思考脑"，因为它们是进行推理、沟通和计划的大脑区域。它们管理着语言和意识，不仅具备思考的能力，而且还能对思维、行为和情绪做出反思。尽管大脑的这一区域具备更加复杂的功能，但是下层大脑对行为和反应同样具有重要的影响。

一般认为，创伤反应之所以发生，是因为本应在个体遇到威胁时被激活的边缘系统反应，没有起到合适的效果。本质上，经历过身体虐待、灾难、恐怖主义等痛苦事件的儿童，可能会进入一种"幸存模式"。换言之，如果用于战斗、僵化或者逃跑的能量还没有被耗尽，那么情绪激活仍然留存于神经系统中，没有被消除或释放（Levine，2012）。在创伤应激的情况下，尽管神经系统还处在高度激活状态，但是儿童可能体验到正常功能的中断或受损，并发展出一些习惯性的反应，比如情绪爆发、不顺从行为、心理麻木、认知问题等，具体反应会受到人格因素和痛苦事件的类型及程度的影响。

马克是一名8岁的儿童，他目前正在当地的精神病机构接受治疗。他长期遭受着严重的身体虐待、性虐待和忽视，并曾生活在多个不同的寄养家庭中。马克缺少控制冲动的能力；在班级或者游戏治疗室中，他经常挑起和其他孩子的争吵、偷东西、放火，哪怕一丁点儿压力也可能让他大哭。他很难将注意力集中在任何一项游戏或玩具上超过一分钟。对于会引发恐惧的情境，他的反应是心理麻木、退缩、僵化和无法移动。马克的发育也比较迟缓，行为表现方面比真实年龄小得多，而画人像的水平则处在4岁儿童的阶段（图1.1）。

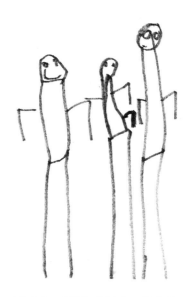

图 1.1　8岁儿童马克画的人像

在评估马克的行为时，大脑对于重复性创伤经历的反应或许可以解释他目前对于他人和环境所做出的反应。作为一个长期受到严重伤害的个体，马克的反应是缺乏自我控制的，因为他无法调节自己的情绪反应。他的行为或许是一种幸存反应，根据环境中被感知到的威胁所可能引发的害怕、恐惧或无助感，他会做出战斗（争吵）或僵化的反应（心理麻木和退缩）。马克可能患有学习障碍，因为长年的痛苦经历影响了他的认知和社会功能。和马克相反，健康、有能力、适应力良好的儿童能够利用问题解决技巧、可获得的社会性支持等各种资源来克服压力事件。而那些有着创伤应激反应的儿童则无法采取这些健康的方式，继而逐渐发展出创伤后应激障碍的症状或其他情绪障碍。

身心连接

身体能反映情绪，这已是共识。当我们看到沮丧或高兴的脸，想象愉悦或悲伤的事件或关系，或者听到特别的歌曲或声音时，大脑的不同区域会被激活。这些情绪与激素的波动、心血管系统和神经系统的影响有关（Sternberg，2001）。事实上，情绪的生理机制如此复杂，大脑所知道的要比有意识的心智所揭示出的更多——也就是说，一个人可以表现出某种情绪，但是并不知道它是被什么诱发出来的（Damasio，2000，2011）。

在创伤事件中，和危机相关的感官体验（比如图像、触感、声音和气味）可能变成习得性的联系，当个体碰到不完全相同但又有些相似的刺激时，上述感官体验会重现浮现出来。例如，当马克在周围的孩子身边感到不安全时，他自动做出无法控制的愤怒反应，再次受困于过去和虐待他的姐姐之间的关系；如果他感到被某个成人所威胁，就会变得高度警觉、一动不动，因为他的身体做好了遭受殴打和惩罚的准备。一般而言，像马克所经历的这种创伤事件会给个体身心造成严重伤害。在经历严重的创伤后，"身体记住了"（Levine，2012；Rothschild，2000），以及正如 van der Kolk（1994）的经典著作的标题所描述的，"身体从未忘记"情绪的体验。

记忆储存

要想理解创伤事件对大脑造成的影响，我们有必要了解一下记忆储存的方式。简而言之，记忆有两种类型：外显记忆和内隐记忆。外显或陈述性记忆是有意识的记忆，包括事实、概念和想法，可以借助语言对所思考和感受的内容进行描述。外显记忆让个体得以有意识地进行信息加工、推理和意义建构，并由此帮助个体定义或者理解经验。

内隐记忆储存着感觉和情绪的元素，与身体所习得的记忆相关。骑自行车是内隐记忆最好的例证，而描述出骑自行车的一系列细节（上车、踩脚踏板）则要依靠外显记忆。在内隐记忆中，语言是不存在的，感觉就是记忆本身——我们看到的、听到的，对于气味、触摸以及味道的感觉成了那些经验的内隐储存者。

许多创伤治疗专家认为，当对创伤的内隐记忆被排除于外显记忆之外时，创伤后应激反应就可能出现（Rothschild，2000）。在那种情况下，个体无法进入产生自身情绪或感觉的情境中。此外，在经历了痛苦事件之后，创伤幸存者的言语表达（外显记忆的功能）有时会变得困难。特别是在大脑中控制语言功能的布洛卡区（Broca's area）受到影响后，个体很难去描述创伤，导致识别和用语言叙述创伤经历变得困难（van Dalen，2001）。Van der Kolk 注意到，当个体即将要谈论创伤事件时，"言语表达出现了问题……布洛卡区关闭了"（Korn，2001，p.4）。

无法用言语表达创伤或许与人类的幸存反应相关；当回忆某个经验过于痛苦时，大脑就通过这种方式来保护个体。由于创伤是以躯体感觉和图像的形式进行存储的，因此它可能不容易用于语言交流，但是借助感官手段，比如创造性艺术、游戏等体验活动和方法，却有可能接触到它（Malchiodi，2012a）。

创造性艺术治疗、游戏治疗与经历创伤的儿童

除了掌握有关儿童创伤反应的必要生理机制知识之外，了解以创造力、想象力和自我表达为核心的各种治疗方法也同样重要。创造性干预包括一系列的治疗方法，其中有美术治疗、音乐治疗、舞动治疗、戏剧治疗或心理剧、诗歌治疗以及包括沙盘游戏治疗在内的游戏治疗。上述每种治疗方法都被应用在和各年龄段来访者的工作中，在心理咨询和治疗领域已有超过60年的实践历史。美术、音乐、舞蹈、戏剧和诗歌治疗被称作"创造性艺术治疗"，因为它们都源于艺术和创造性理论（National Coalition of Creative Arts Therapies Associations，2014）。这些治疗方法和其他一些使用到自我表达的治疗也被称为"表达性治疗"（Malchiodi，2005，2013，2014）。表达性治疗的定义是，在心理治疗、心理咨询、康复或医疗中使用美术、音乐、戏剧、舞动、诗歌/创意写作、阅读、游戏和（或）沙盘游戏等手段的治疗方法。另外，当上述多种表达性治疗手段在治疗中被有目的地结合使用时，也会被称为整合性治疗。

各种表达性治疗方法的定义如下文所述。

● **美术治疗**（art therapy）指在心理干预、心理咨询、心理治疗和康复的过程中，有目的地使用视觉艺术材料和媒介；它适用于各个年龄阶段的来访者，也适用于家庭治疗和团体治疗（Edwards，2004；Malchiodi，2012b）。

● **音乐治疗**（music therapy）指的是按照治疗要求使用音乐，促成存在健康或教育问题的个体在心理、生理、认知和社会功能方面的积极变化（American Music Therapy Association，2014；Wheeler，2015）。

● **戏剧治疗**（drama therapy）指系统且有目的地使用戏剧或演出的过程、作品和联系来达到症状减轻、情绪和身体的整合以及个人成长的治疗目标。这是一种积极的治疗手段，能够通过帮助来访者说出自己的故事来解决问题，实现宣泄，扩展内在体验的深度和广度，理解意象的内涵，增强个体观察自身角色的能力以及提升角色间的灵活性（National Association for Drama Therapy，

2007）。

- **舞动治疗**（dance/movement therapy）建立在身心相互关联的假设之上，是指使用动作来提升个体情绪、认知和身体整合过程的心理治疗技术。舞动治疗会促进个体在感受、认知、身体机能和行为层面的积极变化（American Dance Therapy Association，2014）。

- **诗歌治疗和阅读疗法**（poetry therapy and bibliotherapy）指的是有目的地使用诗歌和其他形式的文学作品来达到治愈和个人成长的治疗方式。

- **游戏治疗**（play therapy）指系统地按照理论模型来建立人际互动过程，在这一过程中，训练有素的游戏治疗师使用游戏的治疗功效来帮助来访者预防或解决心理社会上的困难并获得最优的成长和发展（Crenshaw & Stewart，2014；Webb，2007）。

- **沙盘游戏治疗**（sandplay therapy）是一种创造性的心理治疗形式，会使用沙盘和大量人或物的微缩模型，让来访者以一种全新的方式来探索自己更深层的内心世界。通过建构一系列的"沙盘图片"，来访者得以展示和整合自己的心理状态。

- **整合取向**（integrative approaches）涉及两种或两种以上的表达性治疗，旨在提升意识、鼓励情绪发展、增强来访者与他人的关系。这一取向的特点是在一个治疗小节中整合多种模式。整合取向以各种不同倾向的疗法为基础，包括将艺术作为治疗和心理治疗手段，以达到传统治愈的目的（Estrella，2005；Knill，Levine，& Levine，2005）。

有必要说明的是，尽管有一些从业者将美术治疗、舞动治疗、音乐治疗或戏剧治疗都定义为游戏治疗（Lamber et al.，2007），但创造性艺术治疗和表达性治疗并不简单从属于游戏治疗。在很长一段时间里，这三者都是精神健康和医疗保健领域的不同治疗手段。尽管艺术活动有时也是一种游戏的方式，但鼓励儿童通过绘画、音乐或者舞蹈来进行自我表达，其中所涉及的对于媒介的理解远远超过了游戏的范畴。简单而言，艺术治疗不同于游戏治疗，因为艺术治疗整合了艺术知识和心理咨询和治疗的原理。

除了上述提到的治疗方式和取向之外，很多治疗师还会将放松活动作为心理创伤干预的一部分。放松技巧通常包括一些创造性的元素，比如音乐（见第4章）、动作或者艺术创作。引导意象（guided imagery）、视觉化（visualization）、冥想、瑜伽等减压方法同样可用于经历了创伤事件的儿童（Murdock，2013；Willard，2010）。

美术、音乐、舞动治疗以及包括游戏在内的其他创造性干预措施，有时会被错误地标记为"非言语"治疗。然而，在绝大多数情况下，治疗的核心都是就来访者的想法和感受进行言语交流。事实上，大部分使用到这些方法的治疗师都会将其整合在各自所采取的心理治疗取向之中，其中包括但不局限于心理动力学、人本主义、认知、发展、系统论、叙事和焦点解决等治疗取向。例如，本书的作者们在各自的章节中描述了他们作为从业者如何依据关于创伤干预最佳实践的知识，使用特定的治疗方案来帮助儿童。这其中也包括特别关注言语沟通和自我表达的创造性干预方式，比如戏剧治疗、创意写作和诗歌治疗，以及阅读治疗。

创造性干预在用于受创伤个体时的独特之处

Johnson（1987）在其关于创伤和创造性干预的经典文章中提出，创造性艺术治疗在治疗创伤相关的障碍时有着独特的作用。他注意到经历过创伤事件的儿童在言语表达方面存在困难。他强调，对于儿童的心理创伤、罹患精神疾病或发展迟缓的个体，以及患有神经退行性障碍或言语问题的老年人而言，创造性艺术治疗都是有效的干预手段。在Johnson提出上述观点时，外显记忆和内隐记忆在创伤相关障碍中的作用并未被明确；在10年后，神经生物学、精神病学和心理学界才证实了创伤会对大脑控制语言的分区造成严重影响。

对于年幼的创伤幸存者而言，他们的语言能力有限，或无法将想法用语言表达出来。在这种情况下，治疗中的主要沟通方式并非语言，而是通过美术、音乐、动作或者游戏等方式来表达儿童的想法。创造性干预涉及美术、游戏、音乐、动作等多种方式，这些干预方式给治疗增添了独特的维度，因为它们具备一些完全依赖言语的治疗所没有的特点。这些干预方式也是"作用于大脑层面"的（Badenoch，2008），因为它们能够兼容创伤体验对于大脑所造成的影响，其作用方式包括但不局限于以下几方面：（1）外化；（2）感觉加工；（3）右脑主导；（4）降低唤醒水平和调节情绪；（5）关系层面。

外化

在创伤治疗中，将创伤记忆和经验进行外化是减缓焦虑和走向恢复的关键所在。所有的治疗，从其本质和目标来看，都鼓励个体将令其感到困扰的观念、感受和体验加以外化。在创造性干预过程中，治疗师使用一种或多种治疗方式来鼓励来访者进行外化，这是治疗和创伤干预的核心部分。Gladding（2012）指出，在治疗中使用艺术手段可能会加快外化的过程，并且表达性的治疗形式也让来访者得以用不同的方式来体验自己。Terr（1990）的早期研究发现了儿童在游戏中将创伤经历外化的具体方式，即重复性、宣泄性和纠正性的行为。

借助视觉手段、游戏活动、动作等治疗形式进行的外化，可以帮助来访者将创伤体验从现在转移到过去（Collie，Backos，Malchiodi，& Spiegel，2006）。比如在美术治疗中，可以借助绘画或者雕塑建构的创造性过程将创伤记忆外化。通过绘画、动作或者诗歌进行的自我表达可以连接起过往的体验，但这只是使用创造性表达将创伤外化的其中一个好处而已。事实上，大部分的治疗师之所以在创伤干预中使用创造性艺术治疗或表达性治疗，是因为看重美术、音乐、游戏等表达方法对创伤体验的容纳作用，而不是要鼓励来访者直接宣泄原始的情绪或者简单地重复让其困扰的记忆。本质上，治疗师鼓励儿童来访者把创造性的自我表达作为感受和感知的容器，而他们的感受和感知会在治疗的过程中得到转化，从而达到修复情绪、解决冲突和获得幸福感的目的。当创伤经历导致个体的言语沟通能力被限制之后，治疗师必须在谈话治疗（如认知行为治疗）之外使用一些其他的外化手段以缓解创伤。

感觉加工

在很多创伤干预方式中，治疗师都会在治疗的某个阶段鼓励个体去探讨创伤叙事——创伤事件中发生了什么，以及与创伤事件相关的感受如何。这样做的目的是帮助创伤个体处理令其痛苦的部分，改变带来困扰的行为、想法和感受，并最终获得平静。但对于儿童，由于发展阶段的原因，用语言叙述创伤事件并不总是可行的，而且如前所述，经历严重创伤的来访者可能无法正常使用语言来描述创伤相关的记忆。在许多情况下，让年幼的来访者描述或者直接回顾创伤性事件（特别是人际暴力的创伤）时，效果会适得其反。

表达性治疗和创造性艺术治疗在心理学中又被称为"行动治疗（action therapy）"或"体验式治疗（experiential therapy）"（Weiner，1999），因为它们是行动导向的方法，个体在其中得以探索问题、表达想法和感受。美术和音乐创作、舞蹈和戏剧、创意写作和所有形式的游戏都是参与式和感受性的，需要个体投入能量于其中。比如美术创作，即使在其最简单的意义上，也涉及筹划、触摸、粘贴、装订、绘画、建构等很多真实可感的体验。所有的创造性治疗方法都聚焦于鼓励来访者积极参与治疗，并会在治疗过程中给来访者赋能。

创造性干预不仅像催化剂一样推动个体去探索想法、感受、记忆和感知，而且还涉及视觉、触觉、嗅觉、听觉、前庭和动觉体验。创造性活动也可以和谈话治疗在创伤干预中结合使用，以促进治疗师与儿童来访者之间的交流。举例来说，绘画能够通过以下几种方式帮助儿童用语言去叙述伴随强烈情绪的事件：减少焦虑，让儿童在治疗师面前感到舒适，增加记忆的提取，组织叙述，鼓励儿童说出比纯粹的谈话治疗更多的细节（Gross & Haynes，1998；Lev-Weisel & Liraz，2007）。

由于创伤等高度紧张的情绪体验是以感觉现实（sensory reality）的形式在大脑边缘系统中被编码的，因此成功的干预和解决问题需要对创伤事件的感觉记忆进行表达和加工（Rothchild，2000）。行动导向的活动可以挖掘出大脑边缘系统中对创伤事件的感觉记忆，并帮助连接起有关事件的外显和内隐记忆

（Malchiodi，2012a；Steele & Malchiodi，2012），因为大脑会创造出各种图像来承载创伤体验的所有元素——发生了什么，对创伤的情绪反应如何，体验的恐怖和可怕之处。当记忆无法被言语表达时，它可能会停留在一个无法用语言去描述的象征层面。简而言之，为了寻回创伤记忆、让它成为意识的一部分，来访者必须通过象征的形式将这段记忆外化。

　　许多创伤治疗专家认为，感觉层面的表达能够让来访者逐渐靠近创伤故事和耐受创伤性的素材，帮助他们克服逃避并让治疗过程较快地向前推进（Collie et al.，2006）。通过创造性的方法让来访者积极参与到治疗中并逐步进行感觉层面的接触，这也能减少创伤后应激障碍导致的情绪麻木。这种方法让儿童主动去想象、试验或重构事件，或是通过自我表达来预演自己所渴望发生的变化。也就是说，创造性的治疗方式包含可触摸的客体、游戏活动、动作等体验，而这些体验是可以在物理层面被改变的。本书由始至终都强调了想象在表达性治疗中的作用，但本质上，这些治疗手段是通过对于新的沟通方式的探索和涉及"扮演（pretend）"的感觉活动，来帮助儿童摆脱过去形成的信念。

右脑主导

　　根据依恋理论，人们普遍认为儿童早期生活中所经历的人际关系会影响大脑发育，并对安全依恋的形成至关重要（Perry，2009）。神经可塑性，指的是大脑具有更新的能力，在某些情况下，甚至会通过重写的方式来弥补缺陷。在生命早期，大脑的可塑性更强，这强调了对年幼儿童进行干预的重要性。干预的目的不仅是要改善他们的依恋，而且要帮助他们提升情感调节能力、人际交往技巧和认知能力。

　　在婴幼儿与照料者的互动过程中，婴幼儿的右脑会特别活跃。如果早期的互动是积极的，右脑就会把安全的依恋关系和健康的情绪调节（Schore，2003）储存在内部工作模型中（Bowlby，1988/2005）。Siegel（2012）和 Schore（2003）认为婴儿与照料者之间的互动是受右脑调控的，因为在婴儿期，右脑皮层比左脑皮层发展得更快。Siegel 还提出，右脑的加工成果是以"非言语方式"表达的，比如通过画一幅画或者使用视觉图像来描述感受或事件。虽然创造性的艺术疗法是全脑活动，但有大量证据表明大脑右半球在涉及体验和沟通中的空间、感觉及其他非言语方面占据主导地位（Malchiodi，2014）。简而言之，目前对创伤的普遍思考支持了以下观点，即儿童期的创伤会对左右脑的整合造成影响，而基于感官的干预（如艺术和游戏），可能比基于语言的干预更有效，因为它们是右脑主导的活动（Klorer，2008）。

降低唤醒水平和调节情绪

降低年幼来访者的唤醒水平或者缓解高唤醒的状态是创伤干预的重点之一。遭受过人际暴力的儿童尤其容易出现高唤醒、低唤醒（解离状态）和情绪调节等问题。这些儿童的内隐世界观中通常都包含着被遗弃的感觉和安全感的缺乏。为保安全，他们通常会对任何被视为威胁的人做出愤怒的反应；他们也会和成年人保持距离（疏远），因为经验告诉他们，照料者会遗弃或伤害儿童。

出于这个原因，大部分的创伤干预方式在开始时都会专注于调节情绪、减轻压力和重建安全感。例如，美术治疗和音乐治疗会激活身体的放松反应，从而能缓解和减少来访者的压力。在最开始对那些来自暴力家庭的儿童进行研究时，我了解到，艺术和其他表达性活动会给来访者带来一种舒缓的、催眠般的作用，当经历创伤的儿童感到焦虑或出现创伤后应激反应时，他们会自然地被这种体验所吸引（Malchiodi，1990）。一般而言，创造性艺术治疗旨在帮助个体找到一些能够充分调动起自身积极感官体验的活动，而这些积极体验可以随着时间的推移不断得到练习和巩固，最终成为一种内在的资源，能够让来访者自行调节那些负面情绪。在创伤干预的过程中，对积极事件的回忆可以重新构建并最终覆盖负面体验，这有助于帮助来访者减少创伤后应激，特别是那些和"记忆中的健康状态"或安全相关的感觉体验。简单的活动也能带来不错的效果，比如画一幅展现快乐时光的画，或者听一些具有抚慰作用的熟悉歌曲、故事和童谣，因为意象形成的过程可以帮助来访者回忆起积极瞬间的细节和感觉记忆（Malchiodi，Riley，& Hass-Cohen，2001）。音乐治疗（Wheeler，2015）和美术治疗（Malchiodi，2013）已经被证明可以降低生理的自主反应水平，比如血压、心率和呼吸等。

关系层面

人际神经生物学（Siegel，2012；Badenoch，2008）是一个包罗万象的理论，它汇集了许多领域的概念，包括依恋研究、神经生物学和发展与社会心理学。它的核心观点是，社会关系决定了我们的大脑如何发育、我们的心智如何感知世界以及我们在一生中如何适应压力。总之，所有的心理咨询和治疗方法都是涉及关系的，因为干预的结果取决于治疗师和来访者之间的重要关系。

创造性艺术治疗本质上是关系治疗，因为它涉及治疗师和来访者之间一种积极的、基于感觉的互动关系。所有涉及镜映、角色扮演、演出、分享、展示和见证的创造性艺术治疗，都是关系取向的治疗（Malchiodi，2005，2012b，2014）。由于在幼年时期语言还没有占据主导地位，因此这些方法有助于挖掘来访者早年的关系状态，让大脑建立新的、更有效的模式（Malchiodi，2012a；Riley，2002）。此外，治疗师作为一个调谐的[1]（attuned）和高度关注的（focused）见证者，陪伴儿童去努力完成一个操作性的任务并在适当的时候给予协助，这种方式类似于成人照料者和儿童之间的神经生物学关系。对部分儿童而言，在积极的、调谐的见证者的陪伴下，拥有重复的、体验式的和自我奖赏的经验，这是修复发展性创伤的关键（Perry，2009）。

尽管所有的创造性艺术疗法都可以用于提升关系，但舞动疗法是最常被用来处理关系问题的，因为它聚焦于身体。例如，镜映通常用于建立和加强治疗

---

[1] 心理学家 Daniel Stern 在他的名作《婴幼儿的人际世界》（*The Interpersonal World Of The Infant*）里描述，"情感调谐（affect attunement）是一种行为表现，不需准确模仿别人内在状态的外在行为表达，但表达了分享情感状态的感觉性质"（Stern，1985，p.142）。他在书中举了一个例子：10 月龄的女婴终于拿到一块拼板玩具。她看向妈妈，高高地仰起头，用力摆动手臂，带动部分身体离开了地面。妈妈说："耶！好姑娘。"重音强调"耶"，带着爆破性的上扬，与女婴的飞扬姿势和动作产生共鸣。——译者注

师和来访者之间的关系。镜映的目标不是为了模仿动作姿势、面部表情和手势，而是为了让治疗师和来访者之间产生联结和理解的感觉。镜映也是一种非言语的、以右脑为主导的交流方式，它存在于照料者和孩子之间的安全依恋关系中，通过手势、姿态和面部表情等自然而然地发生（见第8章）。

关系层面的因素在美术、音乐和戏剧治疗中会得到明显的体现。在美术治疗中，治疗师是材料提供者（养育者），是来访者创作过程中的助手，也是促进来访者进行视觉自我表达的积极参与者。音乐治疗借助与音乐创作的互动，也会给来访者提供类似的体验；通过合奏乐器的方式，音乐治疗还有可能提升来访者社会性参与及沟通的能力。最后，戏剧治疗通过角色扮演、镜映和演出等多种感觉并用的方式来帮助来访者建立关系，并且通常还使用其他创造性艺术和游戏来减少来访者的压力及促进创伤整合。

── 本 章 小 结 ──

正如本章及本书其他部分中的实践与案例所阐明的，对于创伤干预而言，创造性干预方式具有很大潜力。对儿童来说，治疗中的创造性活动有着许多益处：制作、行动和创造过程中的快乐；游戏和想象；通过自我表达而得以提升的自我价值感。对于有着创伤体验的儿童，还有其他的一些原因，使得治疗师有必要考虑将创造性艺术治疗、游戏治疗以及其他行动导向的治疗方法整合到治疗方案中。对于这些年幼的创伤幸存者，创造性表达有如下几种作用：（1）提供一种承载创伤的方式，比如某件物品、图像、故事、音乐或者其他艺术形式；（2）让他们对于可怕的、侵入性的记忆有一定的掌控感；（3）鼓励他们积极参与治疗；（4）减少情绪麻木；（5）减轻高唤醒等令人困扰的反应。当言语技术无法改善儿童的创伤记忆时，美术、游戏、音乐或动作提供了必要的手段来再次呈现和创伤体验相关的感受与感觉。随后的章节介绍了创造性活动应用于儿童创伤干预时所具有的优点，并且详细说明了这些干预方式如何帮助儿童修复情绪、减轻焦虑并最终走向痊愈。

第 2 章

伦理、证据、创伤知情实践和文化敏感性

Cathy A. Malchiodi

  和其他治疗方法一样，治疗师需要把创造性干预恰当且有效地应用在实践中。创造性艺术治疗和表达性治疗为儿童创伤干预提供了很多有用的技术，但治疗师在使用时必须要有依据，要清楚理解这些治疗方法的基本原理以及创伤知情实践，同时也要具备治疗经验。有太多的治疗师仅凭直觉就将创造性技术用于儿童治疗工作中，而忽视了大量已有的关于如何使用这些治疗方法的系统知识。

  治疗师不可能了解创造性艺术治疗和表达性治疗的各个方面，但在把这些治疗方法应用到创伤工作中前，他们需要先熟悉几个方面的内容。首先最重要的是，在给经历创伤的儿童使用其中任何一种干预技术时，都会涉及相关表达性治疗技术的特定伦理议题，因此治疗师应当具备相关循证实践的知识。另外，治疗师应当了解与治疗中的游戏、玩具、音乐、道具和美术材料相关的创伤知情原则和文化敏感性，这是和儿童来访者开展工作所必要的，尤其是对于那些来自不同背景的儿童。最后，本章将对这些涉及伦理和文化议题的循证实践及特殊注意事项做一个整体概述，其中会聚焦于给经历创伤的儿童进行创造性艺术治疗和表达性治疗相关的方面。

创造性干预的伦理准则

Knill、Levine和Levine（2005）发现，创造性的治疗方法各有特点、互不相同，这让它们严格区别于谈话治疗技术。比如，视觉表达适合更加注重隐私的独立工作和内省的探索；音乐常常能触动内心的感受，而且可以通过合唱或合奏的方式促进个体的社会化；而舞动则给个体提供了与他人互动和建立关系的机会。游戏包含很多形式的创造性表达，有时会涉及各类个体或人际层面的干预。所有的创造性艺术治疗和表达性治疗都以各种不同的方式使用着触觉、动觉和听觉的经验。在治疗工作中，根据具体的应用（治疗师、来访者和情境）和目标的不同，每种形式的创造性表达都有其独特的特点和作用。

每种疗法中所固有的差异，影响着创造性干预在儿童创伤治疗中的伦理准则和应用。尽管所有精神健康专业人员都遵守各自领域的伦理规范，但创造性艺术治疗师和游戏治疗师也有着一套特定的伦理要求，针对和来访者工作中遇到的问题。熟悉这些伦理规范可以让治疗师更有效地使用创造性干预技术，帮助他们更加清晰地理解所使用方法的目标和特点。治疗师不可能成为所有治疗方法的专家，但是应该具备自己所使用的疗法的实践经验及必要知识，并了解这些方法在创伤干预中应用的基本原理。

创造性艺术治疗和游戏治疗中的伦理规范，强调治疗实践中的一些重要方面，这些内容在治疗师、心理学家、社会工作者和其他精神健康专业人员的伦理规范中未被涉及。考虑到在游戏室中治疗师与儿童之间的关系本质，游戏治疗领域强调治疗中关于"触碰"的伦理（Sprunk, Mitchell, Myrow, & O'Connor, 2007）。游戏治疗师同样强调，在游戏环节中引入触碰或发生触碰之前，必须要获得来访者的知情同意，也建议给父母或照料者以及孩子示范可能会在治疗中出现的触碰类型，并就身体安全和性边界的话题展开讨论。比如，在游戏治疗中，游戏治疗师并不会仅仅因为来访者体验到了一个"不好的触碰"就自动取消使用一切触碰方式。遭受过身体或者性虐待的儿童往往需要体验安全和积极的触碰，以此重建信任和依恋。

艺术治疗师强调，在将艺术表达引入治疗时，治疗师必须对特定的伦理问题保持敏感（Malchiodi，1998，2012）。艺术治疗涉及创造作品的过程，这些作品是来访者治疗记录的一部分，它和文字记录、治疗录音或录像一样都是需要保密的。换言之，艺术治疗师让儿童来访者画画、涂色或者做其他美术作品的时候，必须考虑到如何记录、储存作品，以及在某些情况下，如何保留治疗中制作的最初作品。使用数码相机可以很容易地储存图像副本，让儿童来访者带走并保留原作品，但在某些情况下，比如在涉及虐待和忽视的案例中，艺术治疗师有必要保留下作品的原件以用于法律取证。在所有情况下，儿童的艺术表达都被视为治疗记录的一部分，只有在得到父母或监护人的许可和儿童同意的情况下，才能用于特定用途的分享或展示。根据美国国家法律、制度和机构规定以及按照现行的专业实践标准，艺术治疗师要将来访者的艺术作品进行存档（数字化或其他形式）。

最后，即便是非常熟悉一种或者多种创造性艺术治疗的治疗师，也要持谨慎的态度，不要基于自己的直觉或投射来解读来访者的创造性表达。一般而言，创造性艺术治疗师、表达性治疗师和游戏治疗师并不力求解释个体的图画、动作、诗歌或游戏，而是帮助个体去理解这些艺术表达，并发现其中的个人意义。他们使用言语技术来帮助年幼的来访者探索他们的感受和感觉，而不是仅仅依靠阐释。就像其他任何形式的治疗一样，创造性艺术和游戏治疗师要聆听和尊重来访者在自我表达中所呈现的内容，同时灵活使用最适合来访者需求和治疗目标的技术。

创造性干预及其证据

治疗师要在心理咨询或治疗中使用创造性的治疗方法，就必须学习有关这些技术应用在儿童和创伤领域已有的和新近的知识。"循证实践"指的是有关特定临床干预或治疗方法的科学知识体系（Hoagland，Burns，Kiser，

Ringeisen, & Schoenwald, 2001）。简而言之，一种干预或治疗方法要称得上"得到公认"，必须要有两项或两项以上的研究能够证实该方法的效果要优于安慰剂、药物或者其他治疗手段，或者至少和其他的一种干预手段效果持平。如果该方法的效果在至少一项的研究中被证实为优于安慰剂或是通过其他被认可的方式显现，那么这种干预或治疗只能被描述为"可能有效"。循证实践不仅促使治疗师更新知识储备，掌握何种治疗方案和技术是最有效的，而且还依据现有的知识确保来访者获得最佳的治疗。

美国物质滥用和精神卫生服务管理局（The Substance Abuse and Mental Health Services Administration，SAMHSA）列出了基于循证实践的创伤干预方案，由研究人员发布于美国循证研究与实践注册数据库（National Registry of Evidence-Based Programs and Practices，NREPP, 2014）。将此列表作为资源库的治疗师应当意识到，尽管此列表为选择有效的方法提供了一些指导，但这些治疗方案并未被SAMHSA完全认可。比如，数据库中的部分治疗方案是基于没有经过对照组比较或多重实验的研究而形成的。根据SAMHSA的指导意见，在NREPP列表中，聚焦创伤的认知行为治疗（trauma-focused cognitive-behavioral therapy，TF-CBT；Cohen，Mannarino，& Deblinger，2006）对于儿童创伤干预的良好效果被不断证实。这一疗法的治疗方案中列出了"艺术性叙事"的使用，表明艺术和游戏可应用于这项针对儿童的特定循证干预手段中。

关于艺术治疗、音乐治疗和游戏治疗中的普遍做法是否符合儿童创伤干预领域中循证实践的标准，目前还缺乏充足的研究证据。比如，一项对于短期艺术治疗的研究并没有显示出儿童患者创伤后应激症状的显著缓解（Schreier，Ladakakos，Morabito，Chapman，& Knudson，2005）。然而，即使是基于认知行为治疗的循证创伤干预方案也会使用一些艺术表达和（或）游戏的形式，因为儿童需要适合其发展阶段特点的治疗策略，比如绘画、游戏、道具、玩具和角色扮演。

创造性艺术治疗中的"最佳实践（best practices）"，是和其他治疗方式相比，最有前景且被证实有更多可靠疗效的技术。最佳实践和循证实践有所不同，因为它们所依据的临床数据分别源自一个领域中从业者对某些特定技术的应用和从业者普遍使用的方案。仍有少量研究证实了它们对于其他障碍和人群的有效性，但与此同时，对于表达性治疗的临床实效研究正在迅速增多。国际创伤应激研究学会（The International Society for Traumatic Stress Studies，ISTSS；2014）认识到，创造性艺术治疗和游戏治疗在针对儿童和青少年的创伤干预中发挥着重要作用，强调这些疗法从感觉层面、通过非言语的加工过程改善应激反应（包括创伤后应激）的作用。

　　针对目前使用的有关创伤干预的循证实践，以及在这些治疗方案中所使用的艺术和游戏，Gil（2006）提出了一个重要观点。和其他的循证治疗方法一样，创造性艺术疗法和表达疗法采用分级暴露的方式来处理与创伤经历相关的情感材料。但 Gil 指出，TF-CBT 等治疗方法有着特定的治疗进程和一系列操作指南，而在创造性艺术治疗和表达性治疗中，表达活动是"由儿童主导或者是在治疗师的帮助下开始的，根据治疗的节奏灵活开展，并且考虑到治疗中关系建立的具体情况，尊重儿童使用自身防御机制的需要"（p.102）。换言之，儿童可以依据适应性应对的需要、创伤的本质、个体的气质、文化价值观及其他因素，在游戏和艺术中自行设定自我表达的节奏。相比于其他干预手段，创造性技术的评估较为困难，因为它既包括非指导性的（自发的或真实的自我表达）手段，也包括指导性的（特定的活动）手段。不过，要在工作中使用这些方法，治疗师应当定期查阅基于循证实践的相关研究文献。

创伤知情实践

　　尽管有很多适用于儿童创伤的有效干预方法，但有些方法的确更适合融入创造性艺术和游戏。创伤知情实践便是这样的方法，其特点是：（1）重视关于身心如何对创伤事件做出反应的知识；（2）承认症状是适应性的应对策略，而不是特殊疾病；（3）承认来访者对待疾病的价值观、感知和世界观具有文化敏感性；（4）坚持认为个体不仅是创伤幸存者，也是"充满生命力的人"（Malchiodi，

2012）。创伤知情实践不仅适用于创伤干预；它同样适用于系统、机构和组织，可以用来帮助面临各种健康挑战的个体、团体和家庭（Steele & Malchiodi, 2012）。简而言之，这是一个基于优势的、增强心理韧性的框架，能够帮助不同年龄段的人处理不同的情绪、人际关系、认知和身体上的问题。

创伤知情的表达性艺术治疗（Malchiodi, 2012）是一种基于艺术的治疗，它使用创伤知情实践作为干预的框架。它基于这样一种理念，即创造性的艺术治疗有助于重新连接关于创伤的内隐（感觉）和外显（陈述性）的记忆，也有助于治疗创伤后应激障碍（Malchiodi, 2012）。它尤其能提升个体自我调节情绪的能力并减轻身体对于创伤体验的反应，从而为最终的创伤整合和疗愈奠定基础。在应用适当的创造性艺术治疗和整合性干预措施时，它使用了一种充分利用表达性治疗连续谱和神经发育（Perry, 2009）的神经序列（neurosequential）方法（Lusebrink, 2010）。在本书中，作者们描述了更多创伤知情策略，以帮助儿童来访者恢复"创造性的生命"（Cattanach, 2008），通过获得掌控的经历来加强安全感和心理韧性。

创伤知情的表现性艺术治疗中有三个方面，是对经历创伤的儿童开展有效干预的核心：（1）基于感觉的方法；（2）创伤后游戏（posttraumatic play）；（3）具有文化敏感性的干预。无论是运用创伤知情的原则还是其他策略，这三个方面都是所有创造性干预手段的核心。

基于感觉的方法

正如第1章所讨论的，创造性的治疗方法是基于感觉的方法，因为它们调动起触觉、听觉、视觉和动觉体验来促进非语言层面的加工。这些方法可以帮助个体表达创伤体验的感觉方面，通过减轻压力来降低高唤醒，也可能有助于连接陈述性记忆和非陈述性记忆。在使用这些方法时，治疗师有机会在治疗中使用美术、游戏、音乐、动作、故事和戏剧表演等方式，既能缓解创伤相关的症状，也有助于促进创伤叙事的表达和解决。

为了让治疗起效，治疗师应该清楚地理解创造性的方法为什么以及如何能支持儿童开展有关感官的工作。比如，创造性的艺术疗法可以帮助儿童认识到身体对压力的反应以及和创伤相关的记忆。让儿童在身体轮廓图上通过颜色、形状和线条来表示"你的身体感到恐惧/担心/愤怒/悲伤的地方"，以此开始逐步确定儿童是如何对侵入性记忆或痛苦事件进行反应的。类似地，也可以让儿童通过声音、乐器或动作来表达自己的感受。治疗师是鼓励儿童进行自我表达的人，同时更重要的是，治疗师是一个有同理心的、调谐的个体，他们鼓励儿童用创造性的方法来转化恐惧、担忧、愤怒和悲伤，并帮助儿童借助感官体验来识别自身的治愈反应。由于对儿童所开展的感官工作既有指导性又有非指导性，因此治疗师应该准备好以更灵活和敏感的方式来使用各种媒介，以应对创伤干预中的挑战。

与创伤相关的症状可能包括侵入性记忆、焦虑和高唤醒，这些症状也许会让部分个体处于一种心理瘫痪状态。因此，治疗师需要知道如何帮助儿童来访者一点一点地表达出自己的感受和体验。Rothschild（2000）和 Levine（2012）等人将这种方法称为滴定法（titration），它是一个创伤知情的过程，帮助个体慢慢地、每次少量地释放痛苦情绪、记忆和想法。Rothschild 把滴定法比作这样一个过程：摇动一瓶苏打水，在摇晃后谨慎旋开瓶盖，慢慢释放出气体。如果操作正确，旋开瓶盖后只会听到一个很小的嘶嘶声，不会有液体流出瓶子；但如果盖子被很快地拧开，瓶子里的液体就会快速溢出来。Rothschild 的类比形象地说明，治疗师必须始终如一地在干预中以合适的节奏帮助来访者，让他们能够安全地释放令其困扰的情绪和记忆。

要在创造性干预方法中应用滴定原理，治疗师需要非常熟悉材料、道具、玩具、故事、音乐和动作，并知道如何根据儿童的需要和症状的程度来调整这些内容的使用。尤为重要的是，治疗师需要知道一件物品、道具或者一种方法既可以是建设性的（导向自我抚慰、情绪调节和矫正性体验），也可以是非建设性的（导向痛苦）。比如，大尺寸的纸张和水彩颜料可以提供一个自由发挥和表达的体验，但可能不适合那些需要结构、安全和一致性的受创伤儿童。治疗师要明白，在使用音乐或声音时，声音的节奏、情感和内容可能会影响治疗的节奏，也可能促进放松或激发积极的情绪。类似地，治疗师在对玩具和道具进行挑选时，应依据特定的目的，并考虑到经历创伤的儿童可能会出现的反应。如果治疗师对于计划使用的创造性方法缺乏经验，或者没有事先准备，那么他们可能无法以恰当和渐进的方式帮助儿童缓解伤痛并最终走向治愈。

由于创造性活动中潜在包含的触觉、动觉、听觉、嗅觉或视觉元素，表达性治疗方式能够而且确实会刺激创伤记忆的流动，或以创伤叙事的方式（关于创伤的故事），或以内隐体验的方式（对事件的感觉记忆）。例如，在一个由来自同一家庭的四个孩子所组成的艺术治疗小组中，最小的男孩（6岁）试图在一个塑料水罐里清洗自己的刷子，可他不小心把罐子打翻了，水洒得到处都是。那一刻，面对产生焦虑的情境，男孩出现了僵化反应，密切地关注治疗师的反应。与此同时，另外有两个儿童从座位上跳了起来，跑到门口（逃跑反应）。第四个儿童躲（逃跑）到桌子底下，变得沉默而警觉（僵化）。这些儿童对水洒出来的画面和声音所做出的反应，就像在家里有人不小心把牛奶洒在餐桌上的情形一样，他们可能会因此遭受体罚。打翻了的水罐触发了恐惧、焦虑的内隐记忆，也触发了过度警觉、逃避行为和其他身体策略等为了求生而产生的反应（比如躲在桌子底下或跑向门口）。在这个家庭中，在可能受到成人的语言虐待和肢体暴力时，每个孩子都发展出了基于生存的自动化反应。

创造性的表达也可以成为一种演练方式，用于发展应对技巧，从而获得安全、稳定、依恋和自尊相关的积极体验。如果能有一个安全的环境和机会，很多儿童都会本能地使用创造性的表达来寻求快乐和自我抚慰。有些儿童可能会在柔软的玩具（触觉）中找到安慰；有些则通过色彩鲜艳的薄纸、闪粉和颜料（视觉）；其他人可能对舞蹈或动作做出积极的反应（动觉），或是喜欢制作或聆听音乐（听觉）。在其他情况下，治疗师可以使用指导性的方法来帮助儿童体验积极的自我表达形式。例如，让儿童给动物创建一个安全的地方（Malchiodi，2006）。在这一活动中，儿童可以自己选择或是根据治疗师提供的塑料动物小玩具或者柔软的动物玩具，在治疗师的鼓励下去用一个盒子或其他材料给动物创建一个安全的、满足它所有需求的地方。在对玩具动物进行想象中的照顾、为其营造一个安全场所的过程中，儿童得以用有形的、感觉的方式去探索和实践有关保护和养育的议题。在需要的时候，治疗师也会给予他们帮助和鼓励。

最后，创造性方法所具有的感官本质，可以唤起儿童期常见的自我抚慰体验——有节律的运动和声响、触觉和视觉的愉悦以及想象和幻想。想象和幻想是儿童，尤其是学龄前儿童最早可用的适应性应对策略。借助想象力，儿童可以把已经发生的事情编写成一个更有吸引力的故事，或者帮助他们暂时地转移一下注意力。美术创作、游戏、戏剧、音乐、故事和动作都能帮助儿童逃离内心的恐惧、担忧和悲伤，前提是他们在活动中全神贯注。在愉快的活动中专注忘我的经历可以带来放松和自我满足，也能够强化积极的感觉——但是，正如先前关于创伤后游戏的部分所描述的，以一种无效的、僵化的方式沉浸于一项活动，会导致来访者在治疗结束后感觉更糟，长期上也并无益处。为经历创伤的儿童提供活动，治疗师要始终观察儿童对于这些表达性干预方式的反应，不断评估这些干预方式是否为儿童的情感修复、问题解决和最终康复提供了必要的感官体验。

创伤后游戏与艺术表达

罗莎 7 岁时和母亲塔莎及年幼的弟弟住进了专为受虐待的妇女儿童设置的收容所。罗莎的生父在罗莎的母亲生育罗莎时抛弃了她，当时罗莎的母亲才 15 岁。随后的 7 年中，罗莎一直居住在美国中西部一个大城市的公共房屋里，她的居住环境充斥着毒品滥用、邻里暴力和贫穷。此外，罗莎和母亲还经常被母亲带回家的各种男友殴打。儿童保护机构收到的报告显示，罗莎曾多次遭到性虐待，但具体的细节和类型并不清楚。社会服务机构和执法部门记录了罗莎和母亲多次遭受家庭暴力的经历，而在每一次经历中，罗莎既是儿童目击者，也是肢体暴力的受害者。

在罗莎 5 岁时，她的母亲已无力支付租金，于是她们变得无家可归。在上小学的前几年，罗莎的生活混乱且流离失所，导致她每年只有几个月的时间能去上学。母亲塔莎又生下一个男孩，而男孩的生父同样遗弃了这个家庭，这让她们已然经历着贫穷、无家可归、家庭暴力和被抛弃的生活雪上加霜。其间，罗莎变得越来越焦虑、退缩和忧心忡忡。幸运的是，母亲塔莎终于意识到自己无法独自处理好这些家庭问题，于是拨打了家庭暴力求助热线。于是，她们被带到了当地的一个收容所。

罗莎从学校咨询师那里接受过少量干预，但并未获得缓解和改善复杂创伤事件所需要的定期治疗。她目前表现出很多典型创伤后应激障碍的症状，包括逃避、高唤醒、不断回忆起自己和母亲遭到的多重虐待。她会半夜醒来，经常做噩梦，由于担心和母亲分离而害怕上学。弟弟的出生更是加剧了她的压力，当母亲把注意力从罗莎转向弟弟时，她变得越来越有攻击性。

和许多经历过复杂创伤事件的儿童一样，在治疗的早期阶段，罗莎的绘画和游戏中不断重复着同一种叙事。在几次的会面之后，罗莎通过绘画和自发的叙述呈现了如下的故事：

> "小女孩正在被一个男人用棒球棍殴打，有时是被他用手打。他也打妈妈。妈妈和小女孩想逃跑，但他接着用棒球棍打她们。他很用力地打小女孩，打到了她的脸。妈妈流血了。她们逃进浴室，锁上门（图2.1）。小女孩非常害怕那个男人冲进来，她的脸被打伤流血了（图2.2）。妈妈带小女孩去了医院，她拿了一个创可贴贴在伤口上。她仍然非常害怕。"

罗莎自发地在她的美术作品中讲述了她重要的"遭遇"，但在通过美术和游戏呈现她的个人故事后，罗莎并未获得她所需要的放松。和很多经历了重大创伤的儿童一样，罗莎经常在重复的侵入性思维中再次体验创伤事件。她还会通过美术表达或游戏来重现创伤事件。在罗莎的案例中，这一故事就是她自身的经历，但是对于其他一些儿童，这些故事的主题也许并非特指，而只在象征层面与创伤相关联。比如，从美国卡特里娜飓风中幸存的儿童，会在沙盘上用玩具搭建被上涨的洪水所淹没的微缩城镇，而其他一些孩子则会在沙盘上建构怪

我 ___9___ 岁，读 ___3___ 年级。

当 ___我被打___ 的时候，我 ___9___ 岁。

这是关于我的图画：

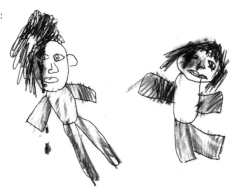

图 2.1 罗莎在画中呈现"小女孩和妈妈"在家庭暴力中的"遭遇"

这幅画是关于 ___我的脸受到的伤害___ ：

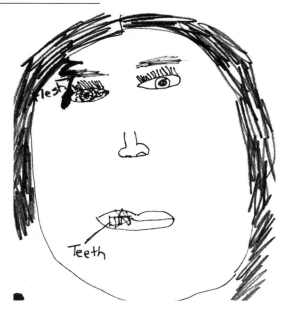

图 2.2 罗莎的自画像表现了"小女孩"被打后的脸

译注： 1. Flesh——破皮了

   2. Teeth——牙齿

兽主题或者战斗主题的场景。

　　对于那些经历过严重情感创伤或丧失的儿童而言，创伤后游戏和创伤后艺术表达是重要的适应性应对策略。"创伤后游戏"描述的是受单一事件或长期创伤困扰的儿童身上所普遍存在、反复出现的记忆和活现（reenactment）。Terr（1979，1990）最早使用这一术语来描述受创伤儿童的游戏活动，而非对于创伤事件相关情绪的处理。正常的游戏能够给儿童带来快乐、令人满足的表达、问题解决和学习，而创伤后游戏则经常充满焦虑和约束、重复僵化并且无法解决问题。比如，儿童可能会不断地尝试破坏一座玩具房子，重复说着"房子塌了"，来描述龙卷风带来的摧毁体验。对于进入这种游戏类型的儿童而言，控制事件是不可能的，他们也无法从游戏中获得情绪的平复。在治疗的最初几周里，罗莎一直在毫无建设性地重述着某个特别残忍的家庭暴力事件，其中涉及身体虐待和因此产生的内心恐惧，但在这个过程里，她并没能从自己的恐惧与焦虑中解脱出来。这也说明，她对于从困境中获得解救和解决问题的方法缺乏希望和信心；在她最初的美术表达中，没有人可以将她和母亲从"伤害"与"流血"中救出来。对罗莎而言，在干预的这一阶段，重要的是告诉他人发生了什么以及她对此的感受，然而她的艺术表达停滞、僵持且缺乏建设性，无法找到改善创伤体验的方法，同时也对从照料者或其他成人那里得到支持不抱希望。

　　Gil（2006）很好地总结了"停滞性创伤后游戏（stagnant posttraumatic play）"与她所定义的"动态性创伤后游戏（dynamic posttraumatic play）"之间的区别（见表2.1）。根据Gil的观点，停滞性创伤后游戏可能会让儿童再次经历创伤，处于解离、高唤醒并感到无望和无助的状态。相反，参与动态性创伤后游戏的儿童更加灵活，能够更自由地和治疗师互动，主动承担更加积极的角色，并通常能在游戏体验中收获更多情绪上的舒缓。动态性创伤后游戏能够给儿童赋能，帮助他们更好地适应和调节创伤反应。两种类型游戏之间的区别细微，但通过一段时间的仔细观察可以识别出来。对于所有从事创伤儿童游戏、艺术等表达性干预工作的治疗师来说，这些区别是很重要的，因为正如Gil所言，缺乏积极的解决方法是一个信号，提示儿童可能需要更多带有指导和目的性的干预。

表 2.1 动态性和停滞性创伤后游戏的区别

动态性创伤后游戏	停滞性创伤后游戏
• 情感是流动的	• 情感受到了抑制
• 身体的灵活性变得明显	• 身体的约束感存在
• 和游戏互动的方式多元化	• 和游戏互动的方式有限
• 和治疗师的互动方式多元化	• 和治疗师互动的方式有限
• 游戏富于变化或有新的元素加入进来	• 游戏始终都相同
• 游戏发生在不同的地点	• 游戏发生在相同的地点
• 游戏中纳入新的物品	• 游戏中使用固定的物品
• 主题变化或者扩展	• 主题保持不变
• 游戏结果不同，更加健康和具有适应性的反应出现	• 游戏结果不变且缺乏适应性
• 游戏的僵化度随时间下降	• 游戏始终僵化
• 游戏后的行为表明儿童感到解脱或疲劳	• 游戏后的行为表明儿童感到约束或紧张
• 在治疗之外，症状起初保持不变甚至到达顶峰，但随后减缓	• 治疗之外的症状没有变化或者增加

注：Gil (2006，p.160). Copyright 2006 by The Guilford Press. 经授权重印。

因为游戏包含很多形式的自我表达，比如动作、戏剧表演和讲故事，治疗师需要充分理解创伤后游戏与健康游戏活动的区别。同样，美术表达也可能是僵化和重复的，包含着悬而未决的创伤叙事。在所有的情况下，治疗师面临的挑战都在于如何通过创造性方法帮助儿童找到矫正性、自我抚慰和富有成效的体验。无论治疗师如何仔细选择，创造性活动本身都并不必然导向积极的解决方法。在这个过程中，治疗师应该同时准备好使用恰当的创造性干预和言语干预手段去帮助儿童，而干预的目标是利用游戏及其他表达形式来帮助儿童探索感受和体验，但并不强化创伤记忆。治疗师可以通过提供创造性活动来帮助儿童提升放松和自我抚慰的能力，包括积极帮助儿童转化创伤记忆，协助儿童找到解决方案或重构创伤故事。

具有文化敏感性的创伤干预

创伤知情实践要求治疗师必须具有文化敏感性，在选择干预措施和设计治疗方案时如此，而在与来访者沟通时更是如此。Sue 和 Sue（2012）将"文化胜任力"定义为，治疗师可以识别出来访者的文化背景，具备足够的知识、技能，并遵循一定的程序来给来访者提供有效服务的能力。针对儿童的创伤干预，治疗师的文化胜任力包括能够依据一系列因素来判断来访者的文化是如何影响其创伤反应的，这些因素包括但不限于：种族；文化适应度；居住地（城市或乡村）；所在区域（比如美国的南部或北部）；家庭，扩展家庭，同伴；社会经济地位；性别；发展程度；宗教或精神归属。美国国家儿童创伤应激网络（The National Child Traumatic Stress Network，NCTSN；2014）将"文化认同"列为儿童期创伤治疗的影响因素之一。文化认同指的是个体认同某种文化，并从中寻找被普遍承认的行为标准。文化因素也可能影响儿童遭受创伤性事件的频率；例如，来自少数群体的儿童和青少年遭受创伤危险的风险更高（NCTSN，2014）。因为社会经济和政治的原因，少数族裔的儿童和发展中国家的儿童面临更多灾难的威胁，也更有可能出现更为严重的症状。简而言之，多方面的因素共同塑造着儿童的世界观和文化取向，也影响着儿童是否愿意参与治疗以及在治疗中的坦露程度。

多样性问题与世界观影响着儿童如何理解玩具、道具和游戏，这些理解会依据文化背景和过往经验的差异而有所不同。Gil 和 Drewes（2005）的研究全面地概述了文化因素如何在治疗中具体地影响着儿童的游戏。他们认为，在考虑到多样性因素的情况下，有几种明显的方式可以提高治疗师使用游戏活动、玩具和道具的干预效果。他们强调，严谨地在治疗中使用游戏的治疗师，应当对玩具和道具进行管理分类，确保这些物品具有发展阶段、性别和文化上的多样性。比如，不同文化中有不同的动物玩具，因此，提供不同文化背景中具有独特文化含义的典型形象是很重要的。类似地，在选择图书、玩偶、游戏和道具时也都要考虑到多样性的问题。Kao（2005）提到，亚洲文化中最传统和受欢迎的玩具有5大类：社会的、智力的、节令性的、身体的和博弈类的玩具。

治疗师要有一些现成的美术材料，能够支持和培养来自不同文化背景的儿童的创造力，比如蜡笔、马克笔以及一系列与不同肤色相近的黏土。照片拼贴材料中要有不同文化的图像，包括不同的种族、家庭结构、生活方式和信仰。有的儿童在艺术方面的经验主要围绕着布艺装饰、首饰制作或传统针线艺术，因此可以准备一些布料、纱线、珠子等手工材料，或许能够激发这些儿童的艺术创造力（Malchiodi，2005）。

总体而言，儿童的自我表达不仅受到他们在各自社群中所接触事物的影响，还会受到媒体的影响（Malchiodi，1998，2005）。电视、电影、电子游戏、网络和社交媒体及印刷品都是文化中的重要因素，时常直接而有力地影响着儿童看待自身的方式。儿童主要借助媒体获得图像和故事，并且会内化这些对他们影响深远的内容。近年来最令人印象深刻的案例就是2001年的"9·11"事件。任何一个从电视上看到过不断重播的飞机撞击世贸大楼镜头的儿童，在随后的几周到几个月的时间里都不断地在绘画和游戏活动中重现这一图像，而对于那些在事件中遭受创伤丧失的儿童，这个过程甚至持续了几年（Malchiodi，2002；TEDxOverland Park，2012）。除了这些重大事件之外，电视、电影和网络还极大地影响着儿童对于着装、时尚以及语言、行为乃至世界观的选择。这些影响会呈现在儿童的绘画中，他们喜欢使用卡通形象、流行电影或音乐明星，或是电影、电视、电子游戏中的情节；大一点的儿童和青少年还可能受到来自同伴群体文化的影响，比如涂鸦、帮派符号或纹身艺术（Riley，1999）。

在给儿童提供具有文化敏感性的创造性干预时，治疗师必须灵活开展创造性表达的工作。在某种程度上，美术、音乐、动作和游戏提供了超越语言的交流方式。在言语沟通困难的情况下，利用创造性技术或许是可取的；但这并不就意味着，任何方法或活动在所有情况下都具有文化适宜性。事实上，创造性技术并没有在文化框架下得到充分的检验。精神健康专业人员在对受创伤的来访者使用创造性艺术治疗和表达性治疗的技术时，必须持续地评估文化因素可能会如何影响这些方法在临床中的应用。

　　很多文化会期望个体控制和管理自己的感受，暗示着分享情感或个人的体验是一种不成熟的表现。比如，对于部分儿童而言，非指导性的方式（"画任何你想画的东西"或者"根据想象做一个即兴动作"）或许是带有威胁性和侵入感的，这会对发展信任关系和建立安全舒适的创造性表达环境起到反作用。这些儿童可能更喜欢临摹图像、学习舞步、练习歌曲或者听故事所带来的熟悉和安全感，而不是创作一些原创的东西，特别是当他们所认同的文化更偏向人们使用前者的方式来体验美术、音乐或舞蹈的时候。这种偏好必须被接纳并视作儿童的一部分，因为它或许可以唤起儿童对成功的积极回忆或者高自尊。

　　在使用创造性技术时，治疗师尤其还应当对儿童来访者的父母、照料者和其他家庭成员的喜好、价值观和世界观保持敏感。比如，学龄儿童的家长或许会质疑对游戏、玩具、美术或道具的使用，对于治疗师使用自由表达技术来帮助儿童改善创伤症状的方式有所误解。有时，成年的家庭成员不能完全理解游戏或艺术为何会被用作主要的治疗手段，他们可能认为使用这种模式是不严肃或者未经证实的，或者仅仅是因为个人或文化的原因而对创造性干预感到不自在。家长总是希望孩子的问题能够立即得到改善，如果孩子的情绪困扰没有出现立竿见影的变化，他们就会认为治疗师没起作用。由于儿童的父母或照料者通常也会参与到儿童的创伤治疗中，因此，具有文化敏感性、创伤知情的治疗师必须要帮助他们理解治疗将使用的创造性干预方式。治疗师应该询问家长或照料者，了解他们期望孩子发生怎样的变化，哪些指标能够说明孩子已经发生了变化，尊重他们对干预内容和结果预期的意见和看法。在儿童参与到任何治疗（包括使用创造性方法的治疗）中时，所有儿童及其家人都希望受到尊重，希望治疗师能够了解自己的担忧和偏好，希望感觉到自己的观点是重要、有价值且被接纳的。

　　在创伤知情治疗中，治疗师在使用具有文化敏感性的创造性方法来了解儿童如何评价自己的经历和应对事件时，需要采用生物学、心理学、社会和文化的视角。此外，治疗师也会考虑发展的因素、儿童的能力及其对创造性表达作为一种干预手段的偏好。最后,治疗师在为治疗选择活动和设定目标时,会评估与儿童来访者相关的风险和心理韧性,并会基于文化的因素做出选择。

—— 本 章 小 结 ——

理解了符合伦理、循证的创造性治疗方法,治疗师可以更好地对经历创伤的儿童开展高效有益的干预工作。使用创造性技术的治疗师还需要不断学习如何认识创伤后游戏、艺术及其他类似的表达;要在治疗中充分利用创造性艺术治疗和表达性治疗所具有的感觉特点;保持文化敏感性,尊重关于治疗、创伤反应和创造性干预的多元世界观。学习这些内容是一个持续的过程,这是治疗成功有效的基础,并且可以让治疗师不断更新和丰富自己的治疗技巧,并将这些技巧应用于和儿童来访者的工作中。

第二部分

在儿童与青少年中的应用

第 3 章

针对创伤儿童的眼动脱敏与再加工疗法和艺术治疗

Madoka Takada Urhausen

本章描述了一种治疗儿童创伤的创新方法，这种方法将艺术疗法和眼动脱敏与再加工疗法（Eye Movement Desensitization and Reprocessing，EMDR）相结合。近年来，EMDR已被确定为处理成人（包括战争退伍军人和遭受人为或自然灾害的个体）创伤时优先选择的治疗方法（American Psychiatric Association，2004；Chemtob，Tolin，van der Kolk，& Pitman，2000；U.S. Department of Veterans Affairs and U.S. Department of Defense，2010；van der Kolk，2008）。美国物质滥用和精神卫生服务管理局指出，EMDR疗效的基础是暴露和脱敏。

然而，由于经历创伤的儿童群体中涉及的变量众多，要制定一种明确的方法来对这一群体实施EMDR具有较大挑战性。其中涉及的多样性问题包括不同的发展阶段、创伤的文化和社会建构、不同的环境和支持系统以及常见的共病症状。最近，在美国被广泛使用的许多循证实践之一的管理和适应性实践（managing and adaptive practice，MAP）已经在其网站数据库中添加了EMDR，并将其描述为对患有创伤后应激障碍的儿童的"良好支持或更好的方法"，其治疗方案总结参考的是由Ahmad、Larsson和Sundelin-Wahlsten（2007）以及

Kemp、Drummond和Mcdermott（2010）所做的研究。

本章并不意在介绍可应用于这一人群的治疗技巧，除非读者本身在EMDR和艺术治疗两个领域都充分受训（见本书第2章"创造性干预的伦理准则"一节）。艺术治疗和EMDR方面的培训资源在本章末尾和附录"和创伤儿童工作的相关资源"部分列出。这一章专门针对有兴趣在儿童创伤治疗中应用EMDR和艺术治疗方法的治疗师，他们的儿童来访者曾经目睹或亲身经历过创伤，其中包括危及生命或极度痛苦的事件。

EMDR和创伤处理方案

虽然EMDR通常被定义为一种认知和暴露疗法，但它同时也是一种基于优势的、心理动力学和人本主义的治疗方法。它处理的是由早年经历导致的认知扭曲及其对自我概念持久的破坏性影响，以及随后产生的适应性的感知、态度和行为选择。EMDR的独特之处也在于，它应用了对左右脑的双侧刺激，从而获得与重要事件记忆相关的情绪和感觉状态。EMDR的核心工作假设是，如果能够消除阻碍自然痊愈的因素或是减少其负面影响，那么每个人都能拥有治愈自己的能力。这种每个人与生俱来的心理韧性框架是基于Shapiro提出的适应性信息处理模型（adaptive information processing model，AIP），该模型已被当前的神经生物学研究所证实（Shapiro，2001，2011；Tinker-Wilson & Tinker，2011）。Shapiro（1995，2001；Shapiro & Laliotis，2011）假设，大脑左右半球截然不同的记忆的整合，允许个体在不造成额外创伤影响的情况下，对创伤事件的个人体验进行连接和重组。

运用双侧刺激可以增强脱敏和再加工，这有助于获得一系列目标，包括由于未经处理的创伤而产生的深层的消极自我认知。双侧刺激通常以下列方式实现：眼球运动；轻拍身体部位，如手掌、肩膀或膝盖；让来访者拿着一个振动装置或者听交替出现的声音。此外，EMDR通过培养正念来强调对当下的专注，以便在令人不安的记忆被重新激活时保持内在资源。资源是指个人的力量和保护因素，如个体的积极属性、拥有的多种技能、支持性关系、梦想和灵感，以及能带来一定舒适感的感官模式偏好或物品，这些都可以作为自我调节的有利条件。一个精心设计、运用双侧刺激的治疗方案能帮助来访者安全地重新回顾痛苦的事件，同时允许来访者在需要时回到一个放松的状态。这样做的目的是优化大脑新皮层的执行功能，从而允许来访者对其想法、感觉和知觉进行客观观察，以促进对碎片化和扭曲的经验的重组。由于心理和生理上的反应，来访者过去持有的消极信念通常是不容商榷的，而这种对现在和过去经历的双重关注会鼓励来访者去质疑这些消极信念，从而实现认知结构的重组。

把EMDR应用到儿童治疗中

对儿童使用EMDR是一种新兴的做法。Adler-Tapia和Settle（2008）、Gomez（2011，2013）、Parnell（2013）等研究者和实践者建议对标准的治疗方案进行修改。Adler-Tapia和Settle比这一领域的其他工作者更严格地遵循EMDR的标准8阶段方案。他们的儿童治疗手册（Adler-Tapia & Settle，2008）鼓励治疗师使用其他领域的工具，包括"游戏治疗、艺术治疗、沙盘和任何其他治疗师认为有助于来访者表达自己的技术"（p.ix）。应用艺术表达对于促进EMDR的治疗方案既实用又有效，它为EMDR的工作模型提供了完美的协同作用，其意图在于为行为症状带来理性的声音以促进感官、情感和认知的整合。特别地，感觉统合是任何年龄的受创伤个体在疗愈过程中的一个重要部分，这会增加他们对于身体创伤反应的掌控并随之带来解脱感（Levine，2002）。

感觉处理中的创伤知情取向

儿童对创伤事件的反应取决于许多缓和因素，包括照料者的反应、安全依恋的程度、有无支持系统和他们自身的心理韧性（Perry，1999）。无论如何，躯体症状在儿童中很常见（Levine & Kline，2007；Malchiodi，1990；Rothschild，

2000）。在排除器质性障碍的情况下，躯体症状问题可能是由高唤醒和充满恐惧和焦虑的身体内部的紧张引起的。儿童也可能处于低唤醒状态或者感受到解离。在受到轻微刺激时，未处理的创伤可能让儿童在僵化、战斗、逃跑或跌倒的状态之间波动（Levine，1997）。EMDR 试图调和这些长期的、不和谐的体验。图形图像还可以帮助儿童恢复时间秩序感和其他非言语的内隐记忆（Gantt & Tinnin，2008）。

EMDR 重视受创伤儿童经历中的多个维度，也欣赏他们独特的应对方式。因此，这种方法尊重每个来访者的治疗步伐，以及他们自由地与知觉、感受和思维进行联系的风格。感觉失调被认为是一种生存策略，让来访者只体验到他们所能承受的痛苦的创伤记忆。这种理解与多层迷走神经理论一致（Porges，2011），该理论阐明了神经调节系统在神经平台中创建层次结构，将身体的各种功能和生理体验组织起来，作为应对压力事件的适应策略。有了各种资源，来访者就有机会重新对创伤事件进行情境化和整合。身心整合是有效处理创伤的关键。Perry 和 Szalavitz（2006）鼓励治疗师采用"自下而上"的方法，而不是传统认知治疗的"自上而下"的方法。艺术治疗让儿童通过选择艺术材料、动作和练习的环境，以具体的方式获得不同的感觉。与艺术治疗相结合的 EMDR，与创伤知情实践有所关联。Steele 和 Malchiodi（2012）所认可的创伤知情实践，优先考虑幸存者的安全、选择和掌控权，并通过基于感觉的方法和协作让他们参与其中。结合这两种模式的价值在于，治疗师有能力根据每个孩子的独特经历和需求为其量身定制干预措施。

依恋工作、EMDR 和艺术治疗

适应不良的自我信念和未能提供支持的环境阻碍了儿童来访者的自然疗愈过程。在儿童治疗中，治疗师与儿童的主要照料者及其所在环境之间的积极关系至关重要。因此，在对创伤进行再加工之前，治疗师与儿童及其照料者建立强有力的治疗联盟对于保证儿童的情感安全而言是非常关键的。治疗师的目标是提供矫正性体验，同时促进 EMDR 的干预。EMDR 潜在地包含了一个非常亲密的过程，需要治疗师使用自我，并对来访者直接使用双侧刺激。这一过程通常以触碰的方式来完成，治疗师要持续地调谐来访者细微的面部表情和身体、情绪与感官反应。

Parnell（2013）认为 EMDR 的有效性在很大程度上取决于它的关系因素，以及它在多大程度上能够促进支持和确保治疗进展的调谐功能。基于神经科学研究的进步和当下对依恋在大脑结构发展中重要性的强调，Siegel（1999，2011）阐明了在人际关系的层面工作以促成大脑中可带来疗愈的变化的重要性。针对 Parnell 基于 EMDR 的方法，Siegel 提出了"聚焦依恋的 EMDR（attachment-focused EMDR）"，因为 Parnell 的方法强调增强依恋和构建资源，这与标准的 EMDR 治疗方案有很大的不同。

Gomez（2013）研究了 EMDR 对于复杂的创伤后应激障碍、依恋和解离症状的治疗，其研究对象是表现出广泛性情绪失调的儿童。她研究了儿童的依恋受损，以此作为初步评估和个案概念化以获得更好结果的方法。Korn（2011）认为依恋类型是决定个体情感调节不足或是过度调节的一个因素。例如，她讨论了混乱型的依恋是如何表现为自我调节的困难，在处理个人问题时无法调节体验到的情感和生理反应水平，从而导致高唤醒和低唤醒状态的交替出现。Korn 认同了 Fosha（2003）的元处理（即对过程本身进行反思的能力）概念，让来访者观察并记录自身的变化以及与治疗师之间关系的变化。聚焦依恋的干预的二元性有助于来访者改善情感调节和降低对创伤的易感性（Fosha，2003；Schore，2003）。

在可能的情况下，治疗师与儿童的照料者建立长期关系都是明智的做法。与儿童工作时，巩固支持系统是另一个重要的任务，治疗应根据儿童及其支持系统的需要以合适的步调来进行。Lovette（1999）指出，当家庭中存在未解决的创伤且环境不稳定时，对儿童使用 EMDR 是无效且不合适的。Dausch（私人沟通，2013 年 10 月）专门从事儿童收养工作，她证实了在为儿童提供治疗之前的 6 个月为养父母提供 EMDR 的价值。她认为，这种做法巩固了对领养儿童的治疗，因为他们的父母有了更强的能力来应对处理儿童创伤带来的挑战，并能够在自身不被触发的情况下关注儿童的治疗。Daush还提到了让家长拍孩子的肩膀来促进左右脑的双侧刺激。这是一个美好而得体的做法，能够巩固和加强安全依恋。

在EMDR中，通过见证、参与、理解和介入来访者关于创伤和疗愈的个人故事，在聚焦依恋的实践框架中形成的治疗联结水平类似于使用艺术治疗的创伤干预工作，其中后者使用隐喻和符号为来访者的表达提供场所。"隐喻是右脑的语言"，有助于促进疗愈（Gomez，2013）。Riley（1997）也认为隐喻是艺术治疗的基本工具和核心组成部分。在Landgarten（1981）影响深远的艺术治疗综合指南中，她提到把这本书献给那些用眼睛去倾听的艺术治疗师。随后我将进一步阐述，聚焦依恋、从事EMDR和艺术治疗的治疗师是在用他们的全身心来倾听来访者的。

EMDR的机制：一个儿童友好的取向

在详细了解来访者的经历后，EMDR治疗师会通过形象的比喻给儿童来访者解释左右脑双侧刺激的机制。治疗师通常会用乘火车或看电影的比喻，让儿童注意、报告和再加工脑海中出现的图像、想法或感觉。有些儿童可能会更容易理解使用智能手机无意识地快速浏览信息的比喻。有的绘本向儿童解释了EMDR过程，并可作为阅读疗法的材料（Gertner，2008；Gomez，2007）。

在准备阶段，治疗师要帮助来访者增加应对技能和构建资源。Korn（2011）描述了行为/掌控、感觉运动、关系/依恋以及想象等不同的领域，从这些领域中可以提取记忆和经验作为来访者的资源。其中，想象的领域因为包含了人类经验的精神和人际方面，可以为儿童提供他们所处环境之外的力量。当一个孩子无法获得一个安全或平静的地方作为资源时，他/她可以通过故事、音乐或梦中的符号和精神联系来激发积极的体验。从电视或其他媒体中找出一些人物作为儿童的盟友，可能也会有所帮助。在EMDR治疗的所有阶段，利用资源的价值得到了大多数当代 EMDR 治疗师的证实，但那些与受创伤儿童一起工作的治疗师特别强调了这一点（Gomez，2013；Korn，2011；Parnell，2013）。对于儿童友好的 EMDR 实践而言，一个自然的进展是去融合艺术治疗，这样可以为儿童提供舒适、滋养以及基础支持。

　　一旦儿童熟悉了使用资源来处理被触发的自主神经系统反应，并在不解离的情况下保持对干预的参与，他/她也可以通过偏好的感觉模式来学习自己使用左右脑双侧刺激。可能用到的材料包括治疗性玩具，如用双手交替捏橡皮泥；练习蝴蝶拥抱（butterfly hug），保持静息心率、用缓慢而均匀的节奏轻拍交叉的双臂；或者用左右手交替进行缓慢而流畅的手指绘画。包括 McNamee（2003，2004）和 Talwar（2007）在内的一些艺术治疗师曾建议用双手交替画图作为一种处理创伤的双侧刺激方法，但我发现反复停下来画图既烦琐又让人分心。这种方式最终会破坏重要且转瞬即逝的自由联想过程，因此不利于完成脱敏和再加工。

　　接下来，治疗的评估有助于通过特定的程序步骤缩小"目标"，使这个过程容易让儿童接受。EMDR 天然地适合使用基于表达性艺术的评估，评估的初始问题是"当你想到这件事时，你脑海中出现了什么图像"和"当你想起那张照片时，你的身体里感受到了什么"。将某些令人不安的事件提炼成一张图片，并将这些记忆引发的生理和情感反应表达出来，可以帮助儿童识别出有问题的部分。

　　这个过程有助于来访者识别关于自我的消极认知（negative cognitions，NCs）和积极认知（positive cognitions，PCs；那些儿童更愿意相信的有关自己的东西）。正念是通过根据来访者的情绪、思维和身体感觉提供共情性的反应来培养的，它可以通过评量问句（scaling questions）来测量。对于大多数有认知困难的儿童或青少年而言，面向成人的评量问句通常过于抽象和令人困惑。相反，这里推荐使用的是艺术表达等非言语的手段，而消极和积极程度的量表可以通过可视化图表来实施和监测。在这个阶段，使用恐惧感阶梯（fear ladder）、情绪温度计、受伤或疼痛的等级（使用不同颜色的各种面部表情）来告诉儿童如何识别自己的痛苦程度是有效的。例如，一个孩子可以精力充沛地从一个假扮的树懒变成一只猎豹，从一个暗沉的颜色切换到一个明亮的颜色，从一个不太明确的形状换成一个完整的圆等。Gomez（2013）用相反的动物属性来描述和监测儿童的状态，比如"又高又骄傲的长颈鹿和又小（又不重要）的老鼠"。

关于测量主观不适感觉单位（subjective units of disturbance，SUDs）的视觉量表，一个最简单的例子是包含5个圆形面部表情的量表，其中的表情是从害怕到勇敢或从悲伤到高兴。为了测量认知效度（validity of cognition，VoC），治疗师可以让儿童用不同的颜色填充一个饼状图或心形的轮廓，去表现自己认为某个对自我的积极陈述真实程度的百分比。扫描身体中与创伤记忆相关的任何不适也是评估的一部分，可以很容易地通过绘画或雕塑完成，之后可以被用来重新评估任何感觉上的差异，以反映来访者身上的变化和转变。最后，治疗师可以用与年幼来访者相同的语言来和他们建立关系，他们常常通过隐喻来进行表达和沟通。

为了让EMDR更适用于儿童，Parnell（2013）删减了许多认知策略，例如在处理创伤之前的评量问句和识别积极认知。她解释道，做出这些调整可以确保来访者与右脑记忆系统保持联系，而不会受到左脑认知活动的干扰。然而，她保留了身体扫描的最后阶段，以回顾儿童是如何通过拍打（tapping）带来的左右脑双侧刺激（Parnell & Phillips，2013）积极地转移和"输入（tap in）"资源的。

在准备脱敏阶段，儿童需要发展出保持专注于处理目标的策略。艺术表达允许儿童在进行双侧刺激处理时能够抓住一个具体的图像。Schmidt（1999）观察到，来访者能与他们的绘画相关的感觉保持调谐，这样潜在的好处是可以用EMDR更快地处理创伤。例如，这幅画可以直接放在来访者面前，因为它反映了来访者脑海中的画面里最糟糕的部分，并引发了相关的记忆。然而，为了成功地进行创伤处理，治疗师必须让儿童对激活干扰事件提醒的反应保持在他们的容忍限度内，以维持他们的参与度。在脱敏和再加工之前，儿童会回顾他们的支持系统、优势和应对技能。之前执行的双侧刺激活动会被加强，以增加儿童对自己身体的控制感。艺术创作的行为可以作为一种基础技术。有时，儿童可能会被要求用艺术来容纳他们的困难感觉，以将他们的容忍阈值保持在可控制的范围内。Caulfield（私人沟通，2013 年 9 月）回忆了一个 EMDR 小节，她让一位表现出被困住感觉的来访者为她的愤怒画一个容器。这位来访者画了一个房子形状的容器，并用蜡笔使劲地把它涂满了。

　　当确定儿童的耐受范围表明其已经做好暴露的准备时，治疗师可以开始通过双侧刺激来进行脱敏和再加工。治疗师会用所选择模式中的几组双侧刺激来处理原始图像及其伴随的情绪、认知和知觉，以及随后的转变或被注意到的变化。这样做的目的是帮助儿童来访者同化和整合痛苦的记忆和知觉，以最终成功地处理目标创伤。

精神疏泄和交织

　　精神疏泄（abreaction）是指为了释放情绪而重新经历某个事件或互动的体验，它有时被定义为情感宣泄（catharsis）的一种形式。治疗师应当具备各种"交织（interweave）"技术并谨慎使用，以便在脱敏阶段儿童来访者出现精神疏泄或表现出明显的困难时为他们提供支持。在这个语境中，"交织"这一术语指的是把有关个体经历的、往往是对立的不同想法交织在一起。交织有不同的类型。例如，一个认知交织会引出事实信息，因此儿童可以发展出新的洞察并将其吸收到对事件的记忆中。询问儿童"与你相比，施害者的体型有多大"或者"你能事先做些什么来避免这场灾难吗"，能够帮助儿童重新认识到，坏事的发生并不是自己的错。交织的过程也可能有助于把儿童在早期准备阶段画的基础图像带出来。这种情况下，让儿童在看画的时候保持吸气和呼气，做慢一点的双侧刺激动作或者蝴蝶拥抱。儿童经常能确认并接纳这种类型的自我觉察，而不需要治疗师用交织来做干预。治疗师通常只在来访者不断重复消极的想法和痛苦的反应，或当他们持续重复的症状性游戏、表现出显而易见的"停滞"时才进行干预。使用交织的目的是改变动力以及在持续的精神疏泄中让来访者获得平静。

　　受过复杂创伤的儿童，对以关系交织的形式提供支持性立场的额外干预有着特别好的反应。治疗师对自我、调谐和共情的使用为这个过程提供了信心。在完全爆发的精神疏泄出现之前，治疗师可以通过对双侧刺激进行滴定（调整速度或改变模式）来留意来访者的反应情况，从而减少他们的痛苦。举例来说，促进自我抚慰、感觉导向的左右脑双侧刺激，比如让来访者轻抚柔软的东西，甚至是宠物或治疗动物，或者就能提供舒适感的人或事画一幅结构性的画。这些和治疗师的拍打相结合，可以在继续脱敏之前重新将来访者导向有益的资源。

置入和收尾

EMDR的置入（installation）阶段增强了早期阶段取得的积极成果，这些成果产生了记忆网络的适应性解决方案。在来访者稳定的过程中，资源仍不断地积累着（Korn & Leeds，2002）。Gomez（2013）讨论了置入过程中潜在的机会，能够利用适合儿童发展特点的模式（比如唱一首歌或者其他创造性的途径）来加强儿童新近调整的积极认知的力量。置入阶段完成后通常要进行身体扫描、收尾和重新评估。这一过程促使治疗师继续评估和处理任何未解决、待脱敏的目标。重新评估的方式可以很简单，比如让儿童画一个安全的场所（Zaghrout-Hodali，Ferdoos，& Dodgson，2008），并将其与儿童在准备阶段最早画的安全场所进行比较。

案例

参与EMDR治疗的创伤幸存者经常报告，未解决的创伤导致了伴随焦虑和抑郁而来的使人虚弱的症状，而EMDR治疗使他们获得了必要的康复。他们通过在治疗关系中重新暴露获得了矫正性经验。同样，参与艺术治疗的儿童幸存者也经常报告，自己的艺术治疗师认真尝试通过艺术表达来理解他们的故事，这让他们感到安慰和放松（Tanaka & Urhausen，2012）。EMDR治疗和艺术治疗的结合使用是一种多模式的治疗方法，它无法在认知治疗中单独使用。来访者的依恋类型对于治疗师如何应用这些方法起着关键性影响，随后的案例研究将阐明这一点。

在接下来的几个小节中，不同的案例展示了艺术治疗与EMDR疗法的结合使用。第一个案例涉及单一的意外创伤，第二个案例涉及复杂的慢性创伤，最后一个案例展示的是针对儿童历史创伤事件的团体工作。为了保护来访者的隐私，案例中使用化名并做了其他调整。这些来访者在自己的治愈之旅中给予我最大的信任，并通过这一章的内容给他人提供了教育素材。

亚历克斯：让照料者参与进来

亚历克斯是一个11岁的男孩，有西班牙和高加索人血统，他表现出轻微的自闭症谱系特征。由于他反复无常的情绪和行为问题影响了他在家庭和学校的人际关系，父亲把他带来做心理治疗。据他的父亲说，亚历克斯是孤立的，"闷闷不乐，好像每个人都在反对他"。父亲最担心的是亚历克斯会表现出激动的情绪，对他同父异母的弟弟妹妹出言不逊，因为他们"惹恼了他"。作为回应，他的父亲和继母会变得严厉，对他进行重新定向（redirect）。亚历克斯很容易觉得自己被看成是一个麻烦，他的需求总是得不到满足。此外，亚历克斯会质疑他那不会说英语的继母的判断，公然反抗她。这种行为激怒了父亲，并导致继母进一步远离亚历克斯。

据称，亚历克斯过去是和母亲以及母亲当时的男友住在一起，他把后者称为"继父"。这种情况持续到4年前。亚历克斯的父母离异后，父亲再婚，并又有了两个孩子。在来到他父亲的重组家庭后，亚历克斯一直担心着母亲，并期待能去看望她，但这样的机会偶尔才有。

由于亚历克斯复杂的家庭和心理社会历史，我在评估阶段花了很多时间与他的家人会面，以确定他们的家庭动力、优势和资源，并专门利用艺术治疗来促进家人之间的公开对话。促进以艺术为基础的互动也有助于移除处于不同发展水平、用两种不同的语言交流的家人之间的交流障碍。这样，亚历克斯的父亲也不用在家庭里充当翻译和调解人的角色。亚历克斯的母亲被邀请参与治疗，但由于种种原因她不能出席。

亚历克斯父亲提供的逸事信息表明，他怀疑儿子目睹了母亲和"继父"之间的家庭暴力，并且儿子可能受到了后者的虐待。在我看来，亚历克斯在社会交往的各个方面都遇到了很多困难。我决定，在开始处理他任何过去的创伤之前，首要任务是为他创造一个支持性的家庭环境。幸运的是，父亲在亚历克斯的治疗中非常投入，并同意经常进行联合治疗和附加治疗。

在学校里，亚历克斯对他的同学有类似的看法，认为他们是故意伤害他，而老师没有注意到他的需求。在治疗中，当他谈到他所担心的具体事件时，他明显地感到痛苦。在这些事件里，人们会做他不喜欢的事情，让他感到无助。他会指出哪些是"欺凌者"，但当他的父亲与老师交谈时，并没有哪个同学被认为对他有攻击性或很刻薄。事实上，老师说亚历克斯是一个很难理解社交线索的人，他会说一些粗鲁的话去伤害别人。在向老师咨询的过程中，我很认同她的观点，她认为亚历克斯对某些人的看法很刻板，而且他非黑即白的思维阻碍他发展出和年龄相适应的社会功能。她注意到，亚历克斯经常对别人的感受缺乏直觉性的理解，而且很难采取符合年龄的方式来回应对方的交流。老师还报告说，亚历克斯经常抱怨在她看来并不严重的头痛、擦伤和划痕。虽然亚历克斯很难倾听别人的感受，但他能够保持注意力，并能对一些艺术表达产生共鸣，比如一幅写着"夏日趣事"的兄弟姐妹拼贴画。

在母亲缺席治疗的情况下，亚历克斯的父亲表现出了很强的爱和接受儿子的能力，这鼓舞了我。一旦父亲从家庭中活跃的"调停者"角色中解脱出来，他就能够接触到自身的抚育天性，并对儿子早期依恋受损的病因感到好奇。他支持着亚历克斯从创伤中恢复的过程，即使这意味着要目睹和体验儿子对自己的攻击，并承认自己需要在育儿技能上得到帮助。亚历克斯的父亲自信地认为自己是孩子们最大的盟友，但当他看到儿子所画的关于如何体验父亲的绘画时，他明显地感到惊讶和矛盾（图3.1）。

我定期向这位父亲提供咨询和指导，以确保他仍然支持儿子在治疗中公开

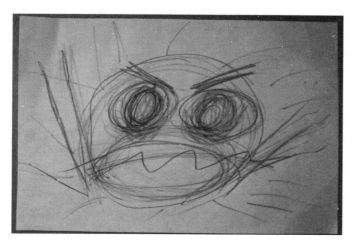

图 3.1

表达感受和想法。亚历克斯的父亲练习了一些具体的技巧来提高他们之间的交流质量，包括反馈式倾听和关注亚历克斯的言语和非言语表达。这些艺术治疗和育儿支持很多都是为了给创伤处理做准备，这样亚历克斯如果变得沮丧，就有一个具体的、可靠的资源可以依赖。亚历克斯经常抱怨家里和学校里发生的事情，这为他的父亲提供了一条路径来增强他的"倾听肌肉"，并发展出符合儿子需要的合适的指导。例如，在一次治疗中，亚历克斯的眼睛周围有黑眼圈，这是由于他的老师（据他说）在全班同学面前羞辱他之后，他连续几天睡眠不足。父亲做出了恰当的反应，答应和老师谈谈。

治疗 4 个月后，亚历克斯透露了他如何被"继父"虐待的细节。虽然父亲的复杂情绪是显而易见的，但他仍然保持冷静，支持儿子并让他放心，告诉他现在他是安全的，一切都结束了。父亲告诉亚历克斯，只要他能施予援手，他不会让任何人再伤害他。遵循亚历克斯的选择，我在他们双方在场的情况下做出了疑似虐待儿童的报告，从而巩固了他对这一新体验的吸收。在这一新体验中，负责任的成年人代表他采取了行动。

在接下来的一次治疗中，父亲提到了即将到来的感恩节假期，他表示希望看到亚历克斯放下过去，活在当下。父亲向亚历克斯表明，自己和他一起承受着这份过去的负担，因为父亲自己在听说虐待事件后也受到了影响。他感到很懊悔，当虐待发生时他没有陪在儿子身边，但同时他也愿意与自己的愧疚感和解。他说，他知道亚历克斯带着愤怒生活有多么辛苦。亚历克斯看到了父亲的面部表情和美术作品中都表达着对于家庭幸福的渴望，于是他也用自己的美术作品做出了回应，表达了希望与父亲紧密合作，共同实现这一目标的愿望。我尊重孩子和父母一起处理和整合这一特定创伤所需要的步调。在父亲能够成为承载亚历克斯痛苦的"容器"并学会提供协作的方式来解决问题时，亚历克斯也准备好了探索积极的资源，比如在我的办公室喝甜茶，以及确定一个安全的地方，比如牵着父亲的手（图3.2）。

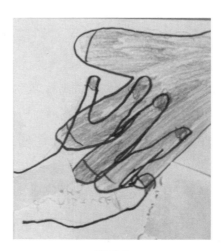

图 3.2

亚历克斯还学习了其他的支持性技巧，包括渐进式肌肉放松和以恰当的方式向照料者寻求具体的帮助。此外，他还"为了好玩"而体验了不同种类的左右脑双侧刺激，包括交替的眼部转动、靠近左耳和右耳的滴答声、敲击膝盖以及左右手掌交替拿着振动的蜂鸣器。这个过程的目的是向亚历克斯传输积极的资源来加强他的安全感，让他获得一些能够带来慰藉的东西，准备好进入治疗的脱敏阶段。

我与亚历克斯确定了需要处理的目标。他小心翼翼地接近目标，但立即就画出了他被"继父"殴打的情景（图 3.3）。他有关资源的绘画（图 3.2）是有颜色的，而这张关于痛苦事件的绘画则没有色彩。尽管这张画尺寸很小，也明显缺乏细节，但他说在看着它时，感觉这件事离他很近。他盯着那张画，眉头紧锁，暗示了他反感的情绪。这张画有一些特别之处，一半被隐藏了，只有事件的最上端部分露在纸面的左下角，仿佛随时都能像玩偶匣一样向上弹出。亚历克斯一画完就把纸对折起来，以确保盖住了内容，但他允许我在必要时打开它，让他思考这件事。画中两个人的周围都是模糊、起伏、焦虑不安的动作线，这部分内容在拍摄的图片中可能很难看清。

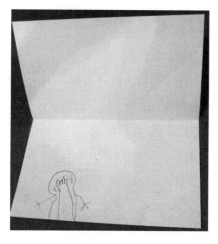

图 3.3

通过左右脑的双侧刺激，更多的画面涌进了亚历克斯的脑海。他想起，他曾因为玩弄母亲的化妆品而受到了不合理的训斥。在四五岁的时候，当他独自和"继父"在一起时，他试图靠近他的母亲。他回忆，当他告诉母亲自己所忍受的虐待时，母亲"什么都没做"。照片中最让他不安的是"不公平"的感觉。他发现他对自己的消极认知是自己是"多余的、不可爱的"，他更愿意相信的积极认知是"我是可爱的、被关心的"。在评分为 1 到 7 的量表上，他的积极认知的认知效度的评分是 1（完全不正确）。当他看到这张照片时，他的情绪是"恐惧的"，测量主观不适感觉单位的评分是 7（范围是 0—10，其中 10 对应的不适感最高）。

在扫描了自己的身体后，亚历克斯报告说，他仍然感到疼痛、"脸部无力以及整个背部都感到紧张"。亚历克斯回忆起自己被撞到墙上然后被不断地推倒的痛苦感觉。我继续用左右脑的双侧刺激进行处理，并通过他在脑海中看到的新画面来检查变化，以确定是否出现了其他令人不安的记忆。他能够用双侧眼球转动来追踪，并回忆起一些虐待的细节，主要关于他知觉上的恐惧反应。他的情感状态从害怕变为愤怒，再转变为感到安全，知道父亲会保护他。在处理结束时，他理解了施害者对一个无辜的小孩所做的事情是错误的，他受到虐待不是他的错。

在亚历克斯反复表达复仇的愿望时，我使用了一种认知交织。在我的帮助下，他成功地制造了和创伤事件在情感上的距离，因为他对这件事已经脱敏了，而且他看起来自我调节良好。我提供的认知交织让亚历克斯比较施害者和他小时候的体型大小。当我让亚历克斯再看一遍他所画的那幅施害者攻击他的原始画面时，他说这并没有困扰他，因为"一切都结束了"。在准备阶段他父亲说的一些安慰的话现在被亚历克斯吸收和内化了。他对记忆的认知、躯体和情感反应被纳入一个更大的画面中，并被整合为围绕过去事件的记忆，这在此刻似乎不再对他有重大影响。主观不适感觉单位降为0。在多套左右脑双侧刺激为他置入了"被喜爱和被关心"的积极认知后，他报告的认知效度是7（完全真实）。最后，身体扫描显示原始画面（图3.3）不再激活他的躯体反应。他报告说，一种"轻松和良好的感觉"从他的头顶流向身体的其他部分。

当亚历克斯报告自己又滑入了消极的想法时，他再次进行了几次EMDR治疗。例如，在找不到钱包的时候，他认为是有人偷了它，并感觉父亲对此漠不关心。他的消极认知是"我是孤独无助的，因为没有人想要帮助我"，识别出的情绪是悲伤和孤独。而积极认知是"人们关心我——我并不孤单"。因此，他根据提示回忆起自己第一次有这种感觉的时候。最初的创伤事件被带了回来，这样我们就可以用左右脑的双侧刺激再次处理它，同样是那幅原始的画面（图3.3）。

在接下来的几次EMDR治疗中，亚历克斯恢复的速度更快了，并且对于自己的问题提出了有创意的解决方案。他的自我力量明显地增强了；他微笑着、以教授似的口吻清晰地表达他的想法和感受,不再抱怨他无法控制的困境。他的身体挺得更直了,而且他能够稳定地握笔作画。虽然他的精细动作技能持续面临挑战,他糟糕的书法和使用剪刀等工具的困难就是佐证,但他掌握了通过美术来表达自我的方法。有一天,他谈到他看了一部给他留下深刻印象的电影。这部电影讲的是一对父子共同克服困难的故事。在他叙述故事情节时,他画了一系列主人公的图画,这个主人公虽然身处逆境,却能够让自己快乐。我们进行了慢一点的左右脑双侧刺激,置入了和这部电影有关的积极感受。很明显,亚历克斯把自己战胜挑战的过程内化了。

假期结束后,亚历克斯回到了治疗中,报告说他与同伴和家人都相处得更好了,他感到很开心。在现有的艺术材料中,他选择了裁剪一组人物,并用分开的铆钉将它们连在一起。他把自己的名字写在了最上面的人物上,这个人物与其余的人物相连,整个作品呈扇形展开(图3.4)。

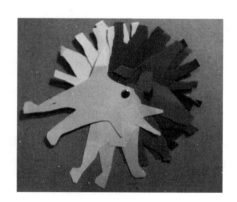

图 3.4

这一艺术表现被解释为一个分层的自我整合,以及他自己作为更大的社会系统中的一部分的整合。这也表明他已准备好离开治疗。他已经达到了我们6个月的治疗目标,即提升情感调节能力,并因此减少了在学校和家里的问题行为。5年后,他的父亲告诉我,亚历克斯在学校表现"优秀",他为儿子感到非常自豪。

本：重建认同

本17岁时来找我治疗，之前他曾在另一名治疗师那里接受过6个月的治疗。他描述之前的那位治疗师和他之间"没产生联结……只是谈话"。他即将进入高中的最后一年，因此他承受着巨大的压力。与此同时，他还刚刚和自己的亲生母亲分开。据他所言，生母的精神状态不太稳定。6个月前，他刚刚出柜，搬进了他的另一位监护人托丽和她的伴侣家里。他是一对女同性恋伴侣唯一的儿子，这对伴侣在本还很小的时候就分开了。当他的母亲和托丽在一起的时候，她们通过人工授精怀上了本。本在一个公开的同性恋社区长大，身边有一位女同性恋教母和其他女同性恋照料者。他刚刚与住在其他州的捐精父亲重新取得联系。当我开始和他一起工作时，他表现出激动的情绪、广泛性焦虑和强迫症状。他说，他总是很担心自己的外表或别人对他的看法，也总是为自己对时事和历史的负面想法而困扰。在观看了许多关于多年前世贸中心"9·11"恐怖袭击事件的电视模拟之后，本也表现出了对坐飞机的恐惧。

他坦露，他的生母有重复性的情绪失控和抑郁发作史，并导致她多次住院治疗。他从小就生活在对母亲的恐惧中，曾经无数次听到她的自杀威胁，并曾亲眼看到她尝试自杀。他还提到，自己经常受到同龄人的欺负，而且也不总是能够得到母亲的支持。据说他的母亲智商很高，但共情能力很弱。她似乎还内化了对同性恋的憎恶并将自我否定投射到本身上。尽管她自己也是同性恋并面临着许多挑战，但在本的整个童年时期，她都用贬损的名字称呼他。本表示他和目前的照料者之间的关系"很好"。他与母亲保持联系，"仍然关心她"，但不再愿意满足她所有的想法。他似乎急于确立自己的自主权，但又担心自己的前途。

本的基本能力还不错，在学业上也很优秀。尽管如此，他的典型表现是高度焦虑，讲话时有压力，紧张时会避免眼神接触，在同朋友和家人核心圈子之外的人社交时也表现出焦虑。他说希望自己不要那么焦虑和自我关注。他很敏感，也很有艺术天赋。他可能认为自己是一种不同于他人的生物，正如治疗评估时他的一幅自由作画所示（图3.5）。本认为自己聪明、成熟、善良，但他的画却是自我贬低的。他在课余时间喜欢涂鸦和绘画，当他创作时，他处于最佳状态。在那种状态中，他似乎可以和自己平静相处，因为他能够停止审查自己的思想，对自己的审美判断很有信心。开始治疗时，他创作了一幅复杂的并置图像拼贴画，这些图像似乎反映了他的多重自我状态（图3.6）。最让我印象深刻的是一幅画面的对比：一个哭着的婴儿被剪掉了眼睛，一个留着胡子的老人在别人的注视下专心地画画，手里拿着一把流血的刷子，刷子的下方是那个婴儿破碎的心脏。

虽然在从事艺术创作的过程中，本的情感受到限制，但每次完成一件作品，他似乎都会感到轻松。我们通常以一幅入场的图画开始我们的治疗，讨论在他画画时出现的议题，这样在讨论冲突的部分时这种感官活动可以作为他的支撑。有时，他的担心使得他非常需要填满大量的图画空间，尽管他的表达与他的心境不一致（图3.7）。事实上，他的其中一个应对方法是画一张组织严密的鸟瞰图。他对环境控制的强烈欲望使他创作了像蓝图一样的街道地图（图3.8）。这些图画似乎帮他分割和简化了视觉信息以及淹没他的其他细节。

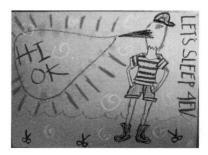

图 3.5

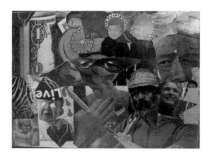

图 3.6

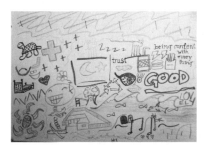

图 3.7

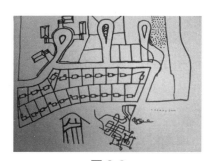

图 3.8

他对压力的反应，在对感受和感官刺激的调节不足和过度调节之间波动，或者在认知上从沉迷转向解离。他说自己早上会花好几个小时来为去学校做准备，因为他很难决定穿什么。他的焦虑围绕他的身份、他的性紧张（sexual tension）以及他对自己令人不安的强迫性想法的担忧，这些都体现在他的大脑图画中（图3.9）。我让本通过画画来探索他的触发点（图3.10）。在理想的情况下，EMDR是一个逐步探索过去、现在和未来三个部分的方法，最先触及的是最早和最令人不安的记忆。如果过去的事情能够得到满意的解决，那么目前出现的症状就有望得到缓解（Shapiro，1995，2001）。

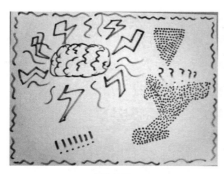

图 3.9

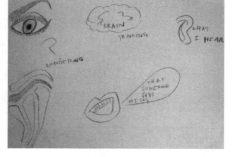

图 3.10

由于本的触发点较为模糊且数量众多，我觉得有必要先关注他当下的担忧，缓解他的紧张，然后使用一个"漂移回去（float back）"的提示来询问他最早体验到类似程度干扰的事件记忆。他很难确定一个具体的受到欺负或伤害的事件，因为这些事件在他的整个童年都很普遍。他也开始服用精神药物，以更好地应对他体验到的强迫问题。在适应药物治疗和经历着一些不稳定的过程中，本更想做一些简单的艺术制作，讨论有趣的引语，有时也会带来一些他最喜欢的短语，并通过艺术创作来对它们进行认真思考。我在会谈中提供了额外的结构和认知资源，同时持续地提供无条件的积极关注和调谐。有一天，他带来了一句让他产生共鸣的拉丁语引语（图3.11）："a posse ad esse"，意思是"从可能性到现实"或者"能够实现"，反映了他自我实现的高水平动机。这标志着他准备在治疗上再跨出一大步，因为他正在拥抱超越自己的挑战。

对本而言，EMDR 十分可怕，但他的照料者鼓励他尝试一下用它来治疗飞行恐惧，因为按旅行计划，一个月后他将去看他的父亲。这是他第二次去看父亲，尽管他很期待见到父亲，但他还是担心飞机会坠毁。从本早期的艺术创作中可以发现丰富的资源隐喻，包括智慧的自我、滋养性的自我以及脆弱但天真美丽、值得世间美好的孩童的自我（图 3.6）。本还用他最喜欢的季节和一天中最喜欢的时间作为一个可以流连的安全地（图 3.12）。对他所有的艺术创作进行一次"艺术回顾"，有助于重新评估他整体的精神状态，并为他想象中的飞机失事确定一个当下的主观不适感觉单位。

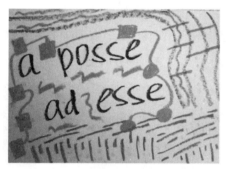

图 3.11

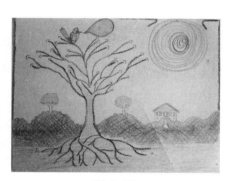

图 3.12

在重新回顾过去的图画时，本能够讨论他想要前进（move）的冲动——搬进来、搬出去、到处跑、往前走——这引发了一场讨论，有关为了前进而实际完成一个行为的价值（图 3.13）。聚焦于飞行恐惧症的 EMDR 引出了本的无价值感（消极认知），因此他感觉注定会有可怕的后果。这同时也引发了他对于母亲的不安全依恋的内隐记忆。他回忆起母亲在"9·11"事件后就一直黏在电视机前。当他感到害怕时，他很难获得母亲的关注。"9·11"事件导致的替代性创伤，加上持续的关系创伤以及母亲的情绪波动，加剧了他的焦虑，让他更加确信这个世界无法安全地抱持他。

当他完成 EMDR 治疗后，他对自己生命中的某个时期做了充满诗意的观察，觉得生命有一种四季的感觉。他一生中最困难的几年被标记为冬天。我感觉到本对他的未来抱有积极的态度，他明白生命中有循环的自然规律，而他值得享受即将到来的好天气和丰收季节。如此一来，他表现出的广泛性焦虑症状明显减轻了，他能够更自在地做自己。他不再那么担心别人对他的期待，偶尔遇到的人际关系困难也在正常的年龄和文化范围内。

　　经过一年伴随定期EMDR增强疗程的艺术治疗，本决定离开治疗。他18岁了，已经从高中毕业，开始了一段稳定的亲密关系，并对自己的职业目标做出了重要决定。他对个人目标的选择与他的需要、渴望和优势是一致的。他的最后一件艺术作品是对他喜欢的一部电影中的一句台词的加工（图3.14），这反映了他的自我接纳和"我有价值"的积极认知。在本完成治疗两年后，我再次见到了他。他告诉我，他的支持系统很完整，事业也稳步向前发展。他不再对坐飞机感到紧张了。最重要的是，他能够更坦然地表现出积极的情绪，而且他看起来对于自己的生活状态确实很满意。他继续朝着自我实现的方向"前进"。

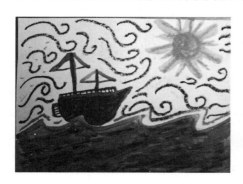

图 3.13

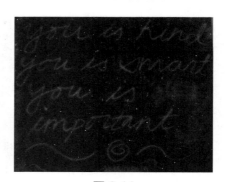

图 3.14

受自然灾害折磨的儿童创作集体壁画

　　2013年春天，我有幸参观了日本福岛的一所小学。这所学校受到了2011年发生的地震和海啸的影响。自然灾害之后，由于附近两座核电站的爆炸，该地区的辐射水平出现了危险的上升。那些在海啸中幸存下来的人已经撤离到临时住所，远离这个海滨小镇，或者完全搬离了这个地区。校长同意他们的学校咨询师和我合作，在新学年的某个吉日制作一幅纪念壁画。日本春天的开始以樱花为标志，让人联想到穿着新制服的儿童和青少年，他们在一排排的樱花树间穿行，娇嫩的樱花像五彩纸屑一样飘落下来。它们确实是来自天空的祝福。樱花盛开的季节是短暂的，成年人和儿童都对之心怀向往。当海啸袭击小镇时，这些学生的房子和樱花树都被连根拔起并摧毁了。灾难发生一年后，这所学校重新开放，但樱花树并没有在那里迎接孩子们，他们坐了单程一个多小时的巴士往返于学校和家之间。入学人数减少了三分之一，学校内部士气低落。尽管学生们由于出现行为或情绪上的困扰（包括同伴问题和拒绝上学），正被学校建议接受校内的心理咨询，但他们仍然有对于玩耍的健康需求，并希望自己有更多机会参加户外活动，但这些活动由于对健康的考虑而被限制。

　　Oras、de Ezpeleta 和 Ahmad（2004）的一项研究支持对难民儿童使用EMDR。最初有多个家庭提出创作一幅集体壁画，但这个下午的活动紧接着上午的仪式，给一些家长带来了协调上的困难，所以我们的活动中家长比学生少。具体来说，我们的集体壁画创作者包括11名学生，年龄从5岁到12岁不等，并有6名成年人直接参与。在过去的一次日本大地震发生后，当地人举行了种植樱花树的仪式作为纪念（Ohnogi, 2010）。我的目标也是发起一个具有文化敏感性和有意义的活动，来作为一个治愈社区的仪式。我从一个关于樱花树的意象引导开始，借助了这个社区对树的积极记忆和感官刺激带来的整体健康感。为了帮助孩子们去展现树的生命力，我模仿了一棵正在生长的小树的呼吸和展开的动作，伸展出树枝，树根牢牢地扎在他们的土地上。这个动作和意象通过蝴蝶拥抱这种双侧刺激形式获得了更多的能量。[蝴蝶拥抱是由 Lucinda Artigas 发明的，当时她和同事在 EMDR 人道主义援助项目下中与墨西哥的儿童一起工作。从此之后，蝴蝶拥抱也被用于援助飓风、洪水和其他自然灾害的受害者。现在，EMDR 治疗师普遍了解将蝴蝶拥抱与绘画相结合的方法，并发现这种方法特别适用于灾难救援环境，因为在这种场景中一种有效的方法需要能够同时接触大量的受众（Artigas，Jarero，Mauer，Lopez Cano，& Alcal，2000；Gertner，2008）。]

　　在开始绘制壁画时，志愿者们在地板上的画布上伸展开身体，呈现树的样子。在学校咨询师的带领和动作示范下，害羞的学生们冲过来，排成树的形状。

活动鼓励孩子们用手指作画，并且为了鼓励乱画，孩子们可以用塑料手套和干净雨衣（图3.15）。孩子们开始探索双手绘画时的触觉感受。有些人拿了大刷子，蘸着颜料大笔作画。我继续利用EMDR的要素，同时通过唤起大家对樱花树的回忆来促进此时此地的感官活动。

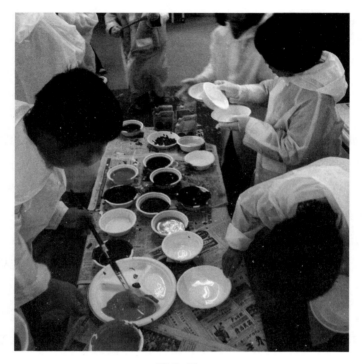

图 3.15

在接下来的一个半小时里，壁画发生了很多次变化。一些学生投入到自我指导、感觉导向的绘画游戏中。我特别注意到一个女孩，她把油漆从一只手倒到另一只手，好像她在海滩上玩湿沙子。她似乎在发呆。后来她画了一系列灰色的小"彩虹"，引起了我的注意：它们看起来像海啸的海水。我认可了她的作品，让她继续画手指画。她的创作或许是基于创伤记忆，也成了集体壁画的一部分。

学生们对这个过程和由此产生的艺术作品感到很满意。在完成活动的过程中，我鼓励创作团队为作品想一个标题，因此这幅壁画被热情地命名为《我们（某某）学校的樱花树》（图3.16）。取标题的环节让活动自然地结束，也涵容了学生们的兴奋感。学生们最后一起静静地凝视和欣赏作品，内化了在活动中体验到的积极感受。

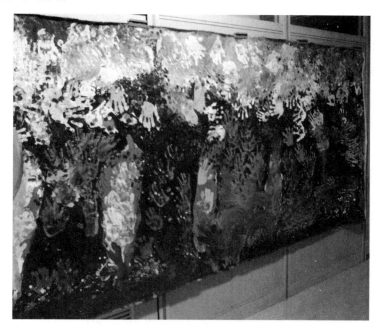

图 3.16

　　来自福岛的11名学生参与了这个集体壁画项目，他们参与了多种模式的再加工，首先是引导图像，接着是通过蝴蝶拥抱的左右脑双侧刺激来唤起积极的回忆，最后是积极地调动身体感官参与了艺术治疗。虽然所有学生都给我留下了很深的印象，但其中有一个女学生尤其引起了我的注意。她最初好像在团队合作方面遇到挑战，表现出支配他人或沉浸在自己的艺术创作中自我孤立的倾向，有时会无视其他人的表达。在体验过同时关注当下的绘画时刻和在海滩玩耍的记忆后，她变得能够更好地与他人合作。显然，在她重新投入到团队工作中去处理樱花树的意象时，副交感神经系统发挥了作用，使她处于理想的调节状态。樱花树的意象意味着丧失，同时也预示着对未来的希望。

本 章 小 结

　　EMDR的目的不是简单地通过暴露疗法让触发点淹没来访者，而是通过对存储在大脑和身体中碎片化或扭曲的记忆进行重新组织，让来访者发展出新的生活图式和自我概念，从而实现现实层面的转变。虽然EMDR用较短的疗程快速处理创伤的效率是独特的，但它标准的治疗方案仅仅提供了一个基本的图景；其艺术要素为成功的治疗策略提供了路线图，可以加强来访者的左右脑双侧刺激并促进感觉整合。正如Steele和Malchiodi（2012）所指出的，在创伤知情实践中，必须将重点放在来访者的需求上，以提升他们的心理韧性。特别是在治疗受创伤的儿童时，需要谨慎而明智地实施EMDR和艺术治疗。

资 源

　　眼动脱敏与再加工疗法国际协会（EMDR International Association，EMDRIA）
　　美国艺术治疗协会（American Art Therapy Association，AATA）

第 4 章

儿童与青少年的音乐治疗和哀伤治疗

Russell E. Hilliard

　　数百年来，音乐都是疗愈的源泉。人类利用这一强有力的媒介发展出一种联结感，并用它来表达着情感和思想。很多时候，言语无法承载情感的深度和广度，而音乐的元素（旋律、和声和节奏）能够在言语表达太过有限时满足我们的需要。哀伤是最复杂的情感体验之一，因为处于哀伤中的人通常体验着各种各样的情绪，比如悲伤、愤怒、内疚、焦虑、恐惧、否认、失望、解脱等。处于哀伤中的成年人尚且会在丧亲之痛中挣扎，而对于儿童和青少年来说，由于他们对生命和死亡的理解还处在发展阶段，因此他们的创伤体验可能会更加复杂（Doka，2003）。音乐是一种创造性的工具，它提供了一种情感表达的方式，能够帮助儿童理解死亡教育中的基本概念（Hilliard，2001；Wheeler，2015）。

　　音乐治疗是一个已确立的健康领域职业门类。美国音乐治疗协会（American Music Therapy Association）将音乐治疗定义为"由受认证的音乐治疗专业人员，在临床和循证实践中使用音乐干预，并在治疗关系中达成个性化目标的治疗方法"。虽然有资质的音乐治疗师会从事音乐治疗，但这些治疗师也支持其他的专业人员，在得到适当的教育和足够的经验后，在各自的实践中使用音乐。这种对音乐的使用本身并不是"音乐治疗"，但是心理咨询师、社会工作者、心理学家和其他卫生保健专业人员可能会发现，音乐可以支持他们在特定领域内的干预工作。

已有文献中很少出现心理咨询师给哀伤中的创伤儿童和青少年开展音乐干预的案例，但是确有记载咨询师为临终病人提供音乐干预的案例。Brown（1992）在他的一篇记叙性文章中称，他作为一名卫生保健领域的"游吟诗人"，在超过12年的时间里一直为临终病人带来音乐。他写道，"尽管我是国家音乐治疗协会的准会员，但我绝对称不上是专业的治疗师"（p.13），"但我个人对于音乐治疗的工作定义是，在滋养性的关系中使用音乐以带来变化"（p.15）。这位作者通过案例描述了自己如何运用歌唱和吉他弹奏给来访者带来变化。他建议用听磁带的方式来促进沟通并帮助人们打开心扉，也提倡作为表达和社会化手段的表演，鼓励通过伴随音乐的意象来促进放松，以及创作歌曲来表达感受与体验。尽管Brown认为专业治疗师应该接受特定领域的训练，但他也鼓励所有照护领域的专业人员都在与患者和来访者的工作中使用音乐。

作为接受过专业训练的咨询师，Lochner和Stevenson（1988）解释了他们是如何使用音乐来帮助临终病人的。尽管他们承认自己并不是治疗师，但他们没有对接受过专业训练的治疗师与使用音乐的咨询师之间的区别做出明确界定。他们描述了由Lochner作曲的音乐以及它是如何被运用在治疗中的。音乐经常能够开启治疗师与来访者之间的沟通。在一个案例中，一名患有癌症的20岁男子在听了Lochner创作的歌曲《我爱你，朋友》后，开始分享起他对于即将来临的死亡的感受。在另一案例中，Lochner写了一首歌，他认为这首歌可以反映患者内心所体验的即将与家人分离的感受。这名患者是位40岁的女性，患有卵巢癌，她已经在之前的一节谈话治疗中处理了自己的感受，但她很想把这些感受告诉家人。Lochner创作了歌曲《伴我身旁》，并且在患者的同意下把这首歌唱给她的家人听。她的家人意识到了患者的感受，相互拥抱，泪流满面。音乐提供了一种途径，帮助家人了解彼此，增强了家庭的凝聚力。这两位咨询师在文章的最后提供了一个推荐的音乐列表，供与临终病人或者重症患者工作的咨询师参考。

对儿童和青少年来说，音乐是重要的创作形式。因此，治疗中经常会使用音乐来满足各种各样的临床需要。在一项针对19名丧亲儿童的研究中，音乐治疗显著减低了哀伤的症状，并且教会儿童很多健康的应对技巧（Hilliard，2001）。音乐治疗也作为传统谈话治疗的补充，被用于帮助那些在2001年"9·11"事件的悲剧发生后体验到哀伤和创伤的儿童和青少年（Gaffney，2002）。在儿科医疗护理环境中也会使用音乐治疗来丰富日常的医学护理环节，给住院的儿童和青少年提供情绪上的支持，并满足他们发展的需要（Robb，2003）。在儿童临终关怀机构中，音乐治疗发挥着很重要的作用，它帮助临终患儿和他们的家人更好地应对即将面临的哀伤（Hilliard，2003；Pavlicevic，2005）。本章将通过案例和治疗计划示例，阐述如何在儿童与青少年的哀伤治疗中使用音乐治疗，以及以音乐为基础的干预手段。

音乐与哀伤治疗

本章所描述的治疗架构和计划，采用的是认知行为音乐治疗的模式。认知行为音乐治疗被广泛应用于不同的来访者人群，并已被证明是非常有效的治疗方法（Standley，Johnson，Robb，Brownell，& Kim，2004）。这种方法所遵循的理念是，"调整来访者不希望出现的行为和症状，重新评估妨碍其治愈的信念，重构创伤的提示物以使之成为正常生活中的一部分，而不是引发又一个创伤事件的导火线"（Gaffney，2002，p.58）。针对儿童与青少年哀伤干预的认知行为音乐治疗强调"调整行为，识别和表达情绪，理性地理解哀伤，并针对认知扭曲进行认知的重构和重塑"（Hilliard，2001）。

治疗的基本要素之一是要明确来访者的发展阶段。儿童的发展阶段对理解和应对丧失起着重要作用。低龄儿童（4—5岁）普遍认为逝者还有可能会回来，没有清楚地理解到死亡是永久性的。这一阶段的儿童会借助魔法的逻辑来理解死亡，认为死亡是对坏行为的惩罚，并可能会对分离感到恐惧。小学阶段的儿童（6—11岁）可能会在所爱之人死亡时感到内疚和后悔，尤其是当儿童曾经与逝者意见不合时。这一阶段的儿童仍然可能会用魔法的逻辑来理解死亡，将死亡拟人化（比如把死亡看作是怪兽），能够理解事实，并很可能会有高度的死亡焦虑。青少年（12—20岁）可能会将悲痛内化，或使用一些不健康的应对形式（比如尝试使用毒品或者酒精），他们可能持有和成人相同的死亡概念，或者会做出一些鲁莽的行为来拒绝面对死亡（Doka，2003）。治疗师在使用音乐干预时，需要使其适应来访者的发展阶段。

除了了解来访者的发展阶段外，治疗师还要评估来访者的优势和问题领域、沟通风格、学习风格、文化和宗教/精神背景、音乐接触史，以及喜欢的音乐类型。在许多情况下，治疗师都是使用标准化的音乐治疗评价，特别是在儿科医疗护理机构与特殊教育环境中（Chase，2004；DeLoach-Walworth，2005）。对于医学音乐治疗文献的元分析显示，最有效的音乐干预类型是现场音乐，而使用录制的音乐会比不使用音乐产生更多积极的效果。积极效果最明显的音乐类型是患者喜欢的音乐类型。以上研究证据表明，最佳的音乐干预类型是现场表演患者喜欢的音乐（Dileo & Bradt，2005；Standley，2000；Standley & Whipple，2003）。因此，了解处于哀伤中的儿童或青少年喜欢的音乐类型，是音乐治疗评估中的重要组成部分。

在完成音乐治疗评估之后，治疗师开始制订治疗计划以及每次治疗的方案。此处描述的治疗工作大多是在针对儿童和青少年的丧亲支持团体中开展的，并得到了临终关怀机构丧亲中心的支持。不管来访者的年龄如何，治疗的形式基本保持一致。每次治疗都始于开放式的体验，旨在帮助来访者调动自身参与到团体中，并且减少防御感受和情绪上的戒备。这些开放式的团体体验包括敲鼓、唱歌、演奏音乐或者做动作。在开放式体验之后，治疗师会发起一场简短的讨论，询问每个来访者的情绪，来访者也会分享此时此刻的感受。团体治疗的核心部分是当日的主题活动，这些主题会根据团体的类型和来访者的年龄而有所不同，但都会涉及"悼念仪式""应对愤怒（或者悲伤）"和"纪念"。因为来访者经常在团体的主题活动中分享强烈的情绪，治疗师还要设计一个结束体验环节，帮助团体成员调整心情，鼓励大家参与创造性的音乐演奏。结束体验可以是音乐即兴创作，也可以是玩音乐游戏，比如"给曲调命名"或者"音乐大富翁（音乐版'大富翁'）"等。

　　此处所描述的音乐和哀伤干预都是在与临终关怀项目合作的丧亲中心进行的。音乐治疗可以在各种场景中服务于儿童：家庭治疗、个体治疗、限制次数的学校丧亲团体治疗、儿童青少年哀伤营（grief camps）和丧亲中心里的开放式丧亲团体。使用音乐治疗的家庭治疗，会在儿童的亲人去世之前就介入干预，帮助儿童应对将要来临的亲人死亡，并在死亡发生后帮助儿童度过哀悼的过程。这种干预一般是在家庭环境中开展的，各种家庭成员（比如兄弟姐妹）都参与其中。音乐使家庭成员有机会参与到跨代的治疗活动中，其中每个成员的发展阶段都得到尊重。根据需要，针对个体哀伤和丧失的音乐治疗可以在家或在丧亲中心开展。这样的治疗安排特别适合那些对参与团体治疗感到紧张或不确定的儿童和青少年。在开始时接受个体治疗，或许能够让个体在随后参与到团体治疗中。另外，那些有着复杂哀恸情绪和多重治疗需要的来访者也需要参加个体治疗。

　　限制次数的学校哀伤团体有助于保证连续性，并在随后开设聚焦于哀伤与丧失的课程。儿童和青少年可以在学校里参加这类每周一次一小时的团体治疗，一共持续 8 周。这类团体的结构与丧亲中心经常组织的开放式团体形式不同。在开放式团体中，来访者根据需要决定是否参加，参与者数量会有变动，并且治疗是按照话题或者主题进行组织的，而不是遵循某个系统的课程。使用音乐的儿童和青少年哀伤营则通常是由全国各地的临终关怀中心组织的。来访者在很多团体之间轮换，而音乐治疗通常在这些小团体内开展。同时，音乐也会被用于大型的团体，比如悼念仪式和哀伤营的闭营仪式。

音乐技巧

　　哀伤干预中会用到各种各样的音乐治疗技术。尽管此类技术大部分都使用现场音乐，但在无法使用现场音乐时，录制的音乐也可以作为替代。本节所呈现的音乐技术稍做调整后，即可适用于不同年龄的儿童和青少年。

敲鼓就是一项受到儿童和青少年欢迎的技术。治疗师要记住的是，在和十几岁的儿童一起敲鼓时，要选择适合他们年龄特点的节奏乐器。像非洲鼓和邦戈鼓这样的节奏乐器可以在大部分当地或在线的音乐零售商处以合理的价格购买。所有年龄段的儿童都喜欢板鼓、手鼓、铃鼓以及其他流行的节奏乐器。年幼的儿童喜欢颜色鲜艳或带有卡通形象的鼓。促进团体敲鼓体验的方式有许多种（Stevens，2003；Wajler，2002），比如回应式敲鼓。团队带领者敲一段短的节奏，然后团体成员跟着敲一遍。这一来一回的形式在团队中持续进行，直到每个成员都有机会敲出一段原创节奏，并听到其他人跟着弹奏这段节奏。随后是对于这段体验的简短讨论，治疗师会在讨论中帮助来访者看到，这段体验就像是一场对话，有聆听的时候，也有回应的时候。

除了回应式敲鼓活动，带领者还可以鼓励来访者进行即兴创作。治疗师打出一个固定的节拍，同时团体成员演奏任何他们想要呈现的音乐节奏、风格和力度。通过保持一定的节拍，带领者把控着即兴创作。带领者还可以将团体一分为二，一组变换节拍，另一组则始终保持固定节拍。为了丰富敲鼓体验，团体还可以探索不同的力度（响亮/轻柔）、节奏（快/慢）和加入动作（往前走、起身或蹲下）。根据团体成员的名字敲出节奏既十分有趣又能表达欢迎，而一次敲出很多成员的名字则能够创造出丰富的复合节奏音乐体验。例如，团体可以学着一边敲鼓一边按节奏说出南希·米德尔顿的名字（即"南——希——米——德——尔——顿"）。在团体一起敲鼓和说出名字后，各成员可以慢慢地只是敲击而不说出名字。在小团体里选择多个不同的名字来一起敲奏，能够带来丰富的节奏体验。这些敲鼓的体验有助于开启或结束一段团体干预的过程，它们创造出团体的凝聚力，能激励可能有抑郁症状的来访者，也能为过度活跃的来访者提供一个宣泄途径，培养合作意识。

节奏的即兴表演还可以用于识别和表达情绪。可以由一名团体成员演奏出自己正在感受的情绪，而其他成员则来猜测这一情绪是什么。为了使这一过程顺利进行，有时需要将各种乐器放在房间后面的一张桌子或者地板上。当一名团体成员弹奏其选择的乐器时，其他成员要背对乐器或者闭上眼睛。这一活动鼓励团体成员怀着尊重他人的心态来聆听，减少和任务无关的行为，帮助有自我意识的来访者充满表现力和创造性地去表演。另一种方式是让团体成员利用乐器自由表演。团体成员弹奏时，治疗师会做出简单的回应。在这两种活动中，团体成员都可以识别和表达自己的情绪，而这正是哀伤干预的目标之一。

演唱为大家所熟知的歌曲也有助于发展团体的凝聚力，因为在这个过程中，团体成员可以通过彼此的音乐喜好来互相了解。当某位成员选择一首歌来代表自己想到逝者的感受时，这首歌曲也反映着他自身的情绪状态。为了纪念逝者，治疗师可能会让团体成员带一段逝者生前最喜欢的歌曲的录音，并在团体中播放。团体成员可以跟着歌曲录音一起哼唱，但是治疗师主要会用吉他或钢琴伴奏来进行现场的音乐表演。使用歌词表能够帮助团体成员跟着录音或伴奏一起演唱。

将音乐和其他艺术治疗技术相结合也有助于培养儿童的创造性。治疗师可以利用很多方式来完成此类活动，比如让来访者根据音乐创作一幅哀伤的拼贴画。治疗师还可以拿出不同类型音乐的片段组合而成的音频，并让来访者边听音乐边在一张大纸上自由绘画。每次音乐变换时，来访者都移动到右边的一把椅子上，并且在之前坐这把椅子的那位来访者的画作周围继续画画。每个音乐片段结束时，治疗师可以让来访者对画作进行简短的讨论。最后的成果就是一幅以所有来访者的哀伤体验为基础的艺术拼贴画。此活动也可以在现场音乐的伴奏下完成，治疗师演奏或者即兴创作出各种音乐风格或选集。

另外一种深受处于哀伤中的儿童和青少年喜爱、结合了音乐与艺术的活动是创作唱片封面。治疗师会要求来访者创作一系列反映着内心哀伤体验的歌曲名称。示范指导语包括"在得知你爱的人去世时你有何感受，写一个歌名来表达这种感受""写一个歌名来表现你和你爱的人之间的关系""写一个歌名来表达你在哀悼仪式上的感受（如果你参加过的话）""写一个歌名来表达你现在想起逝者的心情"等。来访者根据引导把这些歌曲的名称写在一张纸上，然后把这张纸装饰成音乐唱片封面的模样。在讨论歌曲名称的时候，治疗师最好放些乐器在手边，让来访者示范歌曲的基本曲调。这类活动能够鼓励来访者用言语表达情绪，更好地参与到谈话治疗中。

音乐阅读疗法将音乐与故事阅读相结合，已被应用在音乐治疗领域中以提升儿童和青少年的学业成就（Register，2001，2004），也被用于针对创伤体验的咨询（Altilio，2002）。尽管这项技术最初是用于那些喜欢阅读故事的年幼儿童，但它同样适合青少年。治疗师鼓励青少年写出他们自己的哀伤故事或者诗歌，然后给自己的作品配上音乐。年龄小一些的儿童则可以为现成的关于哀伤和丧失的儿童图书配乐。这类图书种类繁多，在此只列出一些，如《一生：用美丽的方式向孩子解释死亡》（*Lifetime: A Beautiful Way to Explain Death to Children*；Mellonie，1983）、《想念巴尼》（*The Tenth Good Thing about Barney*；Viorst & Blegvad，1971）和《记忆的项链》（*The Memory String*；Bunting & Rand，2000）。图书《感恩：一首表达感谢的歌》（*Grateful: A Song of Giving Thanks*；Bucchino & Hakkarainen，2006）可以帮助儿童学习如何面对哀伤以及相关的节日，因为这本书教育他们如何在遇到丧失时仍然心存感恩。这本书配有 Art Garfunkel 为此书创作的原创歌曲唱片。

使用音乐阅读疗法的治疗师经常为故事阅读创作原创歌曲。在阅读后的休息时间里，治疗师和来访者会一起唱这些歌曲，这能强化来访者在阅读时所学的道理。选择一段节奏性强的旋律来代替原创歌曲也可以达到类似的效果。治疗师还会发掘故事中的主要角色或是不断重复的动作，并为这些角色和动作指定一种乐器（例如，巴尼：沙槌；小猫打呼噜：沙铃）。阅读故事时，每次提到某种角色或动作，负责该角色或动作的来访者就要弹奏指定的乐器。这一技术可以帮助来访者增加和任务相关的行为以及提升对故事的注意力。有关哀伤和丧失的书籍让来访者有机会谈论他们的体验，并且有助于哀伤过程的正常化。治疗中的音乐元素帮助儿童理解学到的道理，鼓励他们积极参与和提升聆听的技巧。

创作歌词已被成功应用于儿童和青少年的治疗中，用以满足不同的情感需要（Hilliard，2001；Keen，2004）。歌曲或说唱歌词创作是一种有用的工具，能够帮助儿童和青少年表达他们的哀伤，使用健康的应对技巧，以及记住逝者。

年幼的儿童经常需要一定的结构来引导他们创作歌词。治疗师可以向他们系统地询问关于哀伤过程的问题，帮助他们完成每一行歌词。这些问题包括"在哀悼仪式上你的心情怎么样""关于去世的人，你记得些什么"以及"你如何表达自己的愤怒（或悲伤及其他的情绪）"。对这些问题的回答组成了歌曲或说唱音乐的歌词。说唱歌曲的创作通常比较容易，因为来访者可以轻松地确定一个节奏框架。治疗师的任务就是要把歌词嵌入来访者提供的节奏框架中。这有时会需要修改某些歌词的措辞，或者把一句歌词分成几个短的句子。治疗师可以提供一些供来访者选择的音乐元素，比如不同的音调、节奏、力度和风格，这样能帮助来访者创作出适合自己原创歌词的曲调。另一个受欢迎的歌曲创作活动是，治疗师提供一段蓝调或者其他风格的音乐，并鼓励来访者即兴跟着音乐唱歌。

　　分析歌词能够促进来访者对死亡的理解，提供一种常态化的感受，让来访者对哀伤有更多的了解，并帮助他们识别和表达情绪。治疗师经常引导来访者随着吉他或钢琴的伴奏唱歌，然后和来访者讨论分析歌词的内容。治疗师也可以使用录制好的音乐。有些儿歌会涉及悲伤、孤独或者愤怒等情绪内容，用在儿童哀伤的团体干预中能起到很好的效果。Peter Alsop 写过几首帮助儿童应对死亡、临终、哀伤和丧失的歌曲。他制作的录像带《当孩子说再见》（*When Kids Say Goodbye*；1996）和录音带《关于丧失和悲伤的歌曲》（*Songs on Loss and Grief*；1995）中的歌曲可以帮助儿童理解他们的哀伤，并涉及了一些死亡教育中的基本概念（比如，睡眠和死亡的区别）。播放这些歌曲，可以为儿童的需求提供一个讨论和咨询的机会。治疗师还可以经常鼓励青少年将能表达他们哀伤情绪和对团体反应的录音带来参与团体活动，但有时也需要要求来访者事先对录音进行编辑，以免其他人被某些生动形象的语言所冒犯。歌曲的歌词单也十分有用，治疗师可以找出值得展开讨论的歌词，这也是给来访者提供咨询的好机会。

　　奥尔夫教学法（Orff-Schulwerk）是由卡尔·奥尔夫（Carl Orff）创立的一种音乐教育方法，其理念是让儿童在操作的过程中进行学习。基于这种方法，儿童是在游戏、歌唱和运动的过程中学习各种音乐概念。治疗师采用的是奥尔夫教学法，因为其中的音乐元素能帮助他们实现许多治疗目标。奥尔夫教学法中使用到很多乐器，包括木琴、铁琴、钟琴、录音机、鼓和其他节奏乐器（Colwell，Achey，Gillmeister，& Woolrich，2004）。目前已经开发出以奥尔夫教学法为基础、针对处于哀伤中的儿童的课程（Hilliard，2007），并得到了实践的检验。在此课程中，儿童会参与歌曲创作、即兴表演、歌唱、弹奏乐器以及随音乐而运动。课程中所有的音乐都和哀伤的话题有关，儿童能够通过参与音乐对话来实现治疗的目标。

治疗方案

以下的治疗方案是以音乐为基础的丧亲团体治疗示例，治疗针对的是3—6岁的儿童。这是8次团体治疗中的第3次。方案中可以使用现场音乐或录制的音乐，团体成员数量为5~8人，一次治疗大约持续45分钟。

治疗主题：区分睡眠和死亡

目的

年幼的儿童会困惑于睡眠与死亡的区别，特别是当父母或者监护人用类似如下的方式来解释亲人的死亡时："奶奶安息了，就像睡着了一样"。有时，儿童无法区分死亡和睡眠。因此，当他们看到自己爱的人睡着了或者在他们自己准备睡觉时，他们可能会感到恐惧或焦虑。本次治疗的目的就是帮助儿童理解睡眠和死亡的区别。

目标

1．减轻睡眠情境下的恐惧/焦虑。
2．区分睡眠和死亡。
3．理解死亡教育的基本概念。

4．学习有效的应对技巧。

所需材料

● 各种节奏乐器

● 《当我睡着时》（*While I'm Sleepin'*）歌词单（音乐来自 *Stayin' Over Song-book*；Alsop，1994）或者 Peter Alsop 的歌曲录音（来自专辑 *Songs on Loss and Grief*）

● 吉他或钢琴（治疗师伴奏）或是播放器（录制的音乐）

团体流程

1．开场体验：分发节奏乐器（蛋形的沙铃很适合这个年龄段的儿童），促进来访者对节奏和动作的体验，然后鼓励儿童原地站立并摇晃乐器。随后，让每个儿童轮流给节奏乐器添加一个摇晃动作，让其他儿童模仿。继续进行活动，直到每个人都有机会添加动作。如果儿童还十分活跃，那么就给沙铃的节奏加一首流行儿歌，比如《甩掉我的傻气》（*Shake My Sillies Out*）或者《她将绕山而来》（*She'll Be Coming Round the Mountain*）。放慢音乐和摇晃节奏，引导儿童随着越来越慢、越来越轻柔的音乐，慢慢地坐到地板上。当他们围成一圈坐好后，停止播放音乐。引导儿童把乐器扔在圈内，以便让治疗师把乐器收起来。这有助于减少和任务无关的行为。

2．播放 Peter Alsop 的歌曲《当我睡着时》，引导儿童一起唱副歌部分："当我睡着时，我还活着。我的心脏跳动，在身体里的深处。我还呼吸着，轻柔而缓慢。我是怎么做到的？好吧，我不知道。"这首歌的每一段都提供例证表明睡眠和死亡是有区别的，并将儿童对这个话题的恐惧、焦虑和困惑正常化。

3．发起一个关于歌词的简短讨论。治疗师可以问些具体的问题，比如："睡眠和死亡的区别是什么？""当一个人睡着的时候，心脏会跳动吗？如果他/她已经死亡了呢？"让每个儿童都找到一个睡眠和死亡的区别。一个结束讨论的好方法是向来访者提问："如果你必须要向其他人解释睡眠和死亡的区别，你会怎么说呢？"

4．再次将节奏乐器发给儿童，并弹奏不同的节奏。回应式的做法非常有用。治疗师可以根据需要增加些动作，这能减少和任务无关的行为。再次把音乐的音量逐渐调小，同时让儿童坐好。将乐器收起来。

5．让儿童互相传递最有趣的那个乐器（比如雨声棒或者海洋鼓）。告诉儿童这是一件说话的乐器，当治疗师说"停"的时候，手里正好拿着这个乐器的人就要开始讲话。向每个孩子提问题，比如"对你而言很特别的一个人去世了，你对此有什么感受？"或者"是谁告诉你那个人去世的消息？"。

6．在结束前的最后一个活动中，让儿童参与唱歌、节奏的即兴表演和做动作。这些活动能够让儿童心情振奋，在情绪高昂的气氛中结束治疗。

以下的治疗方案来自一个基于音乐的青少年丧亲团体。团体是开放式的，每个月在丧亲中心组织两次治疗活动，每次活动中都有音乐治疗的环节。这份治疗方案为这类团体中基于音乐的体验提供了一个典型示例。

治疗主题：哀伤的说唱歌曲

目的

很多青少年可能没有认识到，哀伤会随着时间变化，而且大部分处于哀伤中的人，在对自己的体验进行处理后都会慢慢好转。看到自己的哀伤情绪在一段时间后所发生的变化，这对来访者而言十分有益。设计这一活动的目的就在于帮助来访者认识这些变化并且为自己的努力而感到自豪。

目标

1．识别和表达情绪。

2．回顾和逝者相关的记忆。

3．获得同伴的支持。

4．学习有效的应对技巧。

所需材料

- 各种节奏乐器
- 来访者喜欢的现场音乐或者录制音乐
- 吉他或钢琴（治疗师伴奏）或是播放器（录制的音乐）
- 哀伤工作表单和铅笔
- 大尺寸的纸张或者可擦除白板和马克笔

团体流程

1．开场体验：来访者围成一圈坐好，播放来访者喜欢的音乐（可以是现场的或者录制的音乐）。把两个中等大小的柔软橡胶球给来访者，让他们随着音乐互相扔球。间歇地随机暂停音乐，然后邀请手里正好拿着球的来访者分享体验，描述他们自上次活动结束后到目前这段时间里的经历，以及他们当下的哀伤体验。继续这个活动直到所有人都分享完毕。

2．让音乐作为背景声安静地播放，把铅笔和准备好的表单发给每个来访者，让他们完成表单上的问题。这些问题包括：

"你爱的人曾教会你哪些让你心存感激的事情？"

"当你发现自己爱的那个人去世时，你在哪里？"

"当你刚得知死讯时，你的感受如何？"

"你是如何处理或者表达这种感受的？"

"当你想起自己所爱的那个人，你有什么感受？"

"关于你爱的人最美好的回忆是什么？"

3．如果来访者愿意，治疗师可以就来访者的回答组织一场简短的讨论。

4．讨论之后，把来访者对问题的回答写成一首说唱歌词。用鼓敲出一个基本节奏，让来访者挑选自己的一个回答来作为歌词的第一句。青少年可以轻松完成大部分的说唱歌词。不过，在他们偏离任务要求或者写出不恰当的歌词时，治疗师有必要给予指导。

5. 在一张大纸或可擦除白板上写出说唱歌词。在团体活动的最后，将说唱歌词写在小一些的纸上，然后复印、分发给每个来访者。

6. 在结束前的最后一个活动中，让来访者互相传递一个邦戈鼓，并找出至少一位自己信任的人。在下次团体活动之前，来访者可以和自己信任的同伴互相分享哀伤的情绪。

来访者案例

杰姬是一名4岁的欧裔美国女孩，她在父亲死于一场悲惨的意外事故后被推荐参加哀伤干预计划。事故发生的经过如下：一个星期六的下午，杰姬在邻居家的院子里玩耍。父亲带着一件新的草坪设备回到家中。在把设备从拖车上卸下来时，父亲突然失去对设备的控制，被其砸中并不幸当场身亡。杰姬目睹了父亲的突然去世，经历了极度震惊的状态。给她提供个体咨询的儿童心理学家建议她参加针对丧亲的团体，这样能有机会接触其他处于哀伤中的儿童。

在音乐治疗的评估阶段，杰姬的妈妈告诉治疗师，杰姬晚上难以入睡，表现出高度的依赖性，在上幼儿园的时候注意力越来越不集中，经常抱怨头痛和胃痛等身体不适。在治疗师做评估性访问时，杰姬参与了现场的音乐体验，她表现得很有创造力和参与感，用节奏乐器进行了自由的音乐演奏。但一旦被问及父亲时，她就变得退缩，垂下目光，表情悲伤，而且对父亲闭口不谈。对于杰姬的治疗目标包括提高她对基本死亡教育概念的意识（比如死亡的终结性），识别并表达情绪，减轻睡眠问题，降低对母亲的过度依赖，发展出应对技巧，以及记住和父亲一起的快乐时光。

最初，杰姬安静、退缩且胆怯，不过她尊敬同伴和治疗师，非常有礼貌。几个星期之后，杰姬才开始表达她自己的想法和感受，然后逐渐积极参与治疗并变得较为乐于表达。音乐对她有很大的激励作用，她在能够用语言谈论自己的体验之前，就已经乐于参与到音乐对话中。在进行节奏即兴表演和基于奥尔夫的音乐体验时，她很享受选择乐器来演奏的过程。在演奏时，她时而微笑，时而咯咯地笑，并且能够和同伴交流。这些体验对她而言非常重要，可以帮助她和治疗师以及团体中的其他儿童建立信任关系。

一段时间后，杰姬开始分享她的哀伤体验。在完成一段音乐的即兴表演后，杰姬表达了父亲去世给她带来的悲伤。其中一个儿童问杰姬她的父亲是怎样去世的，杰姬毫不犹豫地告诉团体成员发生在父亲身上的事情。这是她第一次承认实际发生的事情。她说："我以为这只是一场噩梦，然而他却再也没有回过家。"随后，她马上开始用放在自己面前的木琴即兴弹奏了一段忧伤的曲子。杰姬的表现意味着她意识到父亲已经过世，并不会再回来了。在团体中分享了个人的体验后，她借助音乐来处理了内心的哀伤。在参与音乐对话后，她似乎在团体中感到更自在，从而能用语言和其他成员一起分享自己的想法和感受了。

在之后的音乐治疗中，杰姬越来越多地自我表达，更加开放地讨论了父亲的去世、对于父亲的记忆、家庭的精神信仰以及自己对母亲哀伤的反应（当她看到母亲哭泣时，她会变得很紧张）。她经常主导或者要求参与即兴的音乐活动，以此开始音乐的体验。杰姬的母亲报告，杰姬的一些症状（悲伤、睡眠困扰、过度依赖、身体担忧）在持续好转，尽管她还不能一觉睡到天亮。母亲惊奇地发现，杰姬非常愿意来参加团体活动，而且经常会问"团体活动是今天晚上吗"。对于团体参与者来说，这是很普遍的反应，因为他们在团体里面明显地感受到支持和确认，而且可以交到朋友。尽管团体中讨论的话题在情绪上是沉重的，但音乐的体验给他们带来了轻松感，让他们有机会振奋情绪甚至感受到快乐。

蒂龙是一名13岁的非裔美国男孩，他在母亲去世之前就参加了音乐治疗。他的母亲被诊断出艾滋病，曾在家接受临终关怀医疗服务。提供这一服务的跨学科团队中有一位治疗师，曾在蒂龙母亲去世前来拜访她和家人。在母亲接受音乐治疗时，蒂龙也在场，有时也会参与。治疗师有时会和蒂龙单独会面，这对蒂龙而言意义重大，能够帮助他应对即将到来的母亲的死亡。蒂龙想学习如何弹奏吉他，治疗师教了他几个基本的和弦进行。蒂龙的音乐治疗是针对其母亲所做的跨学科照护计划中的一部分。对于蒂龙的目标包括：和母亲一起参与有意义的体验，识别和表达情绪，以及学习健康的应对技巧。

后来，蒂龙母亲的症状变得难以在家处理，于是她被送往临终关怀机构的独立住院病房。当母亲去世时，蒂龙来到治疗师在这个住院病房里的办公室，告诉治疗师自己的母亲去世了。蒂龙反应平静，眼神空洞，没有哭泣，看上去很麻木。他拿起放置在墙角的一把吉他，开始反复弹奏D和弦，即兴哼唱了一首关于母亲的歌曲。他一边弹唱，一边开始流泪，随后变成剧烈地啜泣。他闭上眼睛，流着泪弹唱。这显然是一种情绪宣泄的体验。当抽泣逐渐缓和，他停止了哼唱，并最终停止弹奏吉他。在音乐和宣泄的表达之后，他看上去很疲惫，而且能够开始讨论母亲的生命与死亡了。

蒂龙继续接受了几次个体的音乐治疗，并最终同意加入青少年的哀伤干预团体。在团体中，他积极地与同伴互动，并继续倾向于通过现场的音乐对话来表达自己的情绪。音乐帮助蒂龙在母亲生前和她一起进行有意义的体验，他经常在哀伤干预团体中和同伴分享对这段时光的回忆。出于常见的用语言表达情感的排斥，他将音乐体验作为表达情绪的方式。在治疗之外，蒂龙会借助音乐来调整情绪和应对哀伤。他总是带着音乐随身听出门，还经常把自己喜欢的录音拿到团体中和同伴分享。

— 本 章 小 结 —

音乐治疗已经被有效地用于帮助儿童和青少年应对创伤体验以及随后的哀伤和丧失感。研究记录证明，鉴于音乐治疗给哀伤儿童的情绪和行为所带来的改善，音乐治疗是一种切实可行的治疗选择，能够显著缓解和丧亲有关的症状（Hilliard，2001）。音乐治疗还被用于帮助经历过"9·11"事件悲剧的儿童和青少年，帮他们应对由此造成的创伤（Altilio，2002）。尽管音乐治疗由受认证的治疗师开展时最为有效，但是其他精神健康领域的专业人员也可能会发现，在他们的工作中使用音乐能够提升治疗干预的效果。通过用录制音乐代替现场音乐，治疗师可以探索各种具有创造性的新方式，并在咨询的过程中帮助儿童和青少年来访者。很多音乐技巧都适用于谈话治疗，如歌词分析和将背景音乐与艺术活动相结合。当心理咨询师和治疗师一起合作时，来访者能从两个不同领域的专业帮助中获益。信息分享对于儿童和青少年而言十分重要，因为这能让他们更好地在他们所能理解的世界（一个有创造力和游戏的世界）里接受治疗。

第 5 章

针对大规模恐怖主义和
暴力创伤的艺术治疗

Laura V. Loumeau-May

Ellie Seibel-Nicol

Mary Pellicci Hamilton

Cathy A. Malchiodi

本章主要讨论大规模暴力对儿童所造成的影响，以及如何使用艺术治疗帮助儿童走出创伤性哀伤，发展出应对技巧和心理韧性。大规模暴力包含政治暴力（包括恐怖主义行为）、长期的街头暴力和大规模出现的单一枪击事件（mass single-incident shootings）。尽管自然灾害也可能导致大规模创伤，但本章着重介绍人为造成的大规模创伤，特别是大规模恐怖主义以及非恐怖主义的大规模暴力。本章以两个影响深远的大规模暴力事件［2001 年 9 月 11 日（"9·11"）恐怖袭击事件和 2012 年 12 月 14 日（"12·14"）发生在康涅狄格州纽敦镇的学校枪击事件］为案例，阐述在事件中受影响的儿童有哪些治疗需求，以及如何制定临床干预措施来满足这些需求。本章的内容将阐明，艺术治疗的干预手段是如何帮助来访者更好地发挥创造力，继而从大规模恐怖主义和暴力造成的创伤中恢复的。

大规模恐怖主义和大规模暴力

　　恐怖主义对儿童所造成的影响远不仅是亲人的死亡和财产的损失，它还会让儿童的生活和观念发生翻天覆地的变化。在"9·11"事件中，有3051名儿童和青少年失去了父母。这是美国历史上最严重的大规模恐怖袭击。有些儿童虽然没有因此失去父母，但也在事件中也受到了严重影响。成千上万人在家中或者学校里亲眼看到了恐怖袭击，还有数百万人通过电视看到了纽约市的世界贸易中心被击毁倒塌。

　　大规模枪击的定义是，在同一事件或同一时间段内有4个或以上的人遭到枪击。2012年12月14日，桑迪胡克小学发生了枪击事件，26人丧生，其中包括20名儿童和6名成人。在这起暴力事件中，部分儿童丧生，而其余的幸存者也直接遭受了创伤。他们目睹了朋友或老师遇害的过程，而他们自身也是从虎口脱险。经历了大规模暴力的人，有时可能会认为自己是袭击所针对的目标群体的一部分，例如桑迪胡克小学、哥伦拜恩高中或弗吉尼亚理工大学的大规模枪击事件亲历者，波士顿马拉松爆炸案或"9·11"事件的受害者，又或是那些心怀不满地返回前雇佣单位却遇到暴力事件的员工。在其他情况下，人们也可能认为枪击事件的发生是偶然的。幸存者可能会认为自己在错误的时间出现在错误的地点，比如2011年7月发生在科罗拉多州奥罗拉市电影院的枪击事件。

　　大规模恐怖主义的创伤会波及一个大的群体，比如某个社群或国家。大规模恐怖主义所造成的创伤，在影响范围、起因和目的方面都区别于其他形式的大规模创伤。恐怖主义是带有目的性的跨社会（intersocietal）事件，不同于家庭暴力或随机暴力这类人际间的冲突。大规模恐怖主义的最终目标不仅仅在于夺取生命和破坏经济，其目的是心理层面的，试图挫伤整个目标人群的意志。大规模恐怖主义事件的特点就在于其影响的人群之广，以及所造成的财产损失程度之深。袭击的目标往往是被人们认为最安全的、具有象征意义的大型公共场所，因此袭击会造成广泛的恐慌。恐怖袭击的连锁反应影响着整个社会，而由此造成的破坏需要整个社会调动大量的资源进行调控和修复（Doka，2003）。例如，在"9·11"事件发生后的几个月里，美国民众一直感到自己的国家正在遭受袭击。创伤引起的恐惧蔓延至整个社会。

　　相较于大规模恐怖主义，一些由重复的小规模事件构成的恐怖主义活动会给受害者带来不同的体验。生活在一个间歇发生汽车、地铁和自杀式炸弹袭击的社群中，人们会持续地处于一个过度警觉状态（McGeehan，2005）。总体上，这些恐怖活动限制在一定范围内，其攻击目标也是随意的。没有人知道下一次事件会发生在什么时间或什么地点。Kalmanowitz 和 Lloyd（2005）写道："当暴力持续发生、充斥各处时，它可能会成为每个个体内在世界的一部分，而身份、价值、信念和历史这些因素不仅仅影响当下的一部分，还会影响每个个体将要成为的样子。这也必然会影响社群本身。（p.15）"另外，在政治性的暴力中，当代表着社群认同的手工艺品或者象征性建筑受到破坏时，这种暴力就会影响人们对于该社群的文化记忆。美国世贸中心双子塔就是一座这样的建筑，它代表着西方的经济实力、自由贸易和力量。

　　与上述这种偶发的恐怖主义活动类似，许多城市里的居民区也被频发的街头暴力所包围。在这种状况下生活的儿童和青少年经常遭受他人施加的暴力，其自身、同伴和亲人都面临危险。McGeehan（2005）指出，这些儿童和青少年的内在反应类似于那些持续经历着不可预期的恐怖活动的个体。此外，这种形式的暴力与家庭暴力也有一定相似性，因为家庭暴力往往是偶发的而且少有预警，并且会给儿童及其照料者都带来危险（Malchiodi，2012）。

　　最后，媒体对于大规模恐怖主义和大规模暴力事件的报道是广泛而普遍的，这让短程和长程的干预都变得更加复杂。媒体对于"9·11"事件中的真实袭击及其后续的报道是空前的，这与人们的急性应激反应有所关联（Silver et al.，2013）。Allen、Tucker 和 Pfefferbaum（2006）指出，同样的现象也发生在1995年的俄克拉何马市。在"9·11"事件发生后，处于哀伤中的家庭一再看到每天新闻里飞机击中双子塔和五角大楼（所爱之人遇害）的画面。这种对于创伤事件的重复呈现会带来侵入感，并且有可能再次造成创伤，因此许多人选择关闭电视机并停止接收任何新闻报刊（Rathkey，2004）。

儿童与青少年对大规模创伤和暴力的反应

儿童与青少年在经历过创伤事件（包括大规模创伤和暴力事件）后会产生心理压力。灾难可能会给他们造成长期的负面影响。甚至仅仅是通过电视目睹了大规模的创伤事件或是间接听到父母或朋友讨论这类事件，儿童也可能会感到害怕、困惑或焦虑。儿童对创伤的反应也可能与成年人不同。有些儿童可能会立即出现反应，而另一些儿童则可能在几周或几个月之后才表现出他们内心承受的压力。有的情况下，这种个体差异会给心理援助造成困难。

儿童与青少年在创伤事件发生后会承受较大的心理压力，如果他们在这时出现以下的反应症状是正常的。但是，如果这些行为持续超过2~4周，或者这些行为是在事件发生一段时间后才突然出现，那么则表明他们可能需要心理干预来帮助他们处理创伤和缓解症状。以下信息摘自美国国家儿童创伤应激网络（NCTSN，2014）。

学龄前：0—5岁

年幼的孩子可能出现行为倒退，例如在经历了大规模创伤后出现晚上尿床的行为。他们可能会害怕陌生人、黑暗或怪物，想要留在他们觉得安全的地方。他们还可能会在游戏或绘画中反复描绘创伤，或者在讲述创伤故事时变得异常亢奋。饮食和睡眠习惯也可能会发生改变。有的孩子可能还会抱怨身上有无法解释的疼痛，也可能出现攻击性或解离性行为、多动、言语困难和反抗行为。婴儿和2岁以下的孩童无法理解正在发生的创伤，但他们会觉察到照料者悲伤的情绪。他们可能会模仿照料者的情绪或者无缘无故地哭泣，不想和其他人接触，以及不玩玩具。3—5岁的学龄前儿童可能会在适应变化和丧失时遇到问题，并且可能越来越依赖成年人。

儿童期到青春期：6—18岁

儿童和青少年对创伤的部分反应可能与年龄较小的儿童相同。年龄较小的儿童常常希望得到父母或照料者的更多关注，并可能停止做学校作业。儿童可能会害怕上学，也不再和朋友玩耍。他们可能无法集中注意力，并且在校整体表现不佳。有些儿童可能会在没有明确原因的情况下变得具有攻击性，或是表现出低龄化行为，要求父母或照料者给自己喂饭或穿衣。

11—19岁的青少年正经历着许多这个发展阶段中生理和情感的变化，因此他们可能更难以应对创伤。年龄较大的青少年可能会向自己和照料者否认自己的反应。年龄较大的儿童和青少年可能会感到无助和内疚，因为他们无法像成年人那样应对创伤或灾难。在他们感到悲伤的时候，他们也许只会例行地回答说"我没事"，甚至陷入沉默。他们也可能会抱怨身体上的疼痛，因为他们无法识别出真正困扰他们的情绪问题。有些人可能会在家里和（或）学校里与人起争执，反对任何组织结构或权威。他们还可能尝试有风险的行为，例如使用酒精或毒品。

童年的创伤性哀伤

在重要他人去世后，儿童可能会将这个事件体验为创伤，并出现创伤性哀伤。逝者的死亡可能是突发或意外的（比如由于暴力或事故），也可能是在预期之中的（比如由于疾病或其他原因）（NCTSN, 2014）。儿童期创伤性哀伤的显著特征是，创伤性症状会干扰儿童经历正常丧亲过程的能力。儿童的症状中结合了创伤和哀伤，这些症状如此严重，以至于有关逝者的任何想法或提醒（哪怕是快乐的回忆）都可以触发令儿童恐惧的想法、图像和（或）与逝者去世过程相关的记忆。

复杂的创伤性哀伤（complex traumatic grief），这一术语描述的是儿童暴露于多种创伤事件中的情况，并且这些创伤事件无处不在、影响范围广且持续时间长（NCTSN，2014）。儿童在令人恐惧的突发状况下失去亲人，或者亲人的去世虽然在医疗层面可被预期但儿童对此感到震惊、意外或可怕，以上这两种情况都会导致儿童出现复杂的创伤性哀伤（Epstein，2013）。尽管这一术语通常用于描述遭受人际间暴力后所出现的症状，但过去生活中持续的创伤事件可能会使儿童对大规模恐怖主义或暴力产生更加复杂的反应。特别地，长期的虐待或忽视会影响儿童与照料者的关系。这些照料者可能被认为是无法给身处危机的儿童提供依靠的，也无法给儿童提供培养心理韧性所必需的社会支持和安全感。

创伤因素会使丧亲变得复杂（Rando，2003）。当哀伤的经历与创伤相结合时，治疗师必须先处理和创伤有关的目标和需求，例如安全和情感调节，这些工作要优先于对哀伤的处理。对于经历了严重暴力丧失（如俄克拉何马市或波士顿的马拉松爆炸案）的儿童、"9·11"事件遇难者的孩子以及社区暴力和学校枪击/爆炸事件（如科罗拉多州哥伦拜恩高中、康涅狄格州的桑迪胡克学校或波士顿马拉松比赛）的幸存者而言便是如此。在以上情形中，幸存者都经历了不同程度的创伤。在桑迪胡克学校，一些儿童亲眼看到了老师和朋友的死亡。其他的儿童通过声音和在学校被禁闭的经历体验了创伤事件，随后他们被疏散到消防站，在那里他们看到了父母脸上的恐惧和恐慌。相比之下，"9·11"事件受害者的孩子经历了另一种形式的安全感的丧失：他们失去了主要的照料者，并且有一种整个国家都即将遭到危险的恐惧感。塔楼倒塌的图像和电视重播都增强了这种危险感，让儿童一次又一次地看到父母遇难的画面。

艺术治疗、大规模创伤和大规模暴力

创造性表达在公共悲剧发生后个体的康复中起着重要作用（Bertman，2003）。艺术可以帮助社会应对创伤并提供舒适感；它有助于抵挡和抗议已经发生的事情；它提供安慰，并让哲学、政治和精神的问题得以呈现。自发的公共和私人艺术创作促进民众从大规模暴力事件中恢复，例如"9·11"事件、俄克拉何马市爆炸、波士顿马拉松爆炸以及哥伦拜恩和桑迪胡克学校的枪击事件。

"9·11"事件发生后不久,纽约市的街头巷尾很快出现了许多临时祭坛,墙上贴满了照片和爱与回忆的象征物,还有很多消防站和装满儿童艺术作品的军械库。在2012年桑迪胡克小学枪击案发生后,民众也迅速在周围搭建起很多临时祭坛。暴力事件发生后的公共仪式有着疗愈的效果,这不仅是为了遇难者的亲人朋友,而且是为了整个社会的集体灵魂(Benke,2003)。

对于大规模恐怖主义和暴力所造成的创伤该使用何种艺术治疗方法,基于艺术的干预手段有哪些重要的指导原则,迄今为止相关的学术研究仍较为缺乏。同时,也没有任何一种艺术治疗理论被用来满足人为灾难发生后儿童的需求。Carr和Vandiver(2003)强调,在灾后与紧急避难所中的儿童一起工作时,使用半结构化的活动和有限的艺术材料是较为更可取的。在大规模危机期间,治疗师使用基于艺术的治疗方法,为儿童和青少年带来安全感和联结感,并以此增加他们的心理韧性和力量,这些方法在创伤知情实践中是有效的(Malchiodi,2012)。其他研究显示,越来越多的灾难幸存儿童正在接受艺术治疗(Goodman,2014;Hussain,2010)。

通常,艺术创作被视作一种让儿童远离大规模灾难影响的方式,并通过创造性的表达来帮助他们培养适应性的应对技巧和自我赋权。如本书其他章节所述,艺术治疗可以帮助儿童架起思维和情感之间的桥梁,也可以在积极、愉悦的活动中引导儿童的能量。来访者在使用艺术材料时会体验到自我舒缓的感受,也会发挥自身的创意表达。在涉及大规模恐怖主义、暴力或丧失的事件发生后,儿童可以通过艺术创作这一途径来理解自己的经历、表达哀伤,并成为自己疗愈过程中的积极参与者。本质上,艺术治疗提供了一种方式,让儿童将自己视为幸存者,并最终将自己看作"充满生命力的人"(Malchiodi,2012)。

在创伤干预中整合艺术治疗和当前最佳实践

以下案例展示了我们如何在儿童工作中使用艺术治疗来解决与大规模恐怖主义和暴力相关的问题,以及如何在艺术治疗、创伤干预和丧亲治疗领域应用最佳实践。本节提供的案例包括给桑迪胡克小学的儿童幸存者和因"9·11"事件而失去父母的儿童提供的早期干预，以及个体和团体干预。

使用艺术治疗对桑迪胡克小学的学生进行早期干预

（作者：Ellie Seibel-Nicol）

创伤后的急性反应通常发生在大规模创伤后的前5周。慢性创伤后应激和相关障碍通常会在创伤发生2~3个月后得到诊断。在急性或"围创伤期"阶段，治疗师会评估来访者的症状、提供心理教育、介绍应对策略，以减轻与创伤有关的症状并监测症状的状况（Marans & Epstein, 2013）。在这一阶段，几乎所有行为上的变化都可以看作是对创伤的反应。

在创伤后的急性期，治疗的重点是重新建立感官上的安全感，并使感觉正常化，以增强自我调节能力。为了满足创伤幸存者的这些心理需求，我们在桑迪胡克小学的枪击事件发生后组织了一个艺术治疗团体。很多创伤治疗专家和治疗方案都建议，在对创伤幸存者进行干预时不要进行团体治疗。他们担心的是，团体成员可能会在不经意间激起彼此负面的情绪反应。因此，治疗师在团体中的作用非常关键，治疗师要以创伤知情的方式去带领团体中经历了创伤的个体。事实上，团体治疗对于大规模暴力幸存者十分重要，因为团体成员可以在其中对他人的经历产生共鸣，因而不再感到孤独。团体成员能够很好地彼此共情，可以互相学习有效的应对策略，并有机会与他人分享对自己有帮助的东西。对于许多人而言，能够帮助他人这件事本身就有利于他们建立自身的心理韧性并促进个人成长。

在为桑迪胡克枪击事件的儿童幸存者提供团体治疗时，治疗师要认识到每个孩子受到的特定刺激是不一样的。例如，当时公共广播系统已经打开，在学校的每个人都听到了尖叫声和枪声；一些幸存者认为有野生动物进入了建筑物内部，或是听到了捶打的声音；有些人识别出了枪声，而有些人则目睹了枪击的整个过程。

该团体在枪击事件发生约3周后开始接受治疗，每周一次，持续约3个月。

治疗师清楚地向所有团体成员说明了创建团体的原因。治疗的目标包括为儿童创造一个安全的环境，让他们表达和探索对创伤经历的感受，同时增强对这些感受的控制感和耐受度。有的孩子想谈论枪击事件，包括他们听说的和事件有关的故事以及在整个社区中流传的许多误解。我对他们的分享意愿表达了感谢，并请他们稍做等待，因为在可以深入探讨这些故事之前，我们还有其他的小组任务要完成。

尽管我们事先对团体成员进行过筛查，但我仍然需要确保没有孩子会因为听到别人的故事而受到影响。我让孩子们参与创建团体规则，这些规则包括不打人、不嘲笑他人以及相互尊重。最后一条规则涉及对枪击事件的讨论。这条规则规定，除非成员愿意分享，否则绝不会被迫谈论枪击事件，并且如果有成员在听到别人对事件的谈论而感觉过于痛苦时，他/她可以用一个关键词来打断讨论。每个成员都提出了一个想用的关键词，最后所有成员参与投票选出其中一个。这些简单的步骤和指令确定了团体的目标和安全规则。此外，所有参与者均有权把控治疗的节奏和进行自我调节。

我为每个团体的开始和结束都分别设定了感官导向的仪式。例如，为了开始随后的团体活动，每个成员都拿到了一块造型黏土。活动要求他们将黏土藏在身后，然后在不看它的情况下把它捏成某个造型。接下来，团体成员都要把手上的黏土传递给自己右侧的人，并且不能看黏土。每个成员要猜自己拿到的黏土造型是什么。造型黏土［本案例中用的是造型魔术（Model Magic）牌黏土］质地柔软而平滑，它的延展性使得儿童在捏的过程中可以有效缓解压力。这一活动发挥着正念的作用，使团体成员投入到一项共同的任务中，促进团体成员平复心境，并为进一步开展更深入的团体任务奠定基础。

有几个孩子表示他们喜欢这个团体，因为他们在学校里没有谈论枪击事件，也不想在家里谈论枪击事件。这个特定的团体为他们提供了一个安全的地方来处理自己的体验，表达对事件的想法和感受，然后暂时放下这些感受，直到下一次的团体活动。本质上，团体成了一个神圣的抱持空间。孩子们觉得这是他们自己特殊的"私人俱乐部"。

桑迪胡克小学学生的艺术治疗团体干预

（*作者*：Mary Pellicci Hamilton）

彩虹鱼项目

与经历过创伤的儿童群体一起工作时，治疗师不能只用千篇一律的方法，或是类似"画一个安全的地方"这种概括性太强的指令。治疗师应当使用象征、感官和隐喻的内容来设计能够促进和提供安全和保护的干预措施。在大多数情况下，受过创伤的儿童可能无法将任何自然环境看作是安全的。治疗师必须帮助儿童来访者识别能够增加安全感的感觉元素，并尽可能地使他们感到安全。这个过程通过给来访者赋权，让他们的脆弱感和恐惧感正常化。

"彩虹鱼项目（The Rainbow Fish Project）"面向纽敦镇的4—7岁儿童，项目中包含阅读计划和创造性艺术治疗。尽管在桑迪胡克小学惨案发生后的一段时间里，许多家庭选择留在家里，避免在外面接触到和事件有关的信息，但是也有相当多的人愿意参与这个项目。预先登记的家庭有26个，随后还有更多的家庭直接加入这个项目。这一项目的前几次活动都与讲故事有关，联合组织者Amber Kemp-Gerstel博士为治疗团体朗读了《彩虹鱼》（*The Rainbow Fish*）一书（Pfister, 1992）。

《彩虹鱼》是一个童话故事，它的中心思想是探寻给予所带来的宝贵友谊和支持。我们特意为彩虹鱼项目选择了这个故事。故事里富有创造性的隐喻和象征性的内容，我们对故事内容进行了改编，使其更适用于创伤暴露的早期阶段。阅读完故事后，我们根据故事内容做了一个治疗性的艺术活动。孩子们根据指示，在纸模板上添加金属鳞片层来制作自己的彩虹鱼。由于这一团体活动是在枪击事件发生后3周开始的，因此团体聚焦于传递保护和涵容。接下来，治疗师没有让孩子们讨论创伤事件，而是邀请他们使用创造性的隐喻，并围绕鱼鳞的保护功能展开讨论。有一个孩子制作了一条长着假眼的比目鱼，假眼是它应对捕食者的保护机制（见图5.1）。他解释道，这条比目鱼为了避开捕食者而躲在海底，而且它还有一只固有的假眼和其他利于生存的特质。在艺术创作过程中，大多数孩子都用金属亮片制作了一层厚厚的装饰鳞片。这些鳞片不仅装饰着鱼身的主要部分，而且还像重甲一样粘在鱼鳍和鱼尾上。有些孩子使用了彩色魔术马克笔来装饰彩虹鱼，而有些孩子则使用了马克笔和金属鳞片的组合。

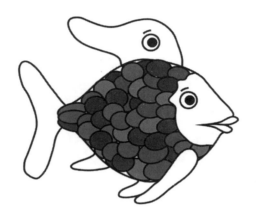

图5.1

　　一名7岁的男孩为他的彩虹鱼加上了一只假眼作为安全机制，这对于男孩而言至关重要。彩虹鱼通过"躲在海底"来躲避捕食者。彩虹鱼图片经《彩虹鱼》作者（Marcus Pfister）授权重印。

　　为了与故事情节中的隐喻相呼应，治疗师鼓励团体成员将自己的一片鱼鳞赠送给同伴，以此增强彼此之间的社会支持感，让他们感觉到他们可以共享力量并且从属于一个集体。为了让孩子们有掌控感，治疗师让所有人自己把鱼贴在一幅海洋壁画上。很多孩子都相当用心，花费了很多心思选择鱼在海洋壁画里的位置，以及要如何摆放。有些孩子选择将小鱼们聚集成一群；另一些孩子则让小鱼漂浮在高处，好像在调查环境。有趣的是，每条鱼最终都呈现着相同的游泳方式（从左到右）。这或许是一种集体无意识，体现着团体成员对整个社群的心理韧性和希望的理解。

　　在制作彩虹鱼的环节结束后，一些孩子选择把他们的鱼留在壁画上，而其他孩子则选择将他们的作品带回家。允许孩子将自己的作品留给治疗师保管，这是一项重要的实践干预措施，因为它突显了一个事实：通过艺术作品，来访者把自我的延伸留在了治疗师的保护区内。很多时候，儿童创伤幸存者倾向于将他们的艺术作品留在治疗室。他们信任治疗室，把它看作是一个让人心安的、涵容的场所。当艺术作品勾起与创伤事件相关的脆弱感时，来访者会更倾向于将艺术作品留在治疗室，因为来访者无意识中希望和治疗师的移情关系能够抱持、管理和调节这种脆弱的感受。在治疗性成长的阶段，来访者可能希望拥有自己的艺术作品并将其带回自己的家庭居住空间里。治疗师可以对疗愈过程的这一部分做引导，也可以给来访者做出诠释，告诉他们这是衡量创伤后恢复情况的一项指标。

"彩虹鱼项目"中的艺术治疗，允许儿童与父母和兄弟姐妹一起参与，并由此传递安全和保护。团体治疗提供了一个安全的物理环境，鼓励个人的表达，并加强社群和父母的参与。

儿童共享纽敦镇

来自桑迪胡克小学的一群学生参加了"儿童共享工作坊"（Kids Share Workshops，2013）组织的一个为期2周的创意写作和艺术治疗计划。该工作坊通过图书制作活动，策划了兼具创意和治疗意义的写作主题，以强化和传递安全感、自我表达和社区意识。具有象征意义的多重主题包括时间旅行的超级英雄、海岛寻宝和皇家王国，旨在提高来访者的安全感、赋能感、胜利感和探索发现的乐趣。桑迪胡克小学的学生们通过使用这些隐喻和象征性的主题探索了他们的恐惧、愿望和冲突。通过在纸上绘制艺术插图，学生们在艺术创作的过程中体验了自我的转变。在桑迪胡克枪击事件发生4个月后，孩子们参与到工作坊活动中，这里为他们提供了一个安全而结构化的环境，并让他们有了创造性的体验，帮助他们用艺术和写作的方式表达自己的感受。

有一个团体的成员都是桑迪胡克小学一年级和二年级的学生，他们创作了一幅《仁爱王国》（图5.2）。其中有些孩子目睹了整个枪击现场的惨状，因为他们是被现场应急人员护送出学校的。其中一个孩子的兄弟姐妹和母亲是暴力事件的亲历者,而她自己也接触到了现场的声音和气味,因此受到了替代性创伤。儿童的写作和艺术品中呈现了各种象征性的意象,其中包括许多主题:权力(国王/皇后/金钱/金子/巧克力硬币);保护性边界(门铃/被鲜花环绕的城堡/鱼/老师包围);安全和对环境的控制(远方的城堡/有鳄鱼的护城河/盾牌)(图5.3);通过丰富而迷人的幻想逃脱(说话的动物/长着粉红色翅膀的狮子/独角兽/皇家兔子/魔法花园);没有死亡(特殊药物/每个人都可以永生);幸福(金丝雀/彩虹和阳光组成的宝座/闪光/全国幸福日)。以下是一名亲眼看到枪击现场的桑迪胡克小学学生的写作摘录:"仁爱王国是最好的居住地,因为每个人都安全快乐!这是因为我们有防护盾牌。盾牌将所有坏事拒之门外。在仁爱王国,每个人都喝一种特殊的药,以防止自己变老。每个人都永远住在仁爱王国。也就是说,每个人都可以永远在这里过着幸福的生活。"

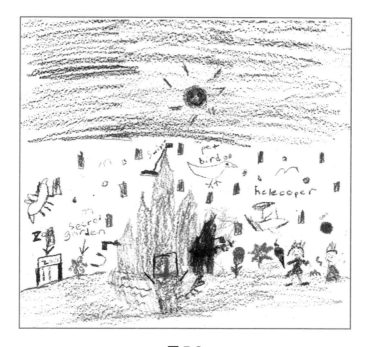

图 5.2

　　桑迪胡克小学一、二年级学生创作的《仁爱王国》中出现的几个主题,包括权力与控制、安全与保障、永生、奇幻与幸福。

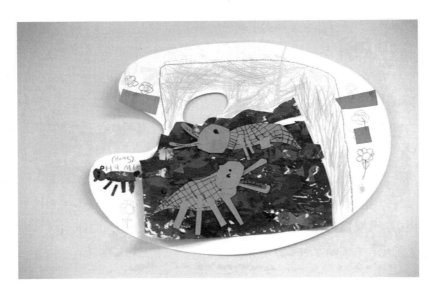

图 5.3

城堡有着多重保护，包括周围潜藏着巨型鳄鱼和其他鱼类的护城河。

在一次团体写作活动中，孩子们要从一个神秘物品箱中挑选一件隐藏物品。最后大家一致选择了一块常见的黑板擦。随着讨论的展开，恐惧和对于消除的愿望逐渐浮现，大家想要"抹去可怕和糟糕的记忆"。团体成员一致认为，他们"将清除坏人，只要敌人来到王国，就能擦灭他们"。孩子们创造性地利用了一个随机选择的对象，从而被赋能，战胜了自己的恐惧和脆弱。

针对桑迪胡克小学学生的艺术治疗干预和聚焦创伤的认知行为治疗

（作者：Ellie Seibel-Nicol）

桑迪胡克小学枪击案发生前两天，一位母亲带着她的两个儿子来我这里接受治疗。大儿子长期受到情绪困扰并且在接受治疗和干预。最小的儿子欧文（这位母亲一共有3个儿子）开始表现出行为问题，母亲对此感到很担心，为他咨询了一个提升社会交往技能的团体。欧文在桑迪胡克小学上一年级。

枪击发生当天，欧文在一间教室里，后来这间教室中一半的孩子和老师都被枪杀了。当凶手用枪对准欧文的头时，枪突然卡住了。另一个孩子大喊："快跑！"于是欧文和其他孩子一起跑出教室，途中还看到了已经遇害的校长。跑出大门后，他们在大街上一路狂奔，直到有一位准备去学校参加姜饼节的母亲拦住他们，问出了什么事，然后报了警，把他们送到了警察局。

两个小时后，欧文的母亲在警察局与欧文团聚，然后她打电话预约了一次治疗。直到今天，她仍然不记得打过那个预约电话。在首次治疗中，欧文画了一些画，这些画看上去是冲动和混乱的。他的许多绘画布满了斑点（图5.4）。他谈到，坏人来到学校，杀害了他的老师、校长和朋友，并且最重要的是，还杀害了他的女朋友。他画了从学校大门上掉下来的碎玻璃，还有一个全身满是点点的姜饼人。那些点就像是一个个子弹孔。

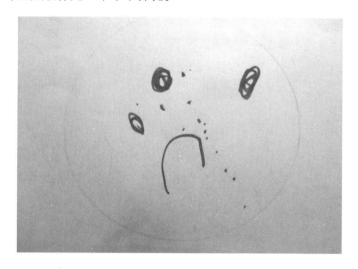

图 5.4

欧文一幅名为《姜饼人》的美术作品，上面画了很多点点。

母亲说，在枪击事件发生前，欧文是一个傻乎乎、快乐、淘气、偶尔有很多要求的小男孩。他胃口很好，可以独自玩耍。而枪击事件发生后，母亲发现欧文变得易怒，有时提的要求越来越高，胃口变差，需要和母亲或二哥一起睡，而且对砰砰的巨响和摔门声很敏感。当被问及枪击事件那天发生的事情时，他会立刻僵住，但同时他总是绘声绘色地谈论那件事。这些症状持续了好几个月。

欧文参加了第一个艺术治疗团体后，我们发现那个团体并不适合他；而且他的行为也可能对团体的其他成员产生不利影响。他开始每周接受个人的艺术治疗。欧文在他的艺术和游戏活动中一直处于高唤醒的状态，并重演了枪击案当天的情景。有一次，欧文在使用一盒马克笔时，他突然不断地将两支马克笔立在桌上，然后再用另一支马克笔把它们击倒。他说，立着的两支笔是坏人的腿，他击倒了这两支笔，就是击倒了坏人。枪击案发生当天，欧文在教室里，从他作为孩子的视角来看，他目光所及的正是"坏人的腿"。欧文还一直玩和救援有关的幻想游戏，这也许是受幸存者负罪感的驱使。当治疗师告诉欧文咨询即将结束时，欧文拿起马克笔，把它们放回盒子，并说道："我现在要把这个坏家伙关进监狱。"欧文继续通过绘画和造型黏土活动，表现出各种包含破坏和混乱的图像，来再现枪击案那天的情景。

聚焦创伤的认知行为治疗（TF-CBT；Cohen，Mannarino，& Deblinger，2012）是和艺术治疗一起实施的，目的是让治疗的结构更加清晰。TF-CBT是一种将创伤敏感干预（trauma-sensitive interventions）与认知行为策略相结合的治疗方案。它适用于遭受过虐待、目睹过创伤或遭遇过校园枪击等大规模创伤的儿童。TF-CBT融合了依恋理论、发育神经生物学、家庭治疗、赋能治疗和人本治疗（Epstein，2013），其目标包括减少儿童对创伤的消极情绪和行为反应，纠正与虐待或创伤有关的认知扭曲，并为照料者提供支持和技能，让他们能够以最恰当的方式来回应儿童。

心理教育、放松训练和情感调节的最初阶段，主要涉及的都是技能发展和分级暴露。在更私人的层面上处理具体的创伤，这一步骤会在之后进行。在情感调节阶段，欧文学会了如何识别、耐受、调节和整合自己的感受。

欧文学习识别情绪的途径之一是做游戏。在游戏中，治疗师给了他一些索引卡大小的纸和记号笔，让他在每张纸上画一张脸来表现一种情绪，并描绘出尽可能多的情绪。然后，欧文需要在每张脸下方写出和表情相匹配的单词。欧文和我把画摊开在一张桌子上。在这个游戏中，参与者要讲述一个真实的故事，而每一次当故事里出现了讲述者当时体验到的情绪时，就要把"感觉筹码（扑克筹码）"放在相应的纸上。为了表现出情绪的强度，一次可以放置多个筹码。治疗师会首先向儿童来访者展示游戏是如何进行的。如果需要，治疗师可以讲述一个关于这位来访者的真实故事。然后，来访者讲一个真实的故事，用筹码来识别情绪并给情绪的强度评级。游戏中的故事不一定是创伤故事。然而，在玩过这个游戏后，像欧文这样的儿童就能够了解，一个孩子在遭受自己所经历的创伤后，会有怎样的情绪，情绪的强度如何，以及该如何管理或调节这些情绪。这就是TF-CBT治疗中分级暴露的部分。

　　萨莉是另一名桑迪胡克小学一年级的学生，枪击案发生当天她也在现场。她听到了枪声，枪声让她想起了炸弹。治疗师对她分别使用了TF-CBT和艺术治疗。在这次枪击事件中，萨莉失去了许多女童子军队中的朋友，同时她也失去了一个亲密的男生朋友。她很可能经历了复杂的创伤性哀伤。在她完成了心理教育、放松训练和情感调节的最初几个模块后，萨莉带来一张宠物狗的照片，这只狗在枪击案发生大约一年前就去世的。她问是否可以为这只狗画画（图5.5）。萨莉内心与枪击事件有关的哀伤被放在了另一个地方。对她而言，谈论和

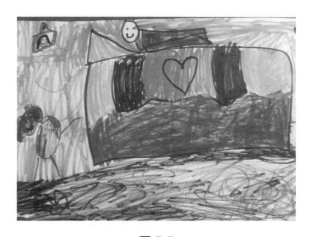

图 5.5

　　萨莉画的自己处于一个很安全的环境，微笑地躺在床上，离地面很远。她的狗快乐地站在旁边，但不在她伸手可及的范围内。

回忆她的狗要比哀悼朋友的死亡更安全。可以理解的是，她还没有准备好去为朋友去世而进行哀悼，因为想到他们仍然会触发她的创伤反应。

经过心理教育和对放松技巧的学习，萨莉画了一幅图，展示了她在枪击事件发生当天的感受（图5.6）。在这幅画中，她在尖叫，心跳很快，而且肚子疼。她的脑袋里有一张宠物狗的照片。她的胳膊和腿上都画着线条，她把这些线条描述为自己僵硬的骨头。在提醒下，萨莉逐渐能够借助艺术和放松技巧等方式

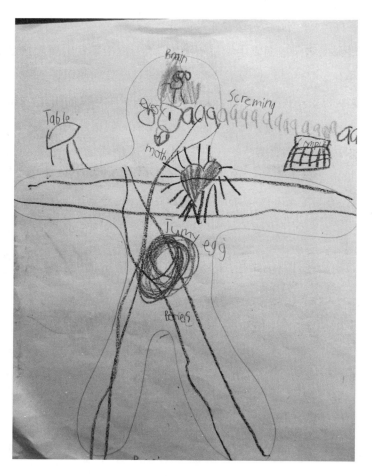

图 5.6

萨莉描述了 12 月 14 日当天她身体的感觉。

来自我舒缓，也变得更能忍受和管理这些极端的情绪。当她处理好复杂的创伤性哀伤时，她终于能够画出她在枪击中失去的一位亲密朋友（图5.7）。

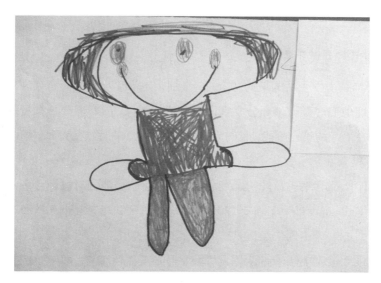

图5.7

萨莉画出了自己在12月14日失去的亲密朋友。

"9·11"事件后针对丧亲儿童的创伤性哀伤干预

（作者：Laura Loumeau-May）

虽然"9·11"事件遇难者的家人没有直接经历创伤，但媒体对这一可怕事件的生动而持续的报道强化了这种替代性创伤体验。遇难者的家人没有看到（或只看到了部分）遇难者的遗体，这加深了他们对于亲人所遭受的痛苦的了解，同时也增加了他们的未知感和对于事件的想象。与此同时，整个国家对创伤做出了过度警觉的反应，这又加剧了处于哀伤中的遇难者家属的创伤感。

我与位于新泽西州帕拉默斯的山谷家庭照护中心合作，开展"旅途计划（The Journeys Program）"。在4年的时间里，我与那里的孩子们一起工作，他们来自这个机构服务的31个"9·11"事件遇难者家庭。照护中心提供的服务包括社区工作坊、在前两年的纪念日组织的家庭纪念活动、个体艺术治疗和持续的适合儿童年龄的团体治疗。治疗的焦点从初始阶段设定的与创伤相关的目标，转移到对哀伤的处理。

初始目标：接纳创伤

在恐怖袭击发生后的最初几个月，参加艺术治疗项目的儿童表现出一种心理需要，即他们想要讨论和分享事件中可怕的图像，同时需要抵御那些淹没性的想法。在治疗的第一阶段，我们为儿童提供了心理的稳定感和结构化的治疗，让他们有机会在艺术表达中获得安全感和掌控感。我们营造了一个开放、支持性的氛围，既能容纳成员的情感宣泄，同时也能监控他们对逐渐浮现的情感的容忍度。Kalmanowitz 和 Lloyd（2005）讨论了记忆和遗忘在创伤改善中的重要性。记住并能够谈论创伤经历是有效且具有治愈功能的，但是太快地回忆起过多信息也会让心智超出负荷。因此，治疗师必须谨慎行事。即使是成熟的治疗师，也不总是能精准调节来访者的记忆何时以及如何浮现。因此，治疗师在引导来访者表达时，要尊重来访者的防御，要认识到他们的脆弱，不要急于鼓励他们讲述创伤。精心挑选的艺术材料和指导语，可以提供具有涵容功能的结构，同时鼓励来访者进行表达。

安全的"抱持性环境（holding environment）"一旦建立，就可以设定和创伤相关的如下目标（Rando，1996）：（1）教会孩子自我抚慰和自我调节的方法；（2）帮助他们理解和表达情绪；（3）识别和发展出健康的防御机制；（4）获得掌控感，抵消无助感；（5）回忆和讲述亲眼看到或想象中的创伤经历；（6）管理由记忆或者当下的恐惧所引发的焦虑。意象引导、音乐、创建安全箱等治疗技术（Cohen，Barnes，& Rankin，1995）可以为来访者提供涵容和安慰。绘画、泥塑、多媒体拼贴画和刮版画，能让来访者释放能量并得以表达出愤怒等更困难的情绪。使用故事板、手偶和沙盘可以鼓励来访者进行文字和象征性的叙述。

自己创作的故事会让儿童获得一些掌控感。许多孩子都创作了创伤故事的象征版本。一个10岁的女孩在自己的故事板上创作了一个"小蓝人"的故事（Loumeau-May，2008）。"小蓝人"在岸边建了自己的房子，可房子被海啸的巨浪卷到海里并被摧毁了。两年后，"小蓝人"独自在一座岛上，站在两棵棕榈树之间，仍然竭尽全力地大声喊着"救命！"。这个故事中的蓝色可能是悲伤的言语隐喻，而缺氧或者水被蒸发到空气中的过程则暗喻着死亡。这个故事讲述的是一个孤立的人被灾难性的事件压垮的过程。海啸可能象征着那场导致父亲遇难的突然袭击，也可能象征着女孩被泪水淹没的经历。而故事中的"家"可能既代表了一栋建筑，也代表了袭击发生前女孩原本熟悉的那种家庭生活。故事中出现的"两年"，可能代表着倒塌的双子塔，以及她对哀伤持续时间的预期。通过故事中丰富的隐喻，这个孩子能够讨论她的心理过程，而无须直接地呈现对抗。

渐渐地，创造性的方法被用来帮助儿童和青少年释放那些被堵塞的情绪。在一次涉及多种媒介的治疗中，治疗师使用了 Wallace（1990）的纸巾拼贴技术，同时让来访者聆听新世纪音乐和朗读聂鲁达（Pablo Neruda；1970）的诗歌《孤独》。治疗师把这首诗中的短语打印出来，来访者可以把这些短语用在自己的拼贴画中。这一活动的目标是，让来访者在与自己心境截然不同的音乐和聂鲁达的哀诗中尽情地撕扯着纸巾，释放那些仍被防御的、忧虑的浅层情感。在朦胧的音乐氛围中，来访者把胶水涂在纸巾，这是一个令人舒缓的过程。来访者看到渐渐显现出的色彩，这又为痛苦的表达和容纳提供了途径。"鲍勃"创作了一幅拼贴画（图5.8），意在描绘赶往袭击现场的消防车。画面的特征是布满了爆炸物体的碎片。鲍勃把许多诗句贴在拼贴画上，暗示着他的震惊和困惑："在那天""非常突然""没有发生""不了解"和"我不知道"。纸巾"染血"的效果生动地表现了燃烧的建筑物发出的橙黄色火焰。这幅拼贴画本身就是一种对震惊、痛苦、破坏和困惑的视觉宣泄。

在治疗过程中，治疗师会定期地开展一些隐喻性的活动，如让来访者创作以"哀伤之路"或"过去和现在"为主题的图画，以评估儿童的变化，确定儿童对事件的看法，并观察他们的应对技能是在何种程度上得到了提高。2002年6月下旬，治疗师鼓励孩子们画了一幅《过去和现在》，对比描绘记忆中"9·11"

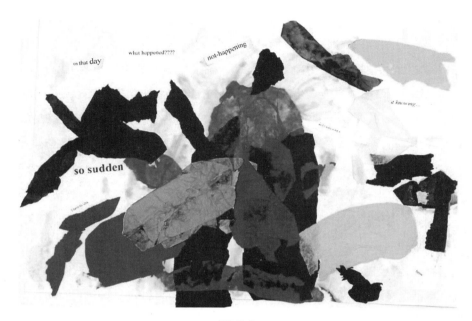

图 5.8

一种应用多种媒介的方法，将纸巾拼贴与新世纪音乐和诗歌相结合，帮助鲍勃释放被堵塞的情绪。

译注：　1. on that day——在那天

　　　　2. what happened?——发生了什么？

　　　　3. not-happening——没有发生

　　　　4. so sudden——非常突然

事件曾让他们觉得最困难的部分，以及现在最困难的部分。有些孩子画了令人熟悉的袭击过程，将其作为对事件的记忆，并把家庭的变化视为他们目前所面临的挑战（图 5.9）。一名 8 岁的小女孩画了 9 月 11 日当天自己在教室里的场景。当老师把袭击事件告诉全班时，她想起了自己的父亲。在画面的另一半，她画了一张自己在 9 个月后打垒球的图片，并写道，她的父亲会为她现在的表现感到骄傲。在这幅图中，有一朵巨大的云叠加在了球棒和球的接触点上，而那个接触的部分像是爆炸了一样，整个形状看起来又像一架巨大的飞机在蓝天下的剪影。这幅画同时反映了她的心理应对技巧和挥之不去的创伤记忆，而她还没

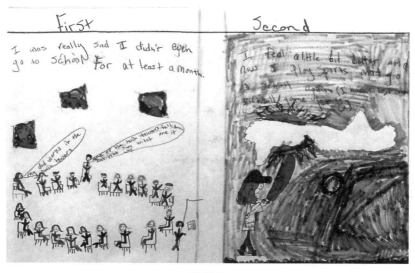

图 5.9

　　一名 8 岁的女孩画了一朵云状物来突出她在垒球比赛中成功的一击，但她没有意识到，这朵云的形状像飞机。与此相似，欧文的画中也无意识地出现了弹孔的图像。那些受到"9·11"事件影响的儿童的艺术作品中，总是出现飞机和建筑物被穿透或切断的图像。这幅图画既通过内容（把自己描绘成积极和有力量的人）和构成元素（在第二幅图中，人物处于更成熟的发展阶段，形象更大，同时创作者对空间和颜色也有了更充分的利用）展现了心理韧性，也展现了创伤记忆残留的影响。

译注： 1. First——最初

2. I was really sad I didn't even go to school for at least a month.——我非常伤心，至少一个月都没有去上学。

3. My dad works in the twin towers.——我爸爸在双子塔工作。

4. One of the twin towers fell down. I am not sure which one it was.——双子塔的其中一座倒塌了。我不确定是哪一座。

5. Second——后来

6. I feel a little bit better and now I play sports and go to school again (I haven't lost one softball game yet).——我觉得好一点了，现在我会运动，也去上学了（我到现在还没输过一场垒球比赛呢）。

有准备好直接处理后者。和上述作品类似、让人联想到袭击场景的穿透和爆裂的图像也出现在其他很多儿童的艺术作品中，并贯穿整个治疗过程。

丧亲目标：体验死亡的真实存在

创伤所导致的哀伤的早期特征之一是麻木，当事人会感觉丧失只是一个可怕的梦。当这种感觉消失后，丧失的现实可能会给人带来毁灭性的打击。在"9·11"事件发生后的第二年，孩子们慢慢地开始更直接地处理父母死亡所带来的创伤。年幼的孩子们才刚刚完全意识到事实上发生了什么。很多孩子开始探讨与袭击和死亡相关的具体问题。参加这个项目的儿童和青少年都希望只保留积极的记忆，而避开可怕的记忆。然而，这越来越难做到。艺术治疗的干预聚焦于检查变化，让来访者持续地对死亡进行结构化的回顾，更充分地接纳令人不适的情绪，同时也做了记忆处理和人生回顾。

在暖场环节，治疗师让孩子们去看、触摸和考察一些自然界中的物品，比如浮木、鲨鱼的牙齿、骨头、琥珀和硅化木。随后，团体开始讨论生命的周期。孩子们热烈地交流了一会儿，然后有一个孩子联想到了电影《侏罗纪公园》（Kennedy & Molen，1993），并兴奋地说琥珀里可能会有DNA。这引发了另一个孩子安娜的回忆，她的母亲在双子塔中遇难。安娜告诉团体其他成员，她的父亲拿着母亲的梳子到曼哈顿为警方"提供母亲的DNA样本"。后来，搜救队找到了她母亲的部分遗体。团体成员开始分享父母的遗体是否被找到，他们想知道为什么只能找到遗体的一部分，并互相分享了各自记得的事情：飞机、火灾、建筑倒塌以及人们如何被困在楼里。

这些此前一直回避此类话题的儿童开始激烈地讨论起来，还会不时打断对方，去讲述自己所知道的事情以及自己的想法。忽然间，他们需要一种方式来分享他们听到的可怕事实，以及去确认其他人是否有着类似的可怕念头或者不愉快的记忆。每个孩子都开始用想象来填补自己知识中的空白。在后来创作的画作中，他们重现了恐怖袭击的影响——不仅是他们在电视上看到的，还有想象中父母在袭击中可能经历的。他们都知道双子塔发生了什么，但没人能知道自己的父母到底经历了什么。他们想知道父母当时是否从楼上跳了下去，想知道父母是怎么去世的，或者他们在临终时的想法和感受。治疗师给他们提供了艺术材料，鼓励他们画出自己认为发生了的事情，或者画一些让他们感觉良好的东西，或者两者都画。所有人都画出了塔的轮廓，里面有几段楼梯，火焰从建筑中央升起，很多小小的火柴人被困在里面。所有的孩子都说以前脑海里曾出现过这些图像，但会努力摆脱它们。他们不喜欢在家里谈论这件事，因为它太过可怕，而且会让自己仍然在世的父亲或母亲难过。Steele（2003）认为，成年人非常害怕他们的孩子会被创伤压垮，所以会鼓励孩子不要去思考和创伤有关的东西。

受创伤的儿童需要能够在准备好时去讲述他们的故事，并让他们的内心经历得到见证。这些女孩在袭击发生时是6—8岁，她们花了一年多的时间才将自己脑海中的图像外化，并有勇气问一些无法回答的问题。除了面对创伤之外，这个团体还开始处理丧亲的两个重要方面：对死亡的认知理解和对父母困境的共情。

很多遇难者的孩子表示，对于他们而言，丧失的决定性时刻并不是袭击发生的当下，而是警察上门通知他们父亲或母亲的遗体被找到的时刻（Freeman，2005）。比如，鲍勃在第一年画的拼贴画里形象地描绘出的震惊，与他两年后在一幅作品里所表现的得知父亲确认死亡后的孤独感，形成了鲜明的对比。鲍勃用黑色的纸和油画棒，画了自己在房间里孤独地坐在床边的情景。在这幅画中，他把双臂撑在床上，这张大床让他看上去显得很小。空荡荡的房间里，只有两扇开着的窗户在他的身后，墙上有挂历，一盏灯吊在天花板上。鲍勃描述道，他从窗户往外看，看到警察把车停在他们家门口，但他仍然待在房间里，因为他知道警察为什么会出现在这里。就像其他已经确认找到亲人遗体的遇难者家属一样，鲍勃承认，直到警察到来的那一刻前，他还抱着希望，认为父亲可能被困在某个地方，靠着废墟里找到的水和食物活着。直到看见警车，他才承认父亲已经去世了。在他独自坐在房间里时，丧失的真实感席卷而来。他不需要听到警察说的话。

经历过创伤或哀伤的人容易出现睡眠困扰。另一个孩子做了一个梦，梦到袭击发生时，他和父亲就在其中一个塔楼里（图5.10）。他们两个都安全地逃了出去，但是父亲为了救人重新回到了塔楼里（这位父亲在1993年世贸中心遭受恐怖袭击时确实这样做了）。大楼倒塌时，"唐纳德"在外面很安全，但他的父亲在楼里。唐纳德非常犹豫而艰难地讲述了这个梦的故事，后来他也把这个梦画了出来。在画中，黑色的天际线映衬着紫色的天空。其中一座塔楼内最显眼的是一个纵横交错的火红色楼梯井。着火的楼梯末端有3个黄色的小人，在红黑两色的映衬下，像闪烁的火焰。天空也是明黄色的。唐纳德把自己也画在了大楼里。他谈到了父亲的勇敢。他安慰自己，即使是在想象中，进入一座燃烧的建筑物也是需要勇气的。他让自己去体验了想象中父亲所经历的。出于对父亲的爱，他去直面了想象中被困在大楼里的恐惧。把他带回那栋大楼里的，不仅是"幸存者内疚"，还有他对和父亲团聚的渴望。但即便在他的想象中，他也无

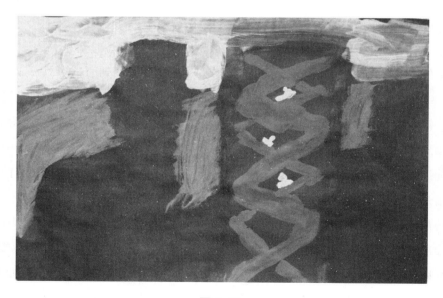

图 5.10

很多儿童和青少年基于对父母被困在双子塔内情景的想象，去创作了相关的绘画。唐纳德的这幅画是基于他重复做的一个梦，他试图改写梦的结局，然而未果。在画中，他再现了父亲之死所带来的恐怖。"9·11"事件发生两年后，唐纳德通过外化可怕的图像和加工处理自己的梦境，能够在情感上面对创伤。这使得他后续能更深入地处理哀伤。

法改变已经发生的事情。他不可能像父亲多年前那样成功实施救援。那种无法改变现实的无助感是显而易见的。和鲍勃以及讨论DNA的年幼孩子们一样，唐纳德已然直面了父亲去世带来的创伤，并开始更深入、更有意识地探索自己的哀伤。

最终目标：保持联结

到第三年年底，很多儿童不再感到那么悲伤。他们逐渐把自己看作是一个独特的小组的成员，而成员相互间可以分享其他人无法理解的体验。他们想让自己的生活"正常化"。他们的观点正在发生改变。此时的艺术指导聚焦于他们调整后的世界观，回顾他们过去与已故父母的关系，以及纪念和内化父母的方式。

在2004年的春天，第一批拟定取代双子塔的各种有争议的方案被公布于众。有一些儿童和青少年赞成这个计划，也有一些人反对。安娜说："我们的父母在那里遇难，那是一块圣地。"圣地为一个项目提供了恰当的主题。他们创作并建造了自己的纪念设计（Loumeau-May，2008）。他们创作了一幅集体拼布作品（图5.11），其中儿童和治疗师都贡献了图案设计，这也是一种纪念过去和展望未来的方式。安娜自豪地描绘了自己从一个孩子到青少年再到成人的成长过程。

在处理创伤和丧失的问题时，记忆的力量至关重要。在丧亲的过程中，记忆是一种留住逝者的象征性方式。它证明着爱和关系的持久。构成联结的不仅是亲人的肉身，也是逝者对生者的意义以及两人之间发生的一切。处理哀伤的过程就在是留住和放手之间的舞蹈。印第安人的智慧提醒我们："只要有人能讲述他/她的故事，那个人就活着。"由于他们所处的发展阶段，年幼的孩子会忘记很多。一个小孩子痛苦地意识到这一点："我害怕……因为有时候我会想……等我长大了，我就不会记得他了。"（Payson，2002）在创伤的最初阶段，父母惨死的画面干扰了孩子对父母作为完整和健康的个体的记忆。唐纳德在治疗初期创作的拼贴画便体现了这一点。他用反光的金属硬纸板切割出一个轮廓，描绘

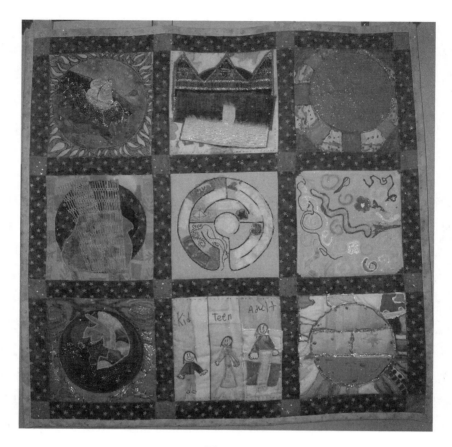

图 5.11

　　纪念拼布，由艺术治疗实习生Tamara Bogdanova负责，其中安娜乐观地想象了自己从儿童到青少年再到成人的成长过程。

出一个无脸的形象。他说这个形象可能是他自己，也可能是他的父亲。在袭击发生后的一段时间里，他无法记起父亲去世前的样子（Loumeau-May，2011）。随着这些遇难者的孩子们持续处理和修通他们哀伤中的创伤部分时，治疗师会鼓励他们根据父母的照片来为父母画像。他们要仔细观察父母的脸部细节并用艺术的方式加以再现，在这个过程中加深了画像的情感在场，使得悲伤可以被忍受，而快乐得以重建。

即使对生活和哀伤的回顾表明项目中的年轻来访者已经重新投入生活，并在其中找到了新的焦点，他们仍然面对着最后的挑战：放弃积极的哀悼这一保持对父母依恋的方式。在自我描述中，他们所继承的父母的各个方面有助于揭示内在的力量。在描绘梦境之前，唐纳德的很多艺术作品都是怀旧和理想化的。让他放弃自己表面化的力量并去充分体验分离的痛苦和悲伤，这需要他勇敢地向前迈出一大步，而他最终做到了。在他能够与父亲建立更深层次的联结之前，他需要充分地体验这种分离。现在，他已经处理了自己的创伤和丧失，能够创作出一幅非常不同的自我-父亲画像。

唐纳德完成的项目是一幅组合的自画像，这幅作品受到了我根据《狮子王》（McArthur & Schumacher，1994）中的一个场景所设计的指导语的启发。在电影中，拉飞奇告诉辛巴，他可以从自己的倒影中寻找"活在"他身上的父亲。为了表现父亲如何"活在"他的身体里，唐纳德把自画像一分为二。他把父亲的脸画在一边，把自己的脸画在另一边，并在自画像周围画了很多条纹，这些条纹象征着他们都喜欢的各种运动队（Freeman，2005）。尽管唐纳德一直在努力适应没有父亲的生活，但他也注意到自己与父亲有很多相同的地方，包括他的外表（在他长大一点后）、兴趣以及与父亲类似的学术能力，比如他们都擅长数学。在更深的层次上，他开始意识到，父亲就住在自己心里，而不仅仅在他努力保存的记忆中，也不仅仅由于他们共有的姓氏、相似的体型，而是因为在更深的层次上他们互相建立的联结，他从父亲那里学到的东西，以及他将要成为的样子。成长来自父亲为他打下的坚实基础，也来自他在应对父亲去世的过程中所发展出的力量。

── 本章小结 ──

Abu Sway、Nashashibi、Salah 和 Shweiki（2005）在讨论与经历创伤的家庭的工作时写道："艺术作为一种自我表达的手段，它的力量在于能够在不构成威胁的情况下，将自我内心根深蒂固的痛苦显露出来（p.159）。"艺术提供了一处安全的过渡性空间，让儿童得以去试验直至获得整合和控制。用艺术治疗处理创伤和哀伤的做法，已在对大规模暴力事件的儿童幸存者的治疗中得到了认可。其中，桑迪胡克事件相关的治疗工作中直接使用了艺术手段，而针对"9·11"事件的丧亲儿童的治疗则是间接使用了艺术。这样的治疗工作面临着双重挑战，既要帮助儿童应对袭击造成的创伤，也要帮助他们处理个人的丧失。绘画和其他艺术形式的使用能够让儿童积极地参与到自己的治疗中（Steele & Raider，2001）。艺术治疗持续提供着一个安全的载体，让儿童完整的自我表达成为可能。

本章描述的案例展示了聚焦临床的艺术治疗如何能够帮助受大规模创伤和暴力影响的儿童提升心理韧性和走向康复。使用这种方法的治疗师，必须记得评估对儿童产生影响的特定创伤的独特方面，并根据具体需要做出调整。此外，治疗师要关注儿童的创伤史、临床表现、应对机制和支持来源，这些因素对于满足儿童个体化的需求至关重要。在哀伤工作开始之前，治疗师有必要先让来访者建立安全感并逐步培养其内在的力量，这有助于调适创伤导致的、让人无法承受的情绪和记忆。在上述临床案例中，与创伤相关的短期目标还包括自我调节、对创伤叙事的隐喻性探索以及对适应性应对技能的关注。对于受"9·11"事件影响的儿童而言，其丧亲干预的长程目标包括认识和调整外在和内在的生活变化，评估自我成长，充分体验哀伤，将去世父母的各个方面加以内化并构建出对他们的纪念。哀伤和创伤治疗的重点在于，治疗师要作为见证者，为来访者提供一个开放和支持性的环境。在与经历创伤的儿童工作时，治疗师必须完全在场并且能够容纳儿童的痛苦，也必须和儿童一起努力帮助他们降低孤独感、确认他们的体验并增强他们的勇气和心理韧性。

最后，我们也要在治疗中重视和借助社会的力量。个体可以在行动中找到意义。思想、选择、态度和行为的改变可以将悲剧转变为意志和意义，并赋予个体力量。我们从慈善行为、志愿服务、倡导、奉献、纪念公园和项目、游行以及立法调解等各种活动中都见证了这一点。比如，在曼哈顿，"9·11"纪念馆以象征性的反射池为特征，通过其在双子塔脚印上的位置来纪念逝去的亲人。在恢复过程的早期，"桑迪胡克承诺"要"选择爱"的口号，表明了纽敦镇社区选择过一种目标明确、以意义为中心的生活，并有意识地选择一些给个体赋能的思想和态度——"爱、信仰和希望而不是愤怒"（Make the Sandy Hook Promise，2012）

通过行动和纪念，个人和团体可以升华他们的苦难，找到意义和希望。根据 Seligman、Reivich、Jaycox 和 Gillham（1995）的研究，通过慈善行为来支持超越自我的事业，这可以提升个体的积极性。在社会对大规模暴力事件（如在本章中所提及的事件）的反应中，我们可以不断地看到从苦难中寻找意义的过程。

第 6 章

用身体地图治疗创伤儿童的解离

Bart Santen

解离（dissociation）是一种适应性的应对反应，各个年龄段的人都可能会用解离的方式来应对难以承受的痛苦。当个体为了避免体验到心理和（或）身体上的痛苦而将创伤事件隔离开时，就会发生解离。有解离症状的儿童可能会经历注意力缺失的恍惚状态，他们可能会忘记生活的一部分事情或几分钟前发生的事情，也可能会木然地盯着某处，看上去漫不经心。他们的情绪或性格可能发生巨大的变化，或者坚持让别人用另一个名字来称呼自己。这些反应被认为反映出儿童有能力将自己的一部分割裂开，也被称为碎片或分裂。经历过问题性解离发作的儿童也可能出现其他情绪或认知问题所造成的反应。

经历过创伤事件的儿童往往会陷入抑郁或有自杀的念头（Hornstein，1998）。他们可能会用解离的方式来逃避那些难以承受的体验。因为创伤引起的痛苦控制了他们的感觉过程，他们在恍惚状态中生存了下来。而他们的焦虑自由地漂浮着，警告着我们，让"手指远离那些被恐惧藏起来的东西！"（O. Fenichel，引自 Rohde-Dachser，1979，p.126），但在内心深处，我们经常能感觉到他们的呼救。或许，把情感封尘的代价太高了。正如16岁的女孩埃米莉在恢复中所说的（Santen，2014）："你压抑了这种体验，它会变成另一个声音，变成了你头脑中的一个人。这样你就不必直接面对它，但你最终还是要面对，因为那个声音会把你引向疯狂和毁灭（p.79）。"

当解离的儿童试图离开他们所建立的防御牢笼时，他们会需要帮助。但是由于强烈的内部阻力，他们可能很难找到逃生的途径。当显性（陈述性）记忆被锁在体内时，治疗师需要在较低的意识水平上进行干预，以使这些儿童能够重新与自身的记忆建立联结。

本章介绍了体验式身体地图（experiential body mapping；Santen，2007，2014），这是一种聚焦导向的技术（Gendlin，1996，2003），可以让儿童在一个能够承受的、保护自我以免于自我毁灭的范围内去靠近那些被防御起来的伤害。这种方法通过描绘作为一种应对方式出现的内心图景，来帮助儿童想象他们经历创伤后潜意识中的生存策略。这一做法有助于他们与"感觉经验"重新进行联结，从而开始创伤处理的第一步。

本章还会简述结构性解离的特征，并通过一个案例来介绍体验式身体地图。案例中的男孩用肢体暴力的方式来隔离关于个人痛苦历史的"身体知识"，而这个案例会展示身体地图是如何帮助他拾起回忆和整合创伤的。

结构性解离的特征

结构性解离（structural dissociation）是目前公认的一种解离理论。其核心概念强调，由于创伤经历过多，个体的部分人格在儿童期没有得到整合。生活在这种解离状态下的儿童需要一种特殊的治疗策略。

在聚焦取向的儿童心理治疗中（Santen，1993，1999），治疗师需要无条件地倾听儿童，并为儿童提供一个安全稳定的环境。这些条件让他们有机会参与游戏和（或）聚焦取向的艺术治疗（Rappaport，2009，2010），从而提升他们的注意力（关于聚焦导向的艺术的更多信息，请见本书第14章）。然而，经历着结构性解离的儿童可能会被恐惧所吞噬，导致他们需要额外的干预技术。"睡眠恐惧"的产生是为了防止儿童接触创伤性记忆和情绪（Santen，2014）。这个反应系统持续活跃着，导致儿童无法获得安宁。他们对重新联结的需求与对清除联结的需求之间存在冲突，这种冲突主要在潜意识中产生，并最终导致中断。很多这样的儿童会提到，他们内心有某种"东西"，会"爆炸、膨胀、变得更糟，然后周而复始"。那个"东西"会来敲门，但要面对它似乎太痛苦了。Ogden、Minton 和 Pain（2006）写道："与创伤相关的提示物会触发强烈的情绪和身体感觉，它们会像不可控的洪流，在身体内无休止地循环往复（p.xviii）。"

通常，在《儿童解离检查表》（Child Dissociative Checklist；Putnam，1997）中得分高的儿童被困在了所谓的"内部分裂"中（van der Hart，Nijenhuis，& Steele，2006）。他们创造了一系列不同层级的另我（alters）——承载着创伤记忆和情感的自我碎片。这些"内在的声音往往对孩子或其他人有威胁性"（Wieland，2011，p.8）。许多儿童表示，他们认为自己的主要另我是一种令人不安的"内心声音"，这种声音会用侮辱性的言论打击他们，并经常提倡自杀。在治疗过程中，这种声音会掩盖儿童对所取得成就的记忆，并用分散注意力的方式来自我表达。

谁在分散注意力？谁在误导他人？"去讨论另我、声音或心智的某些部分是否具有现实性，是错过了重点——重点在于，这一隐喻和这些孩子对自己的感觉产生了强烈的共鸣"（Waters & Silberg，1998，p.136）。处于解离状态的儿童是"一个人，但也是两个人"（Santen，2014，p.88）。儿童和主要的另我将彼此视作同为一体但又互相分裂，这是一种合谋，反映着儿童内心深处潜藏的对于僵化反应和自我坦露的冲突。在另一篇文章中（Santen，1993），我描述了13岁的蕾切尔如何把自己描绘成这样绝望的、合谋的一对：

> 两个相同的女性……被绑在了一起。她们的背部卡在馅饼里了。手铐把她们锁在一起。她们面对着我们，但两个人没有脸。我们可以直接看到她们脑袋的内部。她们的思想不断地融合在一起……蕾切尔解释道，她们彼此憎恨。"她们都不知道该怎么办。有时她们之间有一些空间，但她们绝对被卡住了。"（p.51）

当埃米莉（在本章开头有描述）允许我向她的主要另我——爱丽丝咨询时，这一另我从她自己的角度描述了这个令人困惑的僵局。我把她零零碎碎地告诉我的话拼凑了起来：

> "我告诉埃米莉我不想说话。起初，她说无论如何我都是要说话的。然后她说我背叛了她，因为我说了更多关于秘密的事。然后就变得一团糟。如果你问埃米莉这个秘密是什么，她也不知道，但尽管如此，她还是觉得不能说出来。她把那个部分藏起来了，这样一来虽然我在这里，但我知道秘密的那部分却不在这里。这就好像她现在已经取代了我的位置。我们互换了位置。她说话时我保守秘密，而现在我说话时，她突然变成了保守秘密的那一个。所以我说了一些东西，或者她说了一些东西，但最后你几乎不知道是谁说的，因为事实上你是一个人，但同时也是两个人。我们真的不知道怎么解决这个问题。捍卫某些东西比放手容易。"（Santen，2014，p.88）

在这种疏离的状态下，谈话治疗是无效的。需要有其他的干预措施来让儿童重新定义他们"内心深处的人"和他们的防御性创造物之间的关系。

绘制身体轮廓、身体图示和身体地图

促进创伤性素材外化的创造性干预有潜力为受创伤的儿童提供帮助（Malchiodi，2008）。如果成功，这样的干预会在儿童的核心自我与其自身的防御系统之间建立更多的空间，并有助于创造一个有利位置，让核心自我重新与身体以及身体的智慧联系起来。体验式身体地图增加了这种成功的概率。在治疗过程中，儿童防御系统的不同部分（"内在的声音"）说什么，他们就做什么。然而，儿童只能从核心自我的立场上成功地画出防御系统的各个部分。要将儿童自身的防御策略可视化，儿童必须有能力和意愿去脱离这种策略，因此这是解除紧急状态的第一步。"你无法打破看不见的枷锁"（Kafka，引自 Janouch，1965，p.51）。当儿童将这些枷锁可视化，实际上就开启了打破它们的进程。不出所料，内部网络对这种"背叛"的最初反应是一片混乱和喧嚣。通过体验式身体地图来探测和想象个体的防御系统，这个过程需要勇气和自我征服。

几位治疗师提供了与体验式身体地图相关的指导和方法。Steinhardt（1985）介绍了将身体轮廓作为治疗工具的方法，用于治疗有各种情绪问题的6—13岁儿童。她让每个孩子都躺在地板上（或靠在墙上）的一张大纸上，这张纸需要大得能够容纳下他们的身体，足以让他们在纸上画出自己身体的轮廓。他们可以用自己选择的任何方式来填满自己的身体轮廓图，"描绘他们对自己身体的外部感知，这也反映了他们内心的感知，并表露出情感的内容"（p.25）。来自南非的聚焦取向治疗师 Mendel，在 Steinhardt 和 Solomon（2003）的影响下，使用身体地图帮助儿童创建沿着身体轮廓描画的"内在自我画像"，再让他们把正在形成的感觉体验描绘在其中（Mendel & Goldberg，2012；Mendel & Khumalo，2006）。Mendel 曾对此做出解释（私人沟通，2013年12月5日）：

> 身体的感觉和它在艺术作品相应区域的表达产生共振，使体会（felt sense）成为视觉和体验上的焦点。这让儿童得以了解他们自己身体的部分和他们的内在世界，这些是在外化的艺术形式中被见证和处理的。这通常会带来身体感觉的变化，而这些变化会在不断展开的层次中被描绘出来。

这些绘图各不相同，从对身体外观的真实呈现，到代表着体验式身体地图的可视化表达（图6.1和图6.2）。

在以色列，聚焦取向的治疗师（Perlstein & Frohlinger，2013）开发了一种类似的技术，称为 Kol-Be（希伯来语，意为"我内在的一切"或"我内在的声音"），这种技术结合了 Steinhardt（2013）的身体轮廓绘制技术和她使用沙盘中边界区域的方式。这些治疗师向儿童提供一幅没有性别或面部特征的标准人体图，儿

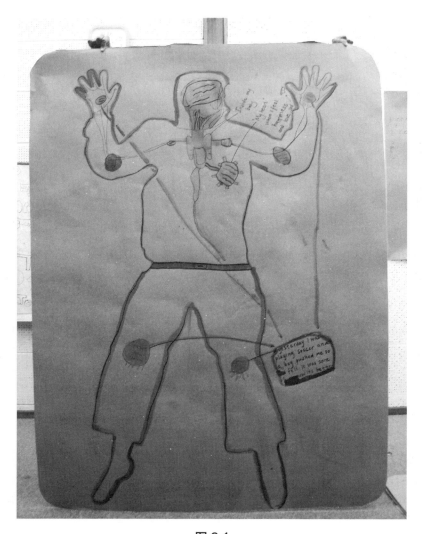

图 6.1

9 岁的罗里所画的身体地图（Mendel & Khumalo，2006）。

译注： 1. Inside my body——在我的身体里

2. "My heart" where I feel happiness and love, sad——"我的心"，我感受快乐、爱和悲伤的地方

3. yesterday I was playing soccer and a boy pushed me so I fell. It was sore. Now it's better.——昨天我踢足球的时候，有一个男孩推了我一下，然后我摔倒了。当时很疼。现在好些了。

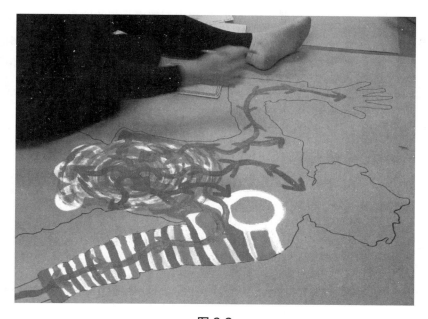

图 6.2

19 岁的爱丽丝所画的身体地图（Mendel & Goldberg，2012）。

童可以在图上画画、写字和添加不同的物体，以此作为符号来刺激和促进自身的感觉过程。

　　Shirar（1996）在对出现解离的儿童进行心理治疗时，在身体地图中对"部分自我"的图示绘制引入了一种认知行为的方法（参见 Baita，2011）。她让儿童画一幅关于自己内在世界的图画（例如一座被分隔成很多套公寓的房子），这个世界里住着他们的另我。绘图的方式勾勒出"个体不同人格组成的内在家庭的可视化分布图"。"这有助于我和儿童来访者更好地理解他们是如何将多重人格以及他们的分离或联结进行概念化的（p.159）。"Shirar 解释道，"一旦儿童通过一幅图把内心世界用隐喻的方式具体化了，这幅图就会成为建立起交流与合作的内在'建设工作'的框架图（p.159）。"Baita（2007，2011）还发明了一种绘图技术，称为"内部–外部技术"，以揭示解离部分的存在。她给儿童发了"一张两面都画着一个圆的白纸"，邀请他们画出自己的"外部脑袋"和"内部脑袋"。

她的目标和Shirar类似：帮助儿童绘制"一幅内部解离系统的地图，展现的不仅是系统的各部分，还有各部分之间存在或者缺乏的交流"（Baita，2011，p.61）。出于类似的原因，治疗师Potgieter Marks（2011）和Silberg（2011，2013）也让儿童画出他们的大脑和（或）头部。这些画图技术的主要目标是认知行为层面的，意图通过这些艺术手段和儿童一起探索，并向儿童解释创伤和解离。

体验式身体地图

当我看到Shirar（1996）书中的图画时，我意识到，在纸上勾勒出的身体或许可以作为一个容器，用以承载可呈现聚焦取向治疗工作的体验过程。Stone和Winkelman（1985）所提供的资源使我意识到我需要一些用于实现这一技术的把手（在聚焦取向的治疗工作中，把手可以是一个词、短语或意象，它能概括出身体中感受到的不适的特性）。他们写道："每个子人格都会把自己的能量带到我们的身体中，我们能感觉到它们在身体里面（p.31）"。这一陈述的合理性促使我发展出以下的治疗技术。

一般准则

● **清理空间**。清理空间是聚焦取向治疗工作的第一步，可以用来发现和搁置身体中携带的每一个会带来痛苦的感觉（Gendlin，1996）。体验式身体地图就源自这一步。一些处于解离状态的儿童发现自己很难与任何"感觉之处"建立联系，而这种治疗方法给他们提供了一个足够强大的框架，来缓解他们茫然的状态，并与身体产生共鸣。它提供了一个切实存在的外在物（不断呈现的身体地图），可以反映和阐明儿童体验到的内在现实动态。

● **基本态度**。在聚焦取向的心理治疗中，"欢迎接纳"是一种让感受、想法和知觉自然流露的方式，它们都以原本的方式被接纳、邀请和认可（Rappaport，2009）。来自深层的东西被保护起来，免受压抑的内心攻击。来访者和治疗师都耐心地欢迎和接收着这些素材。而来访者体会到的身体感觉比认知上的反应更重要。

- **材料**。白纸（50厘米 × 70厘米），以及（此项可选）长度大于人体身高的大尺寸纸张；黏胶带；钢笔和铅笔；彩色记号笔（红色、蓝色、绿色和黄色）。
- **准备工作**。治疗师把3张白纸（50厘米 × 70厘米）贴在墙上，或者用一张比人体大的纸，把纸摊开在地板上。随后，治疗师画出一个真人大小的轮廓（不是儿童本人的身体轮廓），让儿童跪坐在这个轮廓的旁边。

基本指令

1. "用一根手指或几根手指慢慢地在身体轮廓图上移动。轻轻地触碰纸上的轮廓。同时，把注意力转移到自己的身体上，让身体提示你轮廓图上哪里有'声音''恐惧的地方'或"不安的地方"。当你把手指放在身体轮廓图的某个部位时，审视一下你对应的身体部位，看看身体是否有反应。如果当你把手指放在某处时身体有反应，那么就在轮廓图上把这个地方画出来。继续移动手指，直到你的身体发出信号，再画出相应的地方。继续用这个方式，直到你把所有能找到的地方都在身体轮廓图上标注出来为止。"

2. "在身体轮廓图上选择两个你画的地方。你可以自己决定选择哪两个。让你的手指在这两个地方之间移动，看看你身体内部是否会发出信号，是否提示你这两个地方之间存在一条通道，不管这条通道是直的还是弯的。如果有提示，把这条通道画在你找到的这两个地方之间。用相同的方式查看你在轮廓图上标记的所有地点之间的空间。只要你用手指找到了两个地点之间的通道，就把它画出来。"

3. "用手指选择一条你找到的通道。当你把手指移动到那里时，你身体内部的反应可能提示着这条通道的交通情况。它可以是单向的，也可以是双向的。如果路上有单向或双向的交通，那么就在身体轮廓图上用箭头画出那个方向。用手指以同样的方式查看每一条通道。只要你的手指找到一个交通方向，就把它画出来。"

4. "这里有4支不同颜色的马克笔。把笔帽先扣上，然后轮流用每一支笔。

在轮廓图上选择一个标注的部位，用马克笔在上面刷过，然后再用第2支、第3支和第4支。当你的身体发出信号，表明这些马克笔中有一支适合这个部位的时候，用那支马克笔给这个地方上色。用同样的方式，对每一个部位进行如上的操作，给它们涂上颜色。对这些通路也做同样的操作：用4支马克笔分别触碰每条通路，如果你的身体提示其中一支马克笔适合某条通路，就用它来上色。对每一条通路，都重复这个操作。"

5．"注意纸上是否有空白的地方。再次用左手或右手的一根手指或几根手指在这个区域移动。同时，让你的身体确认这个空白区域是否确实是空白的，还是有更隐蔽的位置或通路。如果你发现了新的位置或通路，那么重复上面的步骤。"

6．"在地图上，选择一个由通路构成的三角形。用一个或几个手指头在三角形表面移动，看看你的身体是否提示'那里有东西'。如果有，重复上面的步骤。然后，你也可以在另一个三角形上试一试。"

治疗师要根据自己的判断来找到适合儿童来访者的方式。可以用语言和图像相结合的方式来澄清儿童在身体地图上发现的东西：

7a．"看看那个'东西'。把你的注意力放在身体内部，看看里面是否有哪个词或哪些词能够描述它。如果出现了感觉合适的词，试着大声说几遍，看看这个词是否仍然合适，或者是否有新的描述出现。"

7b．"看看那个'东西'（'黑洞''隐藏的沉默''核心''应该藏在里面的东西'，或者儿童找到的其他词）。把它放大，画在一张空白的大纸上，呈现它原本的样子，看看它里面有什么，中心的部分是什么。"

7c．可以制作剪贴画（在下一部分中描述），并将其包含在身体地图中。

制作和探索剪贴画

做剪贴画（cutouts）是一种重新关注身体地图或绘画上某个特定部分的方式。通过这种方式，个体可以进一步与体会以及最初的创伤重建联结。在这个过程中，个体可以一步步地靠近身体轮廓图或绘画中选定区域的更深层，从心智层面将选定区域转移到一个清晰的空间，从而可以在更大的范围内呈现一些最新浮现出的图像。只要有助于进一步的探索，这种治疗干预可以不断重复，让每个浮现出的图像都被绘制出来。有一点需要明确，制作剪贴画并不是仅仅把身体地图的某一部分或者某一绘画区域进行常规性的放大。

为了做"剪贴画"，治疗师要准备几张白纸（50厘米×70厘米），并在纸上设定一个边界（沿边缘画虚线，而不是真的裁剪）。把一张准备好的纸放在儿童身体地图的旁边。给儿童一支铅笔，在身体地图上选择一个区域，用虚线把它"裁剪"出来。给儿童来访者的指导语如下：

> "我把身体地图上的这个区域剪掉了。看看这个部分，用手指触摸一下它。想象你可以清空自己，忘记你在那里画了什么。现在把你的注意力转移到你放在身体地图旁边的那张有边框的纸上。想象一下，你可以在这张白纸上重新进入你在身体地图上处理过的裁剪区域。在那张白纸上移动你的手指。注意身体的反应，然后把对应区域出现的东西画在纸上。"

只要有效，治疗师可以重复使用这种进入地图和绘画的方式。

超越误导之墙：霍华德的案例

霍华德是一名13岁的男孩。自从在骑车回家的路上出了事故，他就饱受头痛、腰痛和肚脐周围疼痛的折磨。对此，医生无法给出医学上的解释。霍华德逐渐陷入抑郁，并开始自残。他情绪波动很大，并表示听到了自己脑袋里的声音。随着他的焦虑程度增加，他开始不去上学了。他因为所谓的"精神病发作"而被送往精神病院进行临床治疗。谈话治疗并没有改变他的自我隔离状态。

扫描身体地图，发现"应该藏在身体里的东西"

霍华德16岁时被送来我的治疗室，接受聚焦取向的心理治疗。在我们第一次会谈时，他跟我说了他的困惑、暂时性昏迷和失忆的问题。他表现出各种各样的解离症状，影响了他的日常功能。我告诉他，这些症状反映了一种解离状态，而我希望尝试用一种非言语的方法来检测这种情况对他身体的影响。我在纸上画了一个真人大小的、空白的身体轮廓，并告诉霍华德，我们将把它作为他未来探索的容器。霍华德遵照我的指示，在4次治疗的部分时间里，他用手指去扫描了他的身体地图（见图6.3）。

当霍华德看上去已经准备好时，我让他在身体地图腹部区域的两个相连三角形的空白表面上进行探索。他的手指在下面的三角形中间发现了一个点。当他在地图上加上了这个点时，他的手指还找到了连接这个点和周围的三角形内角的通道。我问霍华德有没有从他看到的东西里想到哪个词，他告诉我，他想到了"机器"这个词。他把地图的这个部分折了一下，评论道："这台机器里面藏着东西。所有的感觉都是从那里来的。他藏着这些感觉，但他不应该这样做。我需要表达出来。他在运动，所以我的感觉一遍又一遍地重复着自身。"霍华德把注意力集中在"机器"中央的那块地方时，他在上面画了一个小黑点，然后又重复了一遍："这个黑坑里有一些应该被藏起来的东西。我不知道是什么。"

进入"黑点"

在接下来的几个月里，我通过一系列的步骤逐步引导霍华德进入他的"黑点"。在第七次治疗中，霍华德用了一张纸来对那个"应该存放着某些东西"的地方进行了显微镜式的观察。他的手指描绘出一个"东西"，周围都是分散的碎片（图6.4）。

霍华德坦露，他用手指所做的探索激活了他内在的挣扎。他告诉我："这场冲突耗费了太多精力。当我们做这项工作的时候，我内心想要揭示一些事情的力量就会增强，而我会难以承受的可能性也随之增加。我进行了防御，但这是

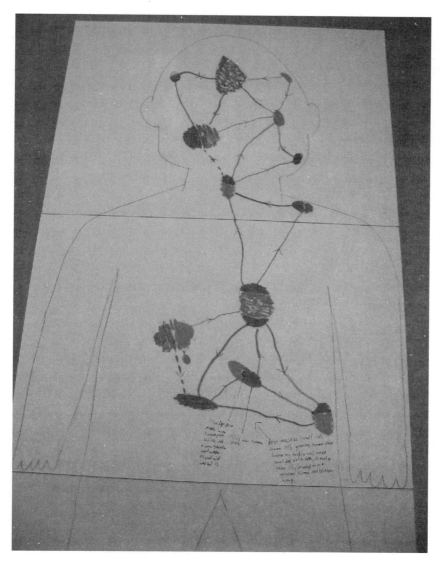

图 6.3　霍华德的身体地图

无意识的。渐渐地，我会开始敢于放松这种控制。我们需要继续，但同时必须时刻密切关注我能承受什么，以及无法承受什么。"

我让霍华德想象一下他所描述的冲突。他画了一些向外射出的箭，这些箭

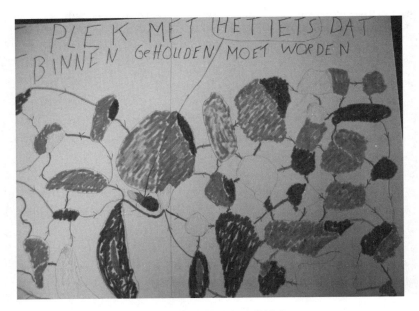

图 6.4　藏着某些东西的地方

撞上了往回射的箭。当他看到自己描绘的情景时，他说："直到最近，我才知道这种情况正在发生。知道这一点很可怕，但同时也是一种解脱。"

揭示主要的分裂

　　霍华德坦露了他的另一个人格如何监控着他与外部世界的联系。这个另我陪伴着他，"就像一个希望掌控一切的老人"：

　　　　"我与我的身体同在，但却又不在。我身体里面的那个人使我相信我周围什么都没有，我也不在场，只有他在那里。在没有其他人的时候，我感到无助，因为那时他（那个黑点）会接管一切。然后我开始思考，而他会暗中操纵，控制了我的思维方式。当我害怕的时候，他会变大。当我不得不做一些事情的时候——比如在学校的时候——他也会变大。这里发生的事情引起了一些混乱，让一切都变得更加困难。他是恐惧的容器,当有很多刺激出现时,我就会把这个容器打开。"

此时,霍华德暂时休学。在半年的时间里,我们的治疗频率增加到每周两次。在第15次治疗中,霍华德描绘了"某些东西"的感觉(图6.5):表达着不安的意象,大部分都被一堵墙包围着。他在墙的两边都画上了黑点,就像一双双监视着他的眼睛。

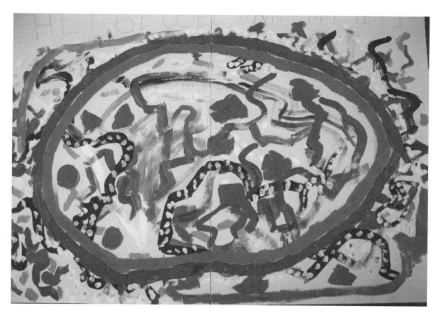

图6.5 对于"某些东西"的感觉

在下一节治疗中,霍华德改造了他的绘画,目的是建立一个平衡。他用第二堵墙加固了原来的墙,把蓝色的颜料抹在黑色的"眼睛"上,以此拉开了自己和它们之间的距离。用这些意象为自己建立了更多的保护后,霍华德解释了"黑点"如何影响着他的情绪。"那个黑影是个制造麻烦的人,到处惹是生非。"他解释道。

"当我独自一人的时候，他就像一个脱离身体的灵魂一样占据了我的身体。有了这个黑色的身影，我感觉自己的身体内部深处就像有一个心灵。我和他之间不存在依恋关系，但是彼此离得很近。我们想要的东西似乎不一样。他是领导，让每个人都坐立不安。他让我害怕。他经常让我淹没在情绪里。蓝色使人平静。只要蓝色将黑色压在里面，情绪就不会变坏。"

对霍华德而言，这是个关键时刻。正如他后来所描述的那样，这个过程在很大程度上打开了他内心的墙，让他得以接触到自己的情感。此后，每当"某些东西"被触碰得过于用力时，那个黑色的身影就会出现。身体地图揭示了被他称为"某些东西"的存在和与其相关的感觉。现在，霍华德或许已经做好准备，能够采取一些小步骤来暴露他的防御层。当我问霍华德是否允许我和"那个黑影"谈话时，他没有直接回答我。他警告我说"黑影"想让他自杀。他觉得这比暴露要好，因为"当你死了，就没有问题了"。霍华德说，"那个黑影"控诉他是个背叛者，因为他参与了治疗过程。"他不相信任何人。"

我问霍华德，是不是有什么秘密。他做出了肯定的答复。他说"黑影"希望他们一起把那个秘密埋在坟墓里。有些人是不能被背叛的，"因为他很危险"。霍华德担心如果自己泄露了这个秘密，他就会有生命危险。"我觉得那个人也会希望我死。"当霍华德把这些话说出来时，他担心自己会马上自杀。在这个时候，我和霍华德在治疗过程中休息了一会儿。我们咨询了精神病医生和他的母亲，他们都认为我们应该继续治疗。那天，霍华德拆除了他防御系统里的许多层。这些防御层仿佛是在雾中呈现出来的一样。

我让霍华德做的第一件事，是审视一下自己的内心，看看自己是否准备好说出任何关于这个秘密的事情，或者是否想通过画画来表达。他表示想画画。在接下来的几个小时里，他创作了一系列图画，将自己与痛苦的过去联系起来。我让霍华德画了一幅名为《秘密和他》的画（图6.6）。他在一个核心的周围画了

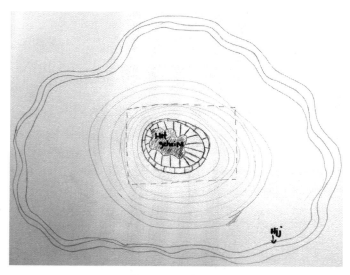

图 6.6　秘密和他

很多个圆圈，并解释说那个"黑影"是在外缘附近。而秘密，则是在中间被密封的核心里。

进入剪贴画：提取记忆，一层又一层

我在《秘密和他》这幅画上的墙"中间"标注了一个长方形区域，作为第一幅要进入的剪贴画。我给了霍华德一张很大的白纸，他可以在上面画出任何他的手指找到的东西。他默默地、毫不犹豫地用手指进行扫描，并找到了一张新的图片（图 6.7）。在他的画中，那个空白的秘密被一堵"误导之墙"所包围，而这堵"误导之墙"又被一堵"防护墙"所包围。这一切都被"他"从外面隔开了。

我没有对霍华德的画作发表评论，而是提供了另一幅剪贴画，这次是在防护墙外。霍华德的手指在白纸上摸索，想象那是一个入口，剪贴画可以通过入口以新的方式再次浮现。一幅新的图画出现了。在用空矩形填充的"误导之墙"后面，秘密区域不再是空的了。它似乎包含着圆环的形状，其中一半的形状被一条线围在一起。霍华德又在误导之墙外制作了一幅剪贴画，然后用手指在另

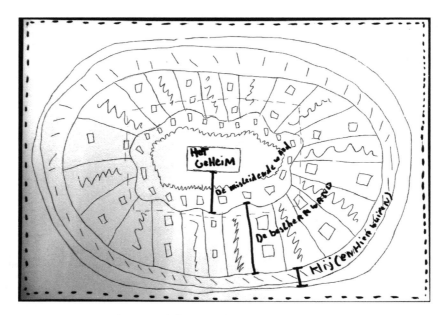

图 6.7　秘密、误导之墙、防护墙，还有他

一张白纸上重新绘制了一幅画。在这堵误导之墙外，出现了一堵新的墙（"秘密之墙"）。

霍华德做了一幅新的剪贴画，穿过了"秘密之墙"。他的手指在另一张白纸上探索。一幅画着10个粒子的新图像出现了。霍华德把这些粒子称为"承载着秘密的碎片"。"这里有5个秘密。"霍华德解释道，"每一个碎片都承载着一部分秘密，而且每一个碎片都有一个复制品。"我让他在"承载着秘密的碎片"周围画一条线，把它们聚集起来，并用同样的方式处理那5个复制品。接着，他用手指检测出哪个复制品对应着秘密的承载物，然后用虚线把每个秘密的承载物和它的复制品连接起来。

我让霍华德用手指去摸每一个承载着秘密的碎片，看里面是不是藏着什么东西。通过这种方式，他认识到每个碎片都有自己特殊的功能。他把放大了的碎片画在一张白纸上（图6.8）：一个承载着"痛苦"，一个承载着"各种情绪"，还有的承载着"恐惧"和"记忆"（从左至右），而第五个则承载着霍华德所说的

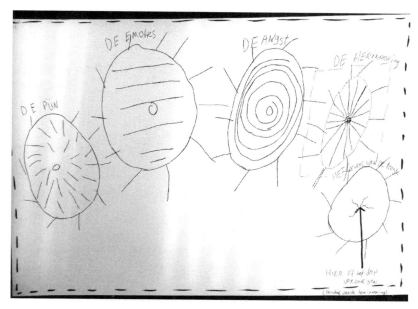

图 6.8　承载着秘密的碎片

"被深深埋藏的空虚感"。他说，在那里可以找到"部分记忆"。

　　霍华德以同样的方式继续创作着。我指导他做了几个额外的剪贴画。他做了一幅关于"名为'记忆'的承载物"的剪贴画。在他所说的"记忆"承载物的周围，是起着封锁作用的"链条"。霍华德根据链条制作了剪贴画，随后又做了一幅超越链条的剪贴画。他的手指找到了"记忆"（图6.9）。他观察了一下他最后画的那幅画，然后说："这些图像中间有一条线。图像有内容，有混合的颜色。图像构成了一个整体。它们似乎是关于一个事件的图像。"

　　霍华德给其中的一个图像做了剪贴画。像之前一样，他的手指在另一张纸上探索这个图像的区域，然后发现了他所说的"丢失的画面"（图6.10）。我裁剪了"丢失的画面中内容分散开的那部分"。霍华德用手指探索着，把那些弯曲的线条称为"被分散的内容"。霍华德现在感受到了身体上的疼痛，这对他来说十分新鲜。他说，在某些地方，他能清楚地感觉到记忆内容的存在。而其他的内容都不在了。当他用手指触摸这幅画时，新的词语出现了："有人碰了我。一个

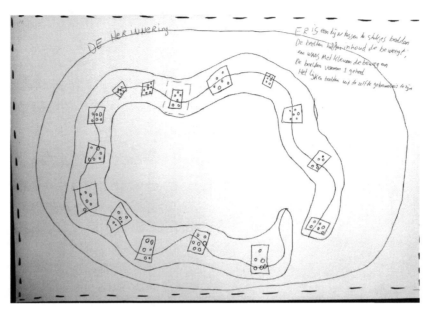

图 6.9 记忆

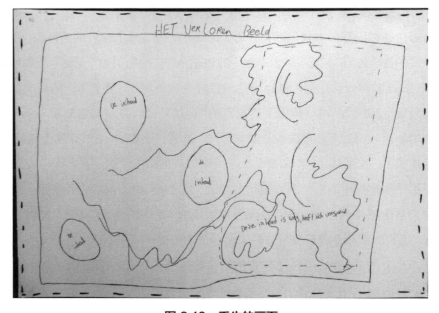

图 6.10 丢失的画面

我认识的人。是学校里的一个男孩。他说了些什么。"

霍华德休息了一下。他感到筋疲力尽，但很安全。那天下午，他从之前停下的地方继续探索。他的手指探索着"被分散的内容"中某个部分的剪贴画。当他以这种方式进入那幅剪贴画时，一个新的形象出现了（图6.11），他称之为"迫害"。当霍华德用手指触摸那个形象时，他说了几个词，似乎是关于几年前他经历的一件事。他说"黑影"知道发生了什么，并且愿意把发生的事情告诉我，但他需要适应一下。

在他画完图6.11后的那个星期，霍华德第一次允许我和"黑影"交谈。在一系列的谈话中，这个黑影向我展示了霍华德是如何多次被一个小团体严重侵犯的。霍华德听了我录下来的这段对话。他一步一步地揭示出攻击的细节，并逐渐学会接受这些已然发生的事实。他的防御系统变得过时，开始陷入沉默。他焚烧了那些象征着侵犯者的玩偶，这个仪式帮助他"表达并容纳了他在生存模式下产生的愤怒和恐惧等极端情绪，并且不被这些情绪压垮"（Levine，2010，

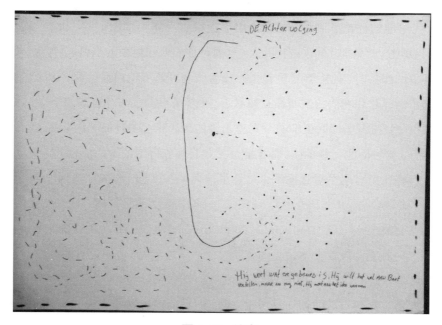

图6.11 迫害

p.56）。霍华德的怒火平息了下来，情绪状态也有了很大的改善。他的治疗频率逐渐降低，并最终结束。治疗一共持续了两年。在接下来的几年里，他的生活状态表明他的进步是具有持久性的。

— 本 章 小 结 —

本章意在展示，将身体地图与我所描述的触碰元素相结合，可以成为一种对于解离儿童有效的治疗干预技术。如果我让儿童来访者用手指探索他们身体上的解离现象，那么身体会让他们保持沉默。在治疗处于解离状态的儿童的大部分时候，身体地图可以呈现出这些儿童的身体已经了解的某些联系。他们的案例确认了这些"了解"存在于不同的层面。当他们的身体能够表达出他们过去的经历，包括可以用语言叙述的部分以及情感层面所受到的影响时，我们就能识别出那些没有进入意识或无法大声说出的内容。

身体地图打破了霍华德的沉默。8个月后，他回顾了他画的一些可视化作品。我对他的评论感到惊讶。当他用手指指着身体轮廓图上的"机器"时，他说："我想这就是那4个攻击我的人，这就是他们藏在里面的东西。"当他看到自己其他的作品时，他能够回想起是哪些剪贴画打开了他内在的墙，让那些承载着秘密的碎片和它们的复制品互相靠近，也让那些与所发生的事情有关的记忆变得清晰。在霍华德以正确的节奏和正确的距离来与身体结盟时，身体就做好了准备，要告诉他一些事情，他也能够接收身体告诉他的这些信息。

有些儿童对用手指触摸纸张这件事持怀疑态度。他们很难找到一个"感觉之处"建立联结。并非巧合的是，"感觉"一词代表了两种体验："我感觉受伤了，我的手指感觉到了"（Rothschild，2000，p.56）。然而，在大多数情况下，手指在纸上的触感会激发个体过去的体验。简而言之，身体地图通过两种方式帮助处于解离状态的儿童：（1）它让儿童重新与自己的感觉和情绪建立联结；（2）它帮助儿童重新与自己的创伤经历建立联结，重新审视这些经历，即使儿童还没有准备好承认那一切。正如埃米莉所言（Santen，2014，p.89）：

　　"最开始有一个巨大的恐惧泡泡。你开始去感受，被身体轮廓图上看似单纯的感受所触动着，然后你开始有感觉了。你可以去想象这台机器。它让一切变得清晰，也描绘了一个结构。你可以看到一个正在制造恐惧的系统。然后你会发现那其中有一个核心，一个秘密，被保护在里面。"

第 7 章

面向创伤儿童的
沙盘治疗故事和沙盘游戏

移动故事疗法

Susanne Carroll Duffy

　　我们当中有多少人曾问过儿童"为什么"要做某件事呢？大多数情况下，我们得到的答案是"我不知道"。通常，儿童是真的不知道。对于儿童来说，语言总是排在最后。如果语言不是儿童的主要表达方式，那么什么才是呢？儿童的第一语言是感觉，他们是通过身体和情感的体验来理解世界的。他们从感觉开始，慢慢转向游戏，最后才是语言。这些不同层次的"语言"中承载着儿童的故事经历，也包含了遭受过创伤的儿童通往疗愈的必经之路，因为他们正是被困在了这些地方。

　　据 Perry（2006）解释，由于成长环境混乱和被照料者忽视，经历创伤的儿童正常的大脑发育受到了干扰。这种干扰会导致儿童出现情绪调节问题，并影响他们沟通、思考和与他人相处的能力。Perry 指出，治疗师采用的干预措施应与儿童的发展状况相匹配。治疗应当具有重复性，并且是愉快的。Perry 认为，当儿童能够更好地自我调节时，治疗就可以针对大脑中更高级并更复杂的部分。

　　故事、游戏和沙盘带给儿童的愉悦和感官体验，能帮助经历创伤的儿童体验自我调节、自我表达和学习。移动故事疗法（The Moving Stories method；Carroll Duffy，2014e）将治疗性故事（阅读疗法）与沙盘和游戏治疗相结合，是一种跨模式的创造性治疗方法。这种方法为创伤儿童和他们的治疗师、学校老师和照料者提供了交流的途径，让他们可以传递积极的治疗信息，用儿童的表达方式来反映他们最深层的感受（这些表达方式先于语言出现）。作为一种治疗工具，移动故事疗法可以被整合到一系列现有的儿童创伤治疗模型中。

　　本章将介绍，当人物角色在沙盘的剧场中移动时，治疗故事是如何变得生动起来的（例如图7.1）。用来讲述故事的道具被放置在装饰过的故事盒子里，儿童可以在一种特殊的游戏室——奇妙房间（Wonder Room）里使用它们。本章还描述了治疗师在选择故事、对儿童的游戏做出回应以及记录儿童对故事的反应时需要考虑的8个步骤。最后，本章会展示这一方法如何应用在针对经历创伤的儿童的个体治疗中。

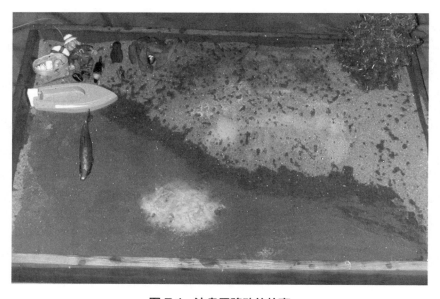

图 7.1　沙盘里移动的故事

在儿童治疗中运用故事

自古以来，人们就把讲故事作为教育和疗愈的方式。在经历创伤的儿童的治疗工作中，故事指的既是他们听到的故事（精心挑选的治疗故事），也是他们通过游戏或其他创造性媒介讲述的故事。为什么故事如此强大呢？这是因为，故事能够让儿童与自己遭受的创伤痛苦保持一个安全的距离。通过故事，儿童会了解到他们并不孤单，他们面临的挑战也有解决的办法。通过对故事的使用，治疗师能够以一种让儿童有参与感的有趣方式，教会他们一些应对的技巧，让他们可以更好地管理自己的情绪。与直接的对话相比，儿童在故事中更能充分地表达他们的情感。最后，治疗性故事表达了希望——希望自己能够感觉更好、感到安全以及更好地与他人相处。

在治疗中运用故事、诗歌和文学，这构成了一个独立的领域：阅读疗法。Hynes 和 Hynes Berry（2012）把阅读疗法描述为一种利用文学来促进精神健康的方法。他们指出，对文学的使用是一个互动的过程，在来访者、治疗师和所选的文本之间的关系中，成长会发生。阅读疗法中有两个共同的阶段：一个是接受阶段，治疗师会分享故事；另一个是表达阶段，来访者会对故事做出反应（Kaufman，Chalmers，& Rosenbery，2014）。或是像在相互讲故事的技巧中（Gardner，1993）有一个表达阶段（儿童讲故事），然后治疗师通过治疗性故事来对儿童做出回应。

沙盘和故事讲述

把故事讲述和沙盘疗法相结合，能够给创伤儿童的治疗带来很多好处。Badenoch（2008）指出，"沙盘游戏以身体为基础，在大脑边缘系统和大脑皮层展开，并跨越两个大脑半球，儿童的象征世界也随之展开并形成文字表达"（p.220）。儿童能够听见、看到、触摸沙盘里的故事，这种多感官体验不仅有助于孩子理解他们听到的故事，而且还能通过使用沙盘里的物件对故事做出回应，并找到表达的语言。

沙盘这种媒介对儿童具有天然的吸引力，而且不会让儿童感到不安。儿童不需要任何技能，就可以把沙子推到一起形成一座山或一个洞，清空一块空间来代表一片水域，或者把水倒进沙子里，玩湿沙游戏。在沙盘疗法中，和沙盘配套的架子上摆放着各种物件，它们象征着生活的各个方面，有助于儿童表达（图7.2）。例如，儿童可以找到各种动物、植物、房子、宗教人物、文化人物、汽车和不同角色，并把它们添加到沙盘的故事中。本质上，沙盘为儿童提供了一种多感官的象征性语言，儿童可以通过这种语言来理解故事中的疗愈信息，并表达自己的感受。

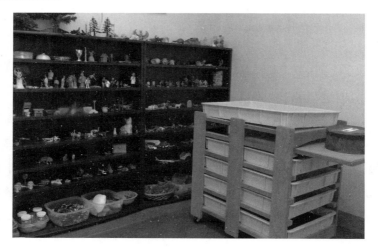

图 7.2　沙盘架、多层沙盘推车和移动故事盒

Copyright 2014 by By The Sea Seminars/Susanne Carroll Duffy. 经授权重印。

使用沙盘和故事的方法有许多。有些从业者会在学校里使用沙盘和故事，来帮助学生达成学业和行为层面的目标（Smith, 2012）；其他人则可能会使用荣格（"沙盘游戏"）视角下的沙盘和故事（Turner & Unnsteindsdottir, 2011）。移动故事疗法和更具互动性的沙盘故事使用方式联系得最为紧密，比如整合取向的艺术心理治疗师 Margot Sunderland（2008）和阿德勒游戏治疗师 Terry

Kottman（2001）所描述的方法。

游戏治疗和故事讲述

在治疗中使用游戏，特别是在儿童听完一个治疗性的故事（表达阶段）之后，能够增强儿童来访者的沟通能力，也有助于他们更好地处理听完故事之后产生的感觉。据 Landreth（2012）描述，儿童玩游戏是在感觉运动层面运用一些具体的物件，而这些具体物件象征着儿童所经历的一些事物。当儿童在理论模型的框架内做游戏（特别是使用沙盘）时，治疗师需要保持在场，而游戏治疗领域对于治疗师如何保持在场提供了具体的指导（Drewes & Bratton，2014）。治疗师可能会采取一种非指导性的立场（例如以儿童为中心的游戏治疗），也可能会采取一种更具互动性的立场（例如阿德勒游戏治疗）。Joyce Mills 是一名游戏治疗师，也是影响深远的《儿童治疗隐喻与内在小孩》[1]（*Therapeutic Metaphors for Children and the Child Within*）一书的合著者。她提出了故事游戏治疗[2]（Story Play™），这种方法利用的是故事隐喻和艾瑞克森取向游戏的力量。在移动故事疗法中，如果儿童在听完故事后选择做游戏，那么这个游戏会被理解为儿童对于故事的回应或是其游戏故事。治疗师与儿童来访者互动的具体方式取决于治疗师的理论取向、儿童的发展需求、治疗的阶段，以及最重要的，对儿童当前需求的调谐。

移动故事疗法

移动故事疗法是一种涉及多感官的、与儿童发展阶段相调谐的治疗方法，它整合了阅读疗法、沙盘疗法和游戏治疗。具有疗愈作用的故事提供了一个安

---

[1] 此书中文版于2022年由中国轻工业出版社"万千心理"出版。——译者注

[2] 目前其已变更为Story Play®。——译者注

全区域，能够温和地靠近儿童的痛苦感受，并为儿童提供一个新的视角。治疗性的故事被装在故事盒子里，构成了一个三维的图书馆。故事是借助沙盘里的道具被讲述的。在儿童体验了沙盘的治疗故事后，治疗师会邀请儿童玩游戏。儿童可以在沙盘上使用故事中的道具，也可以使用黏土、绘画或想象游戏等其他的表达媒介。当儿童通过游戏对沙盘治疗故事做出反应时，他们也就学会了在故事中表达自己：通过游戏故事（play-story）。这一切都发生在一个安全的支持性关系里，并且儿童乐在其中。

在游戏室里精心放置故事盒子的想法来自Jerome Berryman，他是一位圣公会牧师，提出了"儿童灵性培养（Godly Play）"（2005）。Berryman接受过蒙台梭利教学法的训练，因此尝试用道具将圣经故事呈现出来，而故事中所用的道具就被保存在木盒、托盘或篮子里，一同被摆放在整理得井井有条的低层架子上。和戏剧十分类似，讲故事的人既需要掌握故事的内容，也需要学习讲故事的动作。

在移动故事疗法中，儿童对故事的反应常常会涉及沙盘游戏。沙盘游戏的设计十分灵活，参与者每一步都可以在具有指导性和不具有指导性的操作之间进行选择。对于创伤儿童的治疗，Gil（2006）提倡一种有指令和无指令相结合的游戏治疗方法。本章描述了一种移动故事疗法的应用方式：在选择故事阶段使用具有指导性的游戏治疗手段，而在儿童对故事做出回应的阶段使用不具有指导性的手段。

在儿童创伤治疗中运用移动故事疗法

移动故事疗法的8个步骤（图7.3）为治疗师提供了一个灵活的框架，治疗师可以据此讲述、处理和记录与儿童一起使用的沙盘治疗故事。治疗师在团体或课堂中使用这些步骤的方式，不同于个体治疗或家庭治疗。儿童、治疗情境以及治疗师与儿童的关系决定了每一步具体该如何操作。根据儿童来访者的需要和治疗师的理论取向，治疗师可以使用有指导性或无指导性的方法。治疗师

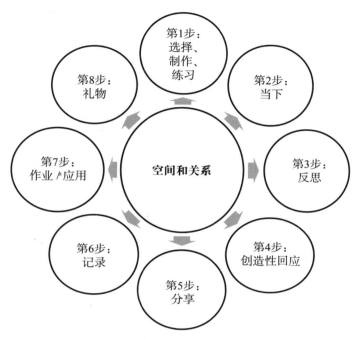

图 7.3　移动故事疗法的步骤

如果希望以敏感的姿态参与到治疗中，可能需要删减一些步骤，或在有指导性和无指导性的活动之间灵活切换。关于治疗师在创伤儿童的个体治疗中如何使用这一方法，下文将详细描述。

创造空间和关系

　　治疗师与儿童的关系和治疗的环境是移动故事疗法成功的关键。如前面提到的，在这一疗法中，游戏室被称为"奇妙房间"。所谓"奇妙"描述的是：（1）走进房间的儿童会体验到一种敬畏感，因为这里充满了讲述创造性故事的各种可能；（2）在移动故事疗法的"好奇（wondering）"阶段，儿童会开始思考故事的意义。奇妙房间的特点是房间的架子上放满了治疗所用的故事盒子，构成了一个三维立体的图书馆（图7.4）。每个故事盒子都有标签，盒盖上列出了盒子里包含的部件，便于治疗师将故事的各个部件存放在一起。

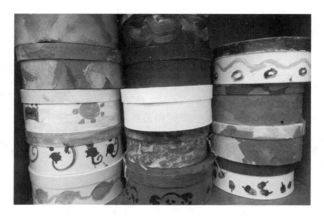

图7.4　治疗中用到的移动故事图书馆

Copyright 2014 by By The Sea Seminars/Susanne Carroll Duffy. 经授权重印。

　　奇妙房间里还有一个推车，上面放着不同颜色的沙盘（图7.2）。每个沙盘的长度和宽度约是60厘米和76厘米，深度是8~10厘米。沙盘的底部是蓝色的，象征着水。有些故事会用特定颜色的沙子来增添效果。例如，故事《黑黑熊》（*Black Black Bear*；Carroll Duffy，2014a）用于处理悲伤的感觉，因此治疗师会用黑色沙盘来讲述这个故事。还有一个"万能沙盘"，儿童可以在上面混合不同颜色的沙子。还可以在瓶盖上带孔的调味料瓶里装满不同颜色的沙子或水，来制造一些"特殊效果"。例如，儿童可以用装着水的瓶子来制造暴风雨的情境，或者用装有白沙的瓶子来制造暴风雪的情境。"特效"也可能涉及音乐。一些简单的节奏乐器，如雨声棒、拨浪鼓、铃和鼓，也可以在奇妙房间中找到。

　　摆放物品的架子，正如你在沙盘疗法中所看到的（图7.2），是奇妙房间里的另一个关键元素。如前所述，这些物品象征着生活的方方面面，比如自然、交通、房屋、动物、人物、文化小物件、神秘物品和宗教工艺品。儿童还可以使用一些艺术材料，如黏土、马克笔和颜料。最后，奇妙房间提供了各种游戏素材，如手偶、球、篮球框、服装和游戏。

除了创设环境外，治疗师还必须考虑特定历史、家庭和社区背景下儿童的特定情感和发展需求。生态系统游戏治疗的模型支持了这一观点（O'Conner & Ammen，2012）。在此模型中，治疗师在考虑游戏干预时，会考虑儿童的发展水平、治疗阶段和治疗目标。在移动故事疗法中，治疗师在整个治疗过程中都与儿童的反应保持调谐，也要保持灵活。例如，如果儿童想把特定的物件放在沙盘里，那么这个物件就会被摆到沙盘里。

第1步：选择、制作、练习

移动故事疗法的第一步是制订经过深思熟虑的计划。治疗师要选择一个治疗故事，制作一个移动故事盒，并计划如何在沙盘中讲述这个故事。

选择或编写故事

在选择故事时，了解儿童来访者的文化背景和家庭价值观是非常重要的。例如，猫头鹰代表着什么意义？许多人会把猫头鹰和智慧联系在一起，然而，对一些印第安人来说，猫头鹰则是死亡的预兆。治疗师选择的故事应该与来访者的文化和家庭的信仰及价值观相一致。根据 Sunderland（2008）的观点，治疗故事为来访者带来了希望和更多有创造性的应对方式。故事中的主人公应该经历着与儿童来访者类似的情感挑战。

治疗师也应该考虑特定阶段的治疗目标。例如，在治疗的初始阶段，如果治疗师担心儿童来访者曾经受过虐待，那么可能会选择《塔菲和隐形的魔法绷带》（*Taffy and the Invisible Magic Bandage*；Davis，1996）的故事。这个故事描述了一只名叫塔菲的狗，有一天她从森林里回来时，非常悲伤。她觉得自己的嘴巴上贴了一条看不见的绷带，并且认为如果开口说话，自己就会消失。后来，塔菲发现，她在和自己信任的大人交谈时会感觉好些。

《松鼠萨米和坚果》（*Sammy Squirrel and the Nuts*；Greene，2014）的故事教给儿童来访者应对的技巧和建立安全感的方式，这也是创伤治疗的共同目标。松鼠萨米在一场暴风雨中幸存了下来，但与母亲分开了。从那时起，她开始囤积坚果。后来，她通过熊学会了如何重新建立安全感，而且也知道当她晚上感到害怕的时候，她可以和家人交谈。

要教给创伤儿童一些情绪调节和放松的技巧，治疗师可以选择《克劳德开飞机》（*Claude Flies an Airplane*；Simpson, 2014）的故事。在这个故事中，兔子克劳德很愤怒，他跳上一架飞机，然后起飞了。然后他意识到自己失去了控制，不知道该如何着陆。他害怕了。一些鹅听到了他的哭声，于是教他如何让飞机降落，并且引导他慢慢地用鼻子吸气和用嘴巴呼气。在他们的支持和引导下，克劳德安全着陆了。

很多经历了创伤的儿童需要换一个视角来看待创伤。有一个故事有助于实现这一目标，叫《凡事都看到积极一面的女人》（*The Woman Who Saw the Good Side of Everything*；Tapio, 1975）。故事里的女人和她的猫经历了一系列由下雨引起的灾难——野餐被毁了，花被淹了，房子漂走了，最后还漂洋过海到了中国（雨就是从那里开始下的）。尽管经历了这一切，她还是看到了事情积极的一面。

在治疗结束的阶段，《出现》（*Emerging*；Carroll Duffy, 2014b）的故事能够展示治疗的旅程。《出现》改编自流行故事《努力》（作者不详），讲述了一只蝴蝶懂得了破茧而出的那份艰辛能为日后的飞翔提供力量的故事。

在沙盘中讲述的故事应当是简短的，并能够反映儿童的参与能力。《有教育和疗愈作用的故事》（*Therapeutic Stories that Teach and Heal*）是一个很好的故事资源库，治疗师可以对其中的故事进行改编并运用到移动故事疗法中（Davis, 1996）。这些故事通过隐喻来解决经历过创伤的儿童所面临的常见问题，如做噩梦、害怕自我暴露、恐惧作证、自我感觉受损和情感调节问题。故事的另一个来源是移动故事疗法的线上图书馆："在海边"研讨会（By The Sea Seminars）。治疗师也可以自己创作治疗故事。故事的副本应保存在奇妙房间的活页夹中，便于参考移动故事疗法图书馆里的内容。

制作移动故事盒

治疗师一旦为某个孩子选择了故事，下一个任务就是制作移动故事的故事盒子。这可以是一个沉思的过程，在这个过程中，治疗师内化并拥有了这个故事。盒子里装着故事，盒子的外面装饰着体现故事特点的符号元素。治疗师可以用烘烤过的黏土来塑造人物，甚至用木棍、石头和大理石来表现故事的各个方面。对于已经尝试过沙盘疗法的治疗师而言，故事中需要的许多物品都可以在沙盘架上找到。

每个移动故事盒里都会有一个符号或礼物。这些礼物并不昂贵，它们象征的是故事中某些重要的方面。治疗师每次讲这个故事，都会送一个现成的礼物给听故事的孩子。礼物可以很简单，比如一个故事角色的剪贴画。

在沙盘里练习

故事盒一旦制作完成，治疗师就可以开始在沙盘中计划故事的布局和顺序。治疗师不需要记住故事的一字一句，重要的是记住故事里各个事件的先后顺序以及如何在沙盘中描绘这些事件。治疗师是一个戏剧里的导演——要考虑如何在沙盘中设置场景，如何放置和移动物件，以及如何制造吸引人的特殊效果，让儿童可以更多地参与其中。在完成这些计划之后，治疗师必须放下自己的期望，把儿童在治疗中的反应放在首位。

第2步：在沙盘中呈现故事

下一步是在沙盘中呈现故事。在运用指导性的方法时，治疗师会说："今天我给你准备了一个故事。你能帮我把沙盘准备好吗？"这样儿童就能参与准备沙盘。例如，如果故事中有水的元素，治疗师就可以问："我们应该把水放在哪里？"并让儿童清空托盘中的一个区域。儿童通常会从架子上选一个物件，并把它融入沙盘故事里。把这些物件纳入故事里是非常重要的。治疗师可以根据每个孩子的情况，调整故事主人公的性别或故事的情感主题。为了与来访者保持调谐，治疗师会用不同的方式给不同的孩子讲述故事。

布置完沙盘场景后，治疗师会邀请儿童去对这个故事做一些思考。治疗师可能会往盒子里瞄上一眼，然后和其中的一个角色说话，或者让盒子跳起来，增加儿童对故事的期待。治疗师也可以在故事开始前举行一个仪式，让儿童为故事的开始做准备。例如，治疗师可以说："看这里，听听雨声棒的声音。当它的声音停下来的时候，故事就会开始。"

在讲故事的过程中，治疗师会注意儿童的反应，并想办法让儿童参与进来。例如，如果下雨是故事的一部分，儿童可能会摇晃一个装着水的调料瓶，把水洒到沙盘上，或者在整个故事中反复吟唱某句台词，又或是为故事提供其他音效。儿童也可以做动作和加入情节，参与故事的讲述。当故事结束时，治疗师会在沙盘上方慢慢地挥手，带着关切地说："我讲的故事到此结束了。"

第3步：对故事进行反思

故事结束后，治疗师会问一些反思性的"引人思索的"问题。这些问题可以加深儿童对故事的理解。在个体治疗中，特别是对发展阶段上比较年幼的来访者，治疗师可能会跳过反思的步骤，因为坐在沙盘旁边的儿童会非常渴望玩耍。

治疗师可以根据"引人思索的问题"来对故事的目标做出调整。例如，治疗师可能会探索故事中儿童觉得重要的部分，特别去关注儿童喜欢的部分，或是他/她不喜欢的部分（这一点同样重要）。问他们在故事的哪一部分里看到了自己，或者他们会如何改变或续写故事，这总是很有趣的。当儿童做出反应时，治疗师会把全部注意力放在儿童提到的沙盘区域上，并且镜映儿童的回应。答案没有正确或错误之分。重要的是，治疗师允许儿童从故事中获取自己需要的任何东西……而不是治疗师希望儿童学到的东西。

第4步：对故事的创造性回应

第4步是引出或仅仅是接受儿童对故事的创造性回应。这是表达阶段，治疗师和儿童会展开一段关于故事的对话。在这个阶段，治疗师变成了故事的倾听者。

同样，治疗师可以用不同的方法来处理这个阶段的工作，在有指令和无指令活动之间自由选择。这里提供一个不使用指令的方法，让儿童自主选择回应的方式。讲完故事后，治疗师可能会简单明了地对儿童说："现在轮到你玩了。"这时，治疗师就变成了故事的倾听者，并会把儿童在游戏室里做的每一件事情都视为对故事的回应。

有时，儿童会在沙盘里开始叙述一个完全不同的故事；有时，他们会对故事进行扩充，并从架子上取下一些物件，为故事添加角色。作为故事听众，治疗师要在儿童需要的地方提供支持。例如，如果儿童想让一个男人骑在马背上，那么治疗师就要找一些黏土把这个男人粘在马背上。有的儿童会希望治疗师在他们讲故事的时候，把他们的故事记录下来。还有一些儿童会希望治疗师和他们一起在沙盘或奇妙房间里玩。一般而言，治疗师不会问问题，比如在以儿童为中心的游戏治疗中（Landreth, 2012）。听故事就是参与儿童游戏的过程。不管儿童选择什么样的创造性表达方式，故事都是他们自己的。而治疗师是一个敏锐的观察者，留意着儿童游戏故事中的每个细节。

第5步：分享

第5步是让儿童分享自己对于故事的创造性回应。在个体治疗中，如果儿童创造性的回应是一个具体的产品，如沙盘图片、绘画、诗歌或者书面的故事，那么治疗师可以安排这样一个步骤。但如果儿童对故事的回应是积极地做游戏，而且治疗师也积极参与了游戏或是在其中发挥了作用，那么就可以不再安排另外的语言加工或分享步骤。

这一步骤的具体操作不尽相同，取决于治疗师的理论取向。例如，沙盘-世界游戏[1]（Sandtray-Worldplay™；DeDomenico, 2000）常用的方法是，治疗师在倾听完儿童的故事回应后，可能会选择将自己所看到的创造过程反馈给儿童。治疗师可以给不同的物件配音，让它们彼此交流，或者邀请儿童体验不同的象征物，从而进一步深化这个创造性过程。在这个模式中，分享需要儿童和治疗师一起，共同发现儿童创造性回应中的意义。

---

[1] 目前其已变更为Sandtray-Worldplay®。——译者注

第6步：为治疗师和儿童记录故事

在听完儿童的创造性回应/分享后，治疗师会把这一体验总结为一个故事，并把故事记录下来，与儿童创造性回应的照片放在一起。接下来，治疗师可以问："这个故事的标题是什么？"在治疗全程，儿童的故事/图片都会被保存在活页夹里。活页夹里的资料包括儿童听到的移动故事的名字，他/她对故事的创造性回应的照片，对于儿童创作的故事的总结，一个标题，以及儿童收到的象征物/礼物。儿童可以随时回顾这些故事，尤其是在治疗结束时。这个故事集帮助儿童建立自尊，也是关于他们治疗体验的记录。随着时间的推移，治疗过程趋向于让儿童主导故事的叙述，甚至是自己制作移动故事的盒子。当儿童似乎因为故事没讲完而不愿结束治疗时，治疗师可以说："也许这是一本章节书，你可以在下一次治疗中继续讲这个故事。"有时，儿童确实能创作出一本完整的"书"。

关于资料的存档，治疗师还需要记录故事中涉及的目标/主题、儿童游戏的情感主题、游戏和活动的本质，以及治疗师给的家庭作业或象征物/礼物。治疗师也可以根据儿童的游戏反应，记录下和将来的故事相关的想法。通过这种方式，关于治疗故事的对话得以继续。

第7步：家庭作业/应用

这一步骤鼓励治疗师思考如何将治疗故事推广到治疗过程之外。治疗师可能会提出一个引人深思的问题让儿童思考，或把一些问题布置成一项具体的作业。有些故事很适合作为家庭作业。例如，在《我很抱歉》（*I'm Sorry*；Carroll Duffy, 2014d）的故事中，儿童学习了蒙台梭利法，懂得使用"和平玫瑰"（The Peace Rose；Jewell, 2006）来解决冲突。为了让儿童在治疗之外应用这一技能，治疗师可能会布置家庭作业，让儿童练习如何解决冲突，就像故事中驼鹿玛吉和麦基所做的那样。儿童的照料者也可能会有家庭作业。例如，在听完一个鼓励积极自我关注的故事后，治疗师可能会要求父母去关注孩子身上积极的品质。

第8步：礼物/象征物

对于经历过创伤的儿童而言，收到礼物可以促进他们和治疗师之间的关系。礼物传递着滋养，而且可以作为治疗体验的记录和治疗小节之间的过渡性客体。在儿童听完一个移动的故事后，故事中的象征就变成了一份礼物，代表着对儿童而言很重要的方面，或者可能象征着治疗体验本身。例如，在《松鼠萨米和坚果》（Greene，2014）的故事中，礼物可能是一个橡子。

礼物不需要花钱购买。治疗师可以简单地用剪贴画或贴纸来制作一套现成的象征物。沙盘故事的照片也可以是一份简单的"礼物"。如果移动故事是治疗的常规部分，治疗师可以找一个方法来保管礼物。例如，治疗师可以把沙盘图片打印在名片大小的纸张上，并将这些一起保存在名片袋里。儿童可以做一个黏土碗或药包来装礼物，或者用故事里的象征物来做一个有吊件的手镯。

治疗案例

这一案例基于多个针对创伤儿童的治疗经历，其中都使用了《巨型植物》（*The Giant*；Carroll Duffy，2014c）的故事。在故事中，森林里发生了火灾，松鼠的森林朋友们都逃走了，只剩下她躲在一棵巨大的红杉树的顶部。松鼠看着森林被烧毁，感到孤独、悲伤和深深的恐惧。即使大火过去，世界也似乎永远不会恢复原样。然而，这场火灾带来了一些意想不到的东西——小红杉树，和一个新森林的开始。这个故事鼓励个体在面对丧失和创伤时，要保持心理韧性和希望。图7.5是一个表现故事内容的沙盘场景。

萨拉的移动故事治疗

萨拉是一个10岁的寄养儿童，她的母亲已不在人世。她成长在家庭暴力和药物滥用的环境中，出现了焦虑、做噩梦和抑郁的症状。萨拉的治疗进行到中间的阶段。她已经建立了应对技巧，焦虑和抑郁水平有所降低，并且交了一个

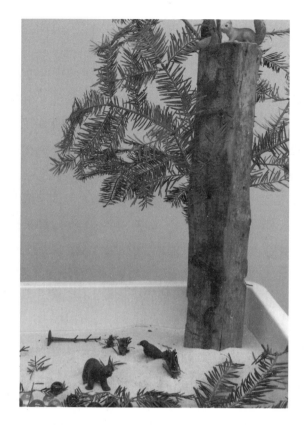

图 7.5　《巨型植物》故事的沙盘场景（Carroll Duffy，2009b）

Copyright 2014 by By The Sea Seminars/Susanne Carroll Duffy. 经授权重印。

朋友。在治疗室里，她在沙盘的故事中找到了一种自然的表达方法。治疗的第一部分由治疗师主导，随后是儿童主导的时间，萨拉可以自主选择回应的方式。她的回应通常是在沙盘里放很多物件，有时还会扩展到第二个沙盘。

第1步：选择故事、制作故事盒子和实践

治疗师之所以选择《巨型植物》这个故事，是因为它能够捕捉到创伤和丧失给萨拉造成的痛苦，同时带来了希望。这个故事盒是用一个装饰过的盒子做成的，里面装了来自沙盘架上的几只森林动物。巨大的红杉树是用一根木柴做

成的。治疗师用红色的纱巾把"巨型植物"盖住，这样，在把它放到沙盘里的时候，这棵树的巨大会让萨拉感到惊讶。治疗师把故事的计划写在一张纸上，然后进行了排练。

第2步：呈现故事

在治疗开始时，治疗师告诉萨拉，自己为她准备了一个新的故事。萨拉很兴奋，帮着搭起沙盘，用画笔扫开沙子，空出一条小溪。随着故事开始，治疗师问她是否想见"巨型植物"。她略带焦虑地说"想"，于是治疗师把那棵树呈现在她的面前，然后揭开了纱巾。随着故事展开，萨拉入迷了。她用调料瓶里的红沙来表现不断靠近的大火，用调料瓶里的水来展示浇灭大火的冷雨，最后用黑色的沙子来表现大火造成的破坏。

第3步：反思

治疗师察觉到，萨拉非常渴望玩关于这个故事的游戏。由于不想打断她的活动，治疗师没有提出"引人思索的"问题。

第4步：创造性的回应

故事讲完后，治疗师说："现在轮到你玩了。"萨拉选择在沙盘里默默地继续着故事。她往沙子里加水，为森林里的动物做了一个洞穴，然后在河上造了一座桥。她从架子上找到了植物摆件，让森林恢复了生机。萨拉用自己一贯的方式装点着沙盘。她从架子上找到一个消防员，把他放在动物旁边。她专心而安静地工作着。治疗师镜映了她的情感，也保持着沉默。萨拉无法让所有的花都保持直立，于是治疗师主动提出帮忙，她很高兴地接受了。最后，萨拉抬起头说："完成了。"

第5步：分享

治疗师邀请萨拉来讲述她的沙盘故事。她描述道，动物们回到森林里，需要新的家园，在那里他们会远离所有的危险。她最喜欢熊，因为熊最强壮。她为松鼠感到难过，因为火灾发生的时候，松鼠被孤零零地落下了。然后她想到了那棵大树，觉得松鼠并不孤单。她一边说着，一边决定给每只动物一些食物，于是去架子上找坚果。治疗师聚精会神地听着。在萨拉看上去已经讲完了故事的时候，治疗师问："我想知道，在这个故事里，你在哪儿？"萨拉认为自己是"巨型植物"，经历过许多暴风雨。

第6步：记录

在萨拉讲完故事后，治疗师邀请她为自己的故事拍一张照片。治疗师总结道："大火过后，森林里的每只动物都回来了。它们给自己挖了安全的洞，也吃了坚果。森林又长回来了。"萨拉对这个总结很满意，补充道："别忘了消防员。他保护着动物和森林，所以再也不会发生大火了。"治疗师把这个重要的细节补充到她的故事中，并问她该给故事起什么名字。萨拉回答说："回家。"萨拉离开后，治疗师把照片、故事和故事的题目都放入了活页夹，和她的其他故事放在一起。

第7步：家庭作业／应用

在治疗结束时，治疗师短暂地看到萨拉和她的养母在一起。考虑到她的故事所引出的养育和家庭的主题，治疗师鼓励她们在接下来的一周中共同度过一段"特殊的时间"。萨拉想和养母一起粉刷自己的卧室。

第8步：礼物／象征物

萨拉得到了一个松果作为故事体验和"新开始"的象征。在之后的故事中，她为沙盘里的其他动物建造了家园，继续着安全的主题。

<h1 align="center">— 本 章 小 结 —</h1>

　　移动故事疗法是一种跨模式的创造性艺术治疗过程，它为经历创伤的儿童提供了一种途径，让他们真正聆听到治疗中的信息，并用他们自己的语言——游戏语言、符号和故事对此做出反应。这一方法中的8个步骤指导着治疗师作为故事叙述者和倾听者所做出的干预。移动故事疗法是一个灵活的工具，可以应用在不同的治疗模型中。尽管本章的重点是在个体治疗中使用这种方法，但在家庭治疗、团体治疗和班级中应用这种方法也能使创伤儿童受益。应用此方法的第一步是让自己开放地面对游戏语言、故事和沙盘。经历过创伤的儿童十分脆弱，却也有着很强的心理韧性。治疗师以充满意义的个人体验作为根基，就能理解他们深刻且神圣的语言。

第 8 章

针对难民儿童和幸存儿童的舞动治疗

疗愈之路是创造性的过程

Amber Elizabeth Gray

　　根据定义，难民是流离失所的人。无论是留在本国境内的内部流亡者，还是逃离国境的难民或寻求避难者，都经受过某种形式的迫害，导致他们逃离故土。他们都有过逃难的经历，其中有的人仍然处于逃难的状态，有的正在一个全新而陌生的环境中重新定居。这种经历对儿童而言尤其痛苦，并充斥着不确定性。儿童的安全感、信任感和人际关系会因此受损。当家人或者儿童自己经历了折磨，儿童内在的安全、信任和人际关系的根基就会被摧毁。这意味着，这些儿童的童年经历原本可能导向健康的发展，并给他们成为健全的个体打下坚实的基础，然而却被暴力、恐惧甚至对生命的威胁所破坏了。许多这样的儿童来自贫困的家庭，或被亲生父母抛弃，体验着露宿街头的耻辱。他们还持续遭受着社会群体的排斥，长期暴露在创伤性事件和环境中。我们许多人将童年里那些美妙、有着基础保障、安全而滋养的部分视作理所当然，但对于许多难民儿童和其他在负性事件中幸存下来的儿童而言，这些都是完全陌生的。

　　人们通常认为，每个经历过战争、飓风、洪水、枪击或家庭暴力的个体都会受到创伤。然而，并不是所有经历过创伤事件的儿童都会受到心理创伤。但是，经历了本章中描述的事件，特别是在儿童期这一发育的关键期，会增加儿童罹患创伤后应激障碍或出现创伤反应的风险。通常，儿童的生活在短期或长期上会受到改变。

正如Perry（2014）所述，运动或许能够促进大脑的可塑性（或者的确会让我们的大脑"成长"），从而增强学习能力、促进疗愈和提升幸福感。本章讨论了舞动治疗在6—18岁的创伤儿童和青少年中的应用。本章描述的大多数案例都发生在两个跨文化的治疗情境中：一个是在美国科罗拉多州丹佛市为经历过折磨和战争幸存者设立的项目，另一个是在海地为贸易禁运期间的幸存者设立的项目。本章首先会简短地介绍舞动治疗的理论背景，随后会提供治疗案例，并引用相关的理论和研究，涉及创伤知情照护、神经可塑性和多层迷走神经理论（Porges，2011）等领域。这些理论和实践都支持如下观点，即舞动治疗这一调动身体的创造性艺术方式，能够用于治疗受到创伤事件影响的儿童。

舞动治疗

舞动治疗是一个针对康复过程的整体性框架，也是在创伤知情照护的背景下一种强有力的治疗方式。在描述动作和大脑之间的关系时，Perry（2014）写道："对下层大脑最有力的输入来自你的身体，而最大的反馈来自躯体肌肉运动信息……身体和大脑之间有节奏的输入和输出循环具有舒缓、调节和组织的功能。触摸和动作的的确确能够让大脑成长。"

舞动治疗既是一种创造性的艺术治疗，又是一种基于身体的心理治疗方式。很显然，舞动治疗处于这两种越来越受神经精神病学研究支持的治疗分类中间的十字路口，因为它整合了身体感觉、作为主要表达性语言的动作，以及舞蹈所具有的创造性和表达性特质。包括舞蹈在内的艺术，一直是一种表达生活体验的声音，其历史比医学或心理学的历史都要更长。艺术作为一种处理痛苦、疼痛，以及庆祝和疗愈的手段，长久以来都为人类和社群服务。

舞动治疗被定义为一种在治疗过程中使用舞蹈动作来促进心智、身体和精神整合的心理治疗方法（Levy, 2005）。舞动治疗的核心前提是，身体的动作反映了个体内在的情绪状态（Kornblum & Halsten, 2006）。身体上的变化，如动作行为、姿势和肌肉紧张度的变化，影响着个体的情绪功能。不同于使用传统心理疗法的治疗师，舞动治疗师认为，个体的历史、思想、感受和行为，与他们的身体之间有着复杂而不可否认的联系（Levy, 2005）。

对于受创伤影响的儿童，舞动治疗是一种尤其有效的治疗方法，能够帮助他们积极参与并实现发展阶段中的重要目标。实现这些目标的过程可以被视为创造性的，因为一个"成功的"童年就像是一个成长的仪式，是由结构、自发性和探索所促成的。我们只需要观察有爱心的照料者和不安的婴儿之间那种具有抚慰和调节作用的互动，就能看到照料者为婴儿提供的神经和情感层面的调节结构，以及一个予人希望的安全环境。这种结构在婴幼儿充满好奇心的阶段被不断地强化，引导着婴幼儿早期的动作，包括躺在地板上、头转向发出声音或移动的物体、摇摆、挪动、爬行，并最终站立和行走。这种顺序发展的动作过程实际上是结构和足够安全的环境之间的"螺旋舞"。这里所说的结构会受到个体生理发展与环境之间的互动的影响，而足够安全的环境则是让个体得以探索外界并与空间和他人产生创造性经历的场所。这些是我们内感受能力和外感受能力最早的基础。事实上，如果我们把童年的发展轨迹描述为一个创造性的过程，那么这个过程受到的由伤害、创伤或疾病引起的破坏，只能通过让儿童参与其中的创造性方式来修复。舞动治疗让个体得以"穿越"创伤性记忆，体验更积极的记忆，将其作为一种具身的创造性体验。用 Fran Ostroburski（2009）的话来说便是："孩子们用身体来讲述自己的故事。他们似乎更喜欢做动作。当成年人用这种他们喜欢的方式加入他们时，孩子不仅会感到被看见，而且会感觉被听见了"（p.156）。

舞动治疗是一种整体性的心理治疗方法，它整合了发展中的自我的各个方面：生理、情绪、认知、精神和行为。同时，舞动治疗也是公共的、社会的和家庭的治疗方式。生存意味着被赋予形体，而行动就是探索人性最基本的语言：我们从出生开始就使用的语言。如果说动作是第一语言，那么舞蹈就是我们第一语言的创造性表达。

创伤、记忆和舞动治疗

成人和儿童的创伤记忆通常是感觉运动记忆和基于图像的记忆（Herman，1992；Rothschild，2000；Terr，1986；van der Kolk，1994；van der Kolk，Hopper，& Osterman，2001）或基于非言语的"包裹"（Siegel，2012）。据Porges（2011）阐述，这些非言语记忆的根源，是个体在创伤暴露中面对危险和生命威胁时做出的生物和生理反应，涉及更原始的行为和生存策略的回归。Siegel（2012）将经历创伤的瞬间描述为这样的时刻："受害者可能将注意力集中在环境的非创伤性方面，或集中在自己的想象力上，这样至少在一定程度上逃离了创伤。分散性注意力（divided-attention）的研究表明，这种情况会导致创伤经历的某些部分被隐性而非显性地编码了。"

作为一种基于身体的治疗，舞动治疗可以解开创伤体验的内隐记忆，并借助想象力来帮助个体恢复健康。如果将人类的语言描述为一个连续谱，始于知觉、声音和动作这些原初的沟通方式（胚胎期和婴儿期），随后发展到符号和想象的世界，并最终进入口语交流的阶段，那么身体动作和意象的象征性领域对于理解儿童的体验便是非常宝贵的。从受孕到成人，个体的发展遵循一个交织着身体发育的序列发展轨迹，而语言发展是这一序列的终点。

Porges的多层迷走神经理论和舞动治疗

Porges博士（2011）提出的多层迷走神经理论阐明了哺乳动物神经系统的进化对人类行为的影响。从临床角度来看，多层迷走神经理论强调了在个体发展过程中安全和人际关系的重要性。Porges的工作重新确立并强化了这样一种观念：真正有帮助、有意义的治疗中最重要的一点，或许是在安全的环境中建立人际联结。从身体的角度来看，在人际空间中检测安全特征或证据的"首选"之处是人们的脸。Porges认为，"交往规则"依赖于言语的韵律、凝视、面部表情、情绪和情感、社交中的姿势和状态调节（S. Porges，私人沟通，2010；Porges，2011，pp.191-192）。社会参与中任何这些方面的缺陷都可能导致被归为精神疾病的障碍。

　　多层迷走神经理论将社交参与描述为一种生成的适应性行为，起源于一条分支（背侧和腹侧）神经——迷走神经的发育。迷走神经也被称为第10对脑神经（以前也称为肺胃神经）。这一社会参与系统描述了支撑和引导我们与环境互动的生理、生物学和神经学过程——全部通过迷走神经。［"社会神经系统"这一术语指的是5种特殊的横纹肌（体运动）传出神经，即脑神经（5，7，9，10，11），支配着由鳃弓（原始腮弧的进化物）进化而来的躯体肌肉。］这些高度进化的结构是为了适应更复杂的生理系统的需要，比如对氧的需求量增加和伴随而来的代谢需求增加。这一社会神经系统包括了涉及吮吸、咀嚼、微笑、眼球运动、发声、面部表情的神经回路，以及转头、指向和心脑连接的神经回路。

　　根据Porges的模型，迷走神经（特别是与社会参与相关的腹侧迷走神经回路）对交感肾上腺神经回路有抑制作用，而交感肾上腺神经回路在个体面临危险时会起到调动身体的功能。腹侧迷走神经可被认为是我们选择如何与环境以及环境中的人互动的"指路之星"。这条神经通路提供了神经生物回路系统和线索，能够促进个体社会交往和人际关系方面的能力。根据不同的年龄和发展水平，儿童会依赖于人际关系和安全，这是他们在面部表情、目光接触和他人的微笑中体验到的，也是最初的照料者帮助他们进入和离开环境（空间）、他们的身体（重量）和他们与其他人的关系（时间）的方式（见表8.1）。面部表情、凝视、语音和姿势是我们在交流中传达安全感的主要非言语方式。换言之，传达安全的不是语言，而是我们的生理部分。我想从理论的角度补充一点：由于"用语言表达感受是对心脏迷走神经调节的反映"（Porges，2013，p.10），面部表情、语音和凝视或许的确可以被认为是心脏的反映。调节社会参与的神经连接和与健康状态、幸福和康复的神经连接是相同的。舞动治疗可以直接触及Porges所描述的人类行为的神经学基础，因为它整合了面部表情、发声、倾听、动作中动态的变化（即"动作韵律"）以及肌肉张力和活动。

表 8.1 在儿童工作中使用空间、重量和时间维度的实用技巧

在舞动治疗中，考虑儿童如何使用空间、重量和时间，这是治疗中使用评估和干预工具的关键。对于儿童发展及其社会参与、与他人交往、在外界活动并与世界建立联系的能力而言，这些维度构成了神经学、生物学和生理学的基础。以下活动结合了这 3 个方面，可适用于个体治疗、家庭治疗或团体治疗。

空间气泡。对于 4—18 岁的儿童和青少年，治疗师可以使用适合来访者年龄的语言，以及适合其年龄和文化的音乐，来调整和优化以下活动。

1.你和我们现在所处的空间之间的关系是什么样的？在这个房间里找到你想要开始活动的地方。单脚站立，看看你的胳膊和另一条腿能伸多远，以此建立你的空间气泡。想象一下，你可以伸展的最远距离就是你个人空间气泡的边缘。

2.现在，站在你的空间气泡里保持不动。如果你愿意，想象一下你的空间气泡的颜色和形状。对你需要的尺寸做一些调整——比如，也许你不希望它延伸到你能触及的最大范围。[对于潜伏期（latency-age）的儿童，可以让他们把空间气泡想象成某个动作片主角或英雄人物的颜色、形状或特点。而对于青少年，则可以让他们用英雄、喜爱的人物或符号来装饰空间气泡。]

3.待在你的空间气泡里，开始看看空间气泡周围的外部空间。你在这个空间里感觉如何？[如果儿童需要语言提示，你可以用安全、舒适、熟悉、快乐或恐惧等词来提示他们。]看看其他待在各自空间气泡里的人。当你知道所有人都和你在同一个空间里时，你有什么感觉？

4.当你准备好时，离开你的空间气泡，去空间里四处走走。在走路的时候，关注一下自己的重量，留意脚踩在地板上的软硬程度。你会感觉自己的整只脚都踩在地板上吗？你的整只脚是同时着地，还是前脚掌或后脚掌先着地？你会如何描述自己脚落地的方式？[注：脚与地面的接触是一种形容重量的方式。]两只脚落地的方式一样还是不一样？

5.继续前进，感觉自己变得非常、非常的重。每踏出一步（或每一次呼气）你都变得更重。现在留意你的脚是如何着地的。跟刚才比有变化吗？

6.继续前进，你变得更重了。走路是越来越容易了，还是越来越困难？是更舒服还是更不舒服？当你变重的时候，你在这个空间里[或者与这个空间的关系]感觉如何？还记得你在自己的空间气泡里的感受吗？现在你变得很重，你的感觉和之前一样还是不一样？当你很重的时候，走动起来舒服吗？当你很重的时候，走动起来是容易还是困难？

7.站着不动。保持静止和沉重是什么感觉？你能坚持多久？

表 8.1 在儿童工作中使用空间、重量和时间维度的实用技巧（续表1）

8.让那种沉重的感觉过去吧。现在可以畅所欲言，你可以分享你想到的任何能够描述沉重所带给你的感受的词语或短语。［注意：带领者可以记下这些词或短语，以便日后用于了解来访者的内心状态、情绪、意象和信念。］

9.重新开始走路，注意自己走路的方式和脚着地的方式是否发生了变化。如果有，这就是你对于重量感知的变化。

10.现在想象你每走一步［或每呼吸一次］都变得更轻。当你变得越来越轻，留意你的体重发生了什么变化。你的脚与地面的接触方式和以前一样吗？你的脚在地板上停留的时间和之前一样长吗？假设你会飞，注意你的脚和地板之间的关系。这种体验是什么感觉？［再次强调，必要时治疗师可以提供适合来访者年龄的语言提示，如自由、令人害怕、脚踏实地或飘在半空等。］在接下来的一点时间里，尽可能地让自己变得轻盈，感受一下在空间中穿行的感觉。

11.你是否觉得我们正在行走的这个空间发生着变化？如果是，发生了什么变化？

12.现在休息片刻，保持不动。站在这个空间里是什么感觉？你还记得第一次站在自己的空间气泡里的感觉吗？你现在感觉如何？变得轻盈给你带来了什么影响？

13.现在让我们用时间来做游戏。当我们在这个空间里移动时，我们会改变速度。让我们从快的速度开始吧——越快越好！继续前进，越来越快，越来越快！在这个空间里快速移动是什么感觉？所有人都和你在同一个空间里，你觉得快速移动舒服吗？如果整个房间里的人都在快速移动，你也快速移动，那会是什么感觉：自信？害怕？快乐？可笑？有压力？

14.将"快"的活动暂停，休息一下，保持不动。你的身体有什么感觉？快速移动如何影响你的心脏和呼吸？如果你愿意，请分享一些描述你现在感觉的形容词或短语。你可以描述身体的感受［感觉］，身体的动作［生理］，情绪或感受，或你的任何想法。［同样，如果需要语言提示，可以提供一些备选词汇，比如刺痛的（感觉）、心跳加速的（生理）、激动的（感受）、疯狂的（想法）。］

15.好了，现在让我们试试"慢一点"。慢慢地开始移动，非常，非——常——的慢。你对重量的感觉有什么变化？你的脚和地面接触的部分是变多还是变少了？当你只能慢慢走的时候，要安全地穿过这个空间，会有什么不同的感觉吗？跟快速移动时相比，你现在看到满屋子移动的人，会有不同的感觉吗？如果有，具体是哪里不同？

16.现在尽可能慢下来——慢一点，慢一点，再慢一点，直到你停止移动。站在原地。再一次，留意你的身体，你的感觉，还有你的想法。

17.环顾四周。现在这个空间看起来如何？你在这个空间里感觉怎么样？

表 8.1　在儿童工作中使用空间、重量和时间维度的实用技巧（续表2）

18.回到你原来的空间气泡中，待在里面。留意一下现在当你从气泡里面环顾这个空间时，它看起来是否和之前不同。如果感觉是，那么是在哪方面不同？是你的重量不一样了吗？是你对时间的感觉吗［你觉得现在快了还是慢了］？还是你的身体、感受或想法？你可以大声说出你现在的感觉。

19.看看房间里待在其他空间气泡里的人。你现在对他们有什么看法或感觉？

20.你的空间气泡的大小和颜色还和刚才一样吗？气泡的装饰呢？

21.关于这次体验，分享任何你想要表达的内容。

对于年龄较小的儿童（4—8岁），可以简化这项活动，并增加游戏的部分。例如，使用富有想象力的语言和音乐促进活动。选择一首儿童喜欢的歌曲，让他们动起来。然后，邀请儿童参与游戏，可以使用如下的提示。

- "像云一样飘……像浮标一样浮在波浪上……像天使一样飘。"
- "砰！就像爆米花机里的爆米花一样！"
- "走路，就像脚陷在了泥里一样地去走，或者像赤脚走在雪地上一样！"
- "乘风破浪。"
- "像秋叶从树上落下一样飘浮着。让风把你吹来吹去！"
- "像大象一样移动……像蛇一样移动……像豹子……像袋鼠。"

发展、儿童期创伤和舞动治疗

与发展心理学一样，舞动治疗认为人类的发展是一个顺序过程，涉及内在世界和外在世界。与其他疗法相比，舞动治疗会更直接而动态地将身体的参与整合到治疗中，将身体看作是人类所有体验的场所。即使在没有直接调取记忆的情况下，个体也可以通过姿势、肌肉张力、呼吸和动作模式来传递着记忆。如果不通过移动"停滞"的能量来解决和处理这些模式，经历创伤并受创伤影响的儿童可能会将这些模式带入成年生活。所有的循证疗法，或被认为是最好、最有前景的疗法都有巨大的力量，但只有那些具有强大创造力的和基于身体的治疗方法，才能让儿童来访者全身心地参与其中。

Lewis（1986）在其关于舞动治疗的开创性著作中描述了这一点，其论述与 Perry（2013）对阶段性发展的描述类似。基于一个整体性的发展框架，Lewis 写道，一个人在与自我的关系中发展成为"一个整合的统一体，精神和身体相互反映且互相影响"（p.280）——这是舞动治疗师观察的人类发展的一个方面，存在于肌肉张力和精神表达之间的联系中。此外，个体的"精神、身体、机体功能和行为与环境交织在一起的"（p.280）。从舞动治疗的角度来看，发展是有组织且循序渐进的："发展的每个阶段都涉及身体和生理因素以及心理社会的方面，所有这些都相互关联，而且对健康发展十分必要"（p.280）。Perry 对发展、学习和记忆的基础所做的描述，都反映了一种神经可塑性的观点："一个神经系统被'激活'得越多，这个系统就越能发生变化以反映出这种激活模式。"在舞动治疗的语言中，学习和记忆是：

> 在发展层面相关、联系紧密的身体体验、无意识素材和有意识的行为……储存在身体中……反映在个体的呼吸、姿势和动作上。当下的经验可能会受到过去所储存的经验的影响，也可能触发过去的体验，并将过去的行为表现在当下。从神经系统的发育历史来看，动作相关的神经系统发源更早，相较于其他更复杂的沟通形式（如口头表达），可以更容易地被接入这一基于发展的图式里。（Lewis，1986，p.279）

先前描述的婴儿和照料者之间具有抚慰和调节作用的互动图像，Lewis 描述为"在相互作用的系统中的发展"（1986，p.280）。Lewis 对于这种相互作用的解释似乎有些过时，却得到了当前人际神经生物学领域理论和发现的有力支持，这些研究揭示了人类行为背后的科学（Perry，2013；Porges，2011；Siegel，1999，2012，2013）。人类发展的语言是以感觉运动和动作为基础的，并在婴儿和重要他人之间的关系中受到促进（Lewis，1986）。Stern（1985）用以下这一基于动作的例子描述了何为情感调谐。

> 一个9个月大的女婴非常兴奋地想玩某个玩具，于是伸手去拿。在她抓住玩具时，她发出了一声充满活力的"啊！"并看向妈妈。妈妈回头看她，抖动着肩膀，跳了一小段精彩的希米舞，就像一个摇摆舞者。妈妈身体摇动的时间几乎和女儿发出的"啊"声持续的时间一样长，而且表现出同样的兴奋、快乐和身体紧张度。(p.140)

因此，我们最早的基础关系主要是通过感觉运动的参与来实现的。由于身体动作被视为最原始的交流方式，许多舞动治疗师认为，舞动治疗适合所有人，无论年龄、功能障碍或文化背景（Lewis，1986，p.281）。然而，文化是一个强大的中介变量，它将影响着动作的形态。生物学是普适的因素，而文化是让我们的非言语交流方式及其意义发生变化的因素。

发展阶段的治疗案例：阿曼达

这一治疗案例阐明了上一部分介绍的主要概念。16岁的女孩阿曼达逃离了她的祖国，加入她在美国的扩展家庭。阿曼达的祖国长期内战，很多平民被残忍地屠杀并暴尸街头。她徒步逃到邻国，然后在家人的帮助下，以寻求庇护者的身份来到美国。她在东非出生和长大，喜欢跳舞。

当我第一次见到阿曼达时，她的身体姿势和动作都僵化了。她的身体被冻结在她经历的无法动弹的时刻里，因为她在可怕的逃难过程中遭受了多次袭击和强奸。她的家人带她来我这里接受治疗，因为她无法入睡，频繁出现解离（或者用家人的话说，"就是不见了"），不再是他们搬到美国之前认识的那个喜欢社交的、友好的女孩了。她的活动范围有限，情感平淡，在家时经常躲在自己的房间里。她不再参与到生活中。

因为阿曼达不愿意参与动作或舞蹈，所以我们从象征性或意象的领域开始，借助沙盘进行治疗。战争在她8岁的时候就开始了，在童年的这一时期，动作的主要表达方式会扩展到包括文化相关的图像和符号。因为她似乎一直都感到很害怕，所以我认为沙盘或许能给她提供一个相对安全的入口，让她得以进入自己的体验，而这些体验已经完全控制了她的注意力、认知能力和情感世界。我经常发现这个富有想象力的入口在回忆和治愈创伤方面和身体一样强大，但如果在治疗过程中太快接触它，它反而会像一个雷区，布满了基于感觉和图像的碎片，让人痛苦，甚至会把人压垮。正如创伤知情治疗和神经序列疗法（neurosequential approach）的一部分，按照来访者的步伐前进可能意味着要非常缓慢地靠近身体的整合力量。治疗的第一个（也是持续的）阶段是为了促进安全和稳定，对于复杂创伤的早期研究证实了这一点（Herman，1997；van der Kolk，2002）。图像这种相对安全的表达方式可以给这个阶段的进程提供支持。此外，让治疗从连接"楼上"（Siegel，2012）或上层大脑开始，逐步接近下层（"楼下"）大脑的整合以及创伤记忆的感觉运动部分是更安全的做法。

阿曼达的前两个沙盘里放着大虫子和蛇，她没有说什么关于它们的话。她只是坐在那里，弓着背，神情平淡，心不在焉地望着远方，无力地把摆件放到沙子里。我静静地观察着，问了几个问题，并没有给她施加压力。

第三个沙盘则要复杂得多。那天，阿曼达迈着更有活力的步伐来到治疗室。能量会流经身体，因此能量的流动是舞动治疗评估的关键信息。阿曼达在沙盘中间建立了一条明显的对角线，把它做成了一条河，将沙盘分成两部分。河的一边是战争的景象：士兵和坦克，倒在地上的人，到处都是红色的水，还有她经常用到的大虫子和蛇。河的另一边是一个充满田园风光的村庄，一个幸福的家庭围坐在桌子旁，房子周围是树和花园。当她结束创作时，我们一起静静地看着她的作品，然后我问她看着这个沙盘有什么感觉。她立刻哭了起来，一直哭，直到治疗结束。她的兄弟来到治疗室时，她问能不能让他进来，于是我们 3 个人坐在了一起。他也被感动得落泪。阿曼达从来没有提起过去发生的事。这时，她仅仅说了一句："其他人都不在了。有一天，他们杀了我的家人。"

当阿曼达一周后再次来接受治疗时，我问她是否愿意试着活动一下，她同意了。从躯体和动作的角度看，阿曼达已经出现了变化：拉班动作分析（Laban movement analysis；Tortura，2006）中所描述的垂直维度，在她身上变得更加明显了。这种姿势展示了一种被抑制得更深的自我感觉，以及表明立场的意愿或能力。垂直显示了个体与重量之间的关系，在我基于舞动治疗的创伤和复原框架（Gray，in press[1]）中，这是对我们存在的一种衡量。阿曼达的动作已经表现出了更多的维度。（动作的3个最基本的维度是水平、垂直和矢状，这些都是舞动治疗常见的评估、诊断和治疗模式；Tortura，2006）。"动作范围（kinesphere）"（本质上是"个人空间气泡"）也是衡量个人舒适度和与周围空间（包括环境和居住在其中的人）互动能力的有效手段。本章不会对阐明这些维度的著作［拉班动作分析（Newlove & Dalby，2004）、身心平衡技法（body-mind centering；Bainbridge Cohen，2012），以及巴尔特夫基本动作（Bartenieff fundamentals；Bartenieff，2002）］做出详细的解释。

为了记录变化，我请阿曼达和我一起探索她的动作范围或个人空间气泡。最简单的方法是站在一个地方，用一条腿支撑，在可能的情况下看看你能把另一条腿、胳膊，甚至头和尾伸到周围多远的空间里。这就建立了你的动作范围，它可以表明你的社交和人际关系能力，以及探索环境和与他人交往的意愿或能力。在建立了阿曼达的动作范围后，我们一致认为是时候跳舞了。

阿曼达选择了她最喜欢的一首歌，是她在自己参加的一个团体中获得的文化资源：刚果音乐家Papa Wemba的《萨拉·凯巴》（*Sala Keba*）。开始时，我们站在一起，保持一致的步调。这种对外部节奏的匹配是一种典型的舞动治疗"干预"：我们通过共享的节奏、强度、动作质地（effort；一个拉班动作分析概念）和动作，与个体共情并增强凝聚力或关系的联结。据Schmais（1985）描述，"节奏有助于刺激和组织个体的行为，并使他（她）与他人在时间和舞步上保持同步"（p.30）。换言之，有节奏地移动促进了共同的体验，从而促进了关系。Berrol（1992）总结了几项证明节奏如何影响生理反应的研究："对音乐的情感感知对自主反应有着显著影响，例如，脉率、皮电反应和血压的变化……身体节律和活动似乎可以根据外部的节奏刺激进行调节，与节拍相匹配"（p.25）。这有助于调节情绪。很快，阿曼达开始来回摇摆，这是一种早期发展出的动作，

---

[1] 此书已于2015年出版。——译者注

就像晃动一样，可以舒缓和调节情绪。最后，她的手臂开始摆动，带动她的整个身体在合适的位置上活动。

虽然这一动作并没有依次流过阿曼达的全身（她的身体还有"僵硬""受困"和没有动作的部分），但她已经开始动了起来。她识别出自由和舒适的感觉，就像"被母亲摇晃的婴儿"。我们一起做了想象练习：一起摇晃着我们的宝宝。我们摇晃着，从缓慢、小幅度到快速、大幅度的摇晃；我们还改变了摇晃的形状（弧形和曲线形，与更"尖锐"或不连贯的节奏）。这种节奏上的差异有助于来访者调整情绪的生理基础，他们的情绪有时可能会强烈到难以承受。个体所能承受的节奏变化越大，其表达和情绪的可变性就越大。舞动治疗的一个主要原则是，动作技能与我们的表达能力直接相关。在我的鼓励下，通过我镜映她的动作并对动作稍加调整（动觉调谐），她动得更多了些，调动了身体的更多部分，和我有了更多的眼神交流，甚至还微微地笑了一下。

我问阿曼达想给她的宝宝取什么名字，于是她给宝宝取名为"自由"。我们在舞动结束后的讨论中谈到了她这个关于孕育自由的隐喻。我把我的宝宝命名为"自由 2 号"，以强调这一隐喻。她表达种想要摆脱萦绕心头的哀伤和孤独的愿望。在治疗结束时，我们把宝宝放进被子里安顿好，留待下一次治疗。这个想象的过程从沙盘开始，继而是去摇晃一个想象中的宝宝，这使我们的舞动与她对自己曾经幸福的家庭回忆相关联，她的家庭里就曾有一个婴儿（她最小的妹妹，在大屠杀中丧生）。如果摇摆是以骨盆倾斜为基础，那么它可能会刺激迷走神经张力（Cottingham，Porges，& Lyons，1988），因为这是一种涉及骶骨自然倾斜、摇摆和"车轮状"动作的运动（舞动治疗的先驱 Liljan Espanak 在动作诊断测试中广泛使用这种摇摆运动；Levy，2005）。

在接下来的一次治疗中，我们先是从被子里抱出婴儿，继续摇晃，很快我们的动作就变成了飞翔的舞蹈——我们变成了小鸟。我们做着游戏，开始时是在固定的地方移动。经过几次治疗后，我们最终一起在房间里四处舞动，像鸟儿一样飞越不同类型的风和天气。阿曼达动作的维度已经明显地改变了，拉班动作分析中描述的 3 个维度和动作平面都已经清晰可见。最后，我们不再摇晃想象中的婴儿，而是自己摇摆着。对于阿曼达的动作范围的最后一次探索与之前非常不同，她现在居住在一个更大的空间气泡里，而且在里面更自由、流畅地移动。很快，她开始邀请朋友放学后去她家，还加入了足球队。高中毕业后，她满怀热情地进入了大学。她还在庇护听证会上提供了自己的证词，并多次勇敢地向法官讲述了自己家人的遭遇。

这一舞动探索的案例表明，给体验赋予象征的和动作的"语言"，有助于个体减轻难以忍受的情感（Siegel，2012），并给构建意义的过程提供支持。构建意义，是 Siegel（2012）针对儿童、基于躯体和动作的框架中的第三阶段。儿童通过基于感觉和图像的线索和能够和自己产生联结的记忆（包括创伤和善意的线索/记忆）来构建意义。阿曼达和我花了几次治疗的时间来谈论她居住的地区的鸟类，以及它们的飞行能力如何帮助它们逃离危险。她是家庭里唯一一个逃过大屠杀的人。

我们用了很多次治疗来修通阿曼达的哀伤和丧失，使用的是谈话治疗和沙盘游戏。沙盘里满是飞向自由的鸟儿的图像，远离着战争的场景。阿曼达仍会在沙盘里制作战争的场景，但她情感上投入其中，并且有意愿和能力去谈论所发生的事情。她描述了发生在家人身上的大屠杀，随后我们意识到沙盘里的那条河就是她快乐的童年和那个恐怖日子以及持续的战争之间的分界线。沙盘图像是一个切入口，让我们得以进入感觉运动记忆及其在身体动作中的表达，由此把记忆的碎片与关于她生活的连贯叙事连接起来，让她能够把创伤放置于一个更广阔的历史情景中，从而给过去和现在赋以意义，甚至开始思考未来。

文化、创伤和舞动治疗

对于处理创伤的治疗师而言，他们的工作和跨文化心理治疗正变得越来越相关。创伤知情照护的一个重要方面（甚至可能是最重要的）就是文化敏感性。一个开放的探究性思维，能够让治疗师尽可能多地了解儿童的文化，并据此和他们建立密切的关系，而这可能会决定治疗的"成败"。

对于儿童，特别是那些远离了家园、家庭、祖国以及其他能够提供具有调
节作用的熟悉感、人际关系和舒适度的情境的儿童而言，文化都是人类联结的
最重要根基，能够促进治疗过程中的积极依恋。在跨文化的背景下，西方视角
在治疗中所观察到的阻抗或"停滞"，往往可以被重新定义为文化的冲突。在我
们的世界观中有意义的事物对另一个个体（尤其是儿童）而言，可能并不相关。
虽然儿童无法对文化进行复杂的理解或描述，但他们在非言语的躯体性生理记
忆中却携带着对自身文化的内在感受性。

对于难民和战争酷刑的幸存者，图 8.1 提供了"波多米坦（Poto Mitan）"（在
海地克里奥尔语中意为"中心柱"或"中心空间"）的创伤和复原框架，这一框
架呈现了一个经过调整的认知行为三角。这张图展现了很多有效的循证实践以
及针对儿童创伤的具体实践的基础：我们的想法和感受影响着我们的行为，这
是一个基本前提。这一框架强调对认知干预的关注，并将个体的想法置于三角
关系的顶点。图 8.2 是一个更加概念性的框架，它确认了创伤知情照护的一些原
则。这一框架的核心是文化，文化在个体的心理韧性或可用资源以及个体如何
理解创伤经历的意义方面起着重要的调节作用。我们的记忆、应对技巧和疗愈
资源，可以帮我们重新找到在世界上的位置。创伤经历后的"归属感"与文化
有着重要联系。"归属感与意义构建"（治疗的第三阶段）可被视为那些因流离

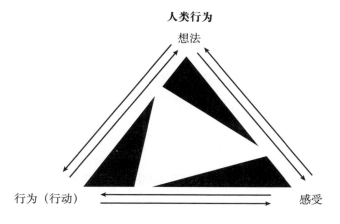

图 8.1　一个传统的认知行为三角

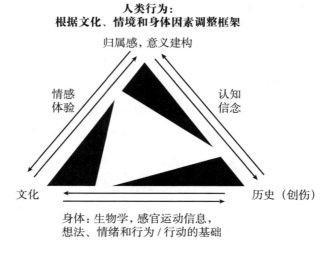

图 8.2　心理复原过程的三角

失所而寻求治疗的个体的最终治疗目标。感觉流离失所的可能并不仅是那些经历过逃难生活的个体，很多接受治疗的人，尤其是儿童，从概念上他们的感受可以被理解为"孤独的""得不到支持""不确定自己在世界上的位置和原因"。治疗中的大部分探索都关乎着对意义的追问。从某种意义上，所有的儿童和青少年来访者都可以被看作是在寻找一种归属的方式，无论是学会适应自己的身份，还是融入目前对他们而言不确定、陌生或不安全的家庭、社会或公共系统。

　　Cloitre、Cohen 和 Koenen（2006）谈到了将创伤置于儿童生命中更广阔的历史背景中的必要性。治疗师不能仅仅从创伤的角度单一地看待来访者。在使用舞动治疗时，我们实际上是通过身体和动作来探寻来访者的文化历史，而我们的确是在身体中了解自己所处的位置的。

跨文化的治疗案例：伊曼纽尔

　　伊曼纽尔是一名 12 岁的海地男孩。在 1990—1994 年贸易禁运期间，他在大街上被发现。许多像伊曼纽尔这样的流浪儿童被关进监狱，无论他们是在监狱里，还是流落街头，都遭到过毒打、折磨和虐待。不幸的是，由于海地贫困的现状和有限的教育机会，街头儿童的文化成了海地集体文化的主要组成部分。

当我遇到伊曼纽尔时，他住在一个集体之家，那里的男孩要么有发育障碍，要么是自身经历了创伤，或两者兼而有之。这种集体之家也是海地独特文化的一部分。海地克里奥尔语中的 lakou 一词，取其简单化的含义，指的是一个邻里或精神上的聚会空间。（在 2010 年 1 月 12 日的地震发生后，许多被摧毁的社区聚集在他们的 lakou 中，共同制订食物采集和烹饪的计划，照看无法上学的孩子，并进行夜间值班。海地的家庭规模很大，居住空间很小。在海地的文化中，集体生活是应对流离失所的常见方式。）伊曼纽尔虽然 12 岁了，但仍不会说话。他只通过声音（嘟囔声、鼻息、笑声等）来与人交流。他的脸上永远挂着笑容，那笑容看上去就像真的粘在脸上一样。他目光分散，只会做短暂的眼神交流，然后环顾四周（有时会比较激动）。他的情感是单调的，动作僵硬而不连贯，移动的方式也是机械的。

值得注意的是，流畅的肢体动作是海地文化的一部分。海地是世界上第一个黑人共和国，舞蹈是其历史和文化背景的核心。尽管不可能将一种动作风格用于概括整个人口中的每一个个体，但海地舞蹈的核心动作风格是脊椎的舒展流畅和不断起伏。在海地，即使是在长时间从事体力劳动的人群中，身体僵硬的情况也很少见。

伊曼纽尔居住的地方由一个收留流浪男孩的机构管理，这个机构在某个法国非政府组织即将放弃这一住宅项目时"领养"了它。当我进入伊曼纽尔居住的空间时，他会跟着我，即便我在和其他孩子一起工作。我的职责是给当地工作人员提供以舞动治疗为基础的治疗干预方法的培训，这样他们就可以用这种方法来帮助被遗弃的儿童。

当我把注意力完全转向伊曼纽尔的时候，他笑得多了些。他这时的微笑似乎更发自内心。他紧跟在我后面，经常进入我的动作范围，并且试图模仿我做的几乎每一个动作。于是我开始探索他的动作范围，这个过程伴随着他僵硬的微笑和动作，确定了他的基线反应。他的第一次动作范围探索是不稳定、分散和紧绷的。

在接下来的几个星期里，我们每天都花时间进行非言语的动作探索。我特意邀请他做这样的探索，这样他就可以拓展他的动作技能，增加他动作的流动性和空间的弹性，提升他的面部表现力。我们面向彼此，开始塑造我们的微笑。我有意地让我的笑容变大、变小，张开嘴、闭上嘴或把口形变成圆形，并请他模仿我的样子。最终，我从引导变为跟随他，用我的面部表情去调谐而非模仿他对不同形状和不同大小的微笑的面部表情探索。

在几次拜访之后，我们开始扩展这些动作的探索，调动更多的身体部位。我拿着弹力带面向伊曼纽尔站着，把弹力带的一端踩在脚下，然后把弹力带从一边拉到（水平方向的）另一边，"能拉多宽就拉多宽"！然后让弹力带回到原位。我们变换着身体在空间里的方向，从水平（从一侧到一侧；空间），到垂直（从上到下；重量），再到矢状面（从前到后；时间），遵循着自然的发展过程。

最终，我开始搭配这些动作探索维度的顺序，增加我们从维度到平面（平面由两个维度组成）的动作的复杂程度，然后进入更多维的动作序列，这些序列类似自由形态的舞蹈。然后，我们把这个动作变成了移动，两个人轮流当主导者和跟随者，节奏也在快与慢、重与轻、紧张与自由之间交替。节奏的变化，特别是当它们被外部变化的节奏加强时（这可以通过使用与符合文化的音乐来促进），可以对人体内部或内源性的节奏提供一个反馈循环。最具影响力的3种内源性健康节律是心率、呼吸和血管反馈（与血压相关）（Porges & Gray，2002）。这些节奏都在社会参与和调动身体（因危险而恐惧，或在和恐惧不相关的游戏状态中感到充满活力或愉悦），以及固定不动（由于生命受到威胁或幸福地沉浸于深层的安全与放松状态）的状态中发生变化（Porges，2011；Porges & Gray，2002）。

我们偶尔会暂停一下，面向对方，目的是培养关系中的能力和互惠感。我给镜映和调谐动作的过程添加了声音，有时我们会停下来，说出动作的大小和形状，而不是做出动作。每次治疗结束前，我们都会去探索自己的动作范围。伊曼纽尔的动作范围扩大了，动作探索更加流畅和连贯。他不再僵硬地紧跟着我，而是逐渐地与我自然地建立起不同的空间关系，能够主导面部表情和动作，并且在这方面开始表现出一些主动性和创新性。随着时间推移（在两年的时间里，他接受了我和其他治疗师的干预），伊曼纽尔的笑容变得柔和起来，面部表情的范围也扩大了。他的眼睛可以更好地凝视，发声更有韵律感，整体的动作也更加舒展了。在做了一年的治疗后，他能够带领大家庭里的其他孩子进行类似的动作探索。

治疗案例和干预的总结

最初，伊曼纽尔的微笑看起来就像他是被迫微笑的一样。这种微笑背后没有情感。我做的第一个干预就是拓展他微笑的技能，既促进依恋，又刺激或激活了社会神经系统（Porges，2011，p.37），还促进了社会参与。根据拉班系统（Tortura，2006），伊曼纽尔机器人似的动作风格是不平衡的。他的动作方式是间接的，似乎不能直接地做出动作。他的动作质地是粗壮有力的，一点也不轻盈，并且缺乏流畅感。无论是站着、坐着还是在活动，他的动作都是受束缚而不流畅，动作技能仅限于非常僵硬、沉重地抬臂和跺脚。能量序列到他的膝盖就停止了，大腿和骨盆似乎没有参与到动作中。即使他试图与人互动，也会保持那种游离的微笑，在打球、模仿我的动作或与其他孩子互动时都是如此。

我和伊曼纽尔所开展的治疗工作，体现着舞动治疗的典型目标，即通过动作练习来让来访者找回自己的表达能力，并提升表达能力。在舞动治疗中，我使用了一个经典的干预方法——镜映。镜映提供了一个看见和被看见的机会，这是互惠和建立关系的基础。为了给他提供他在早年发展中可能缺失的结构，我在治疗中使用道具创造了一个安全的过渡空间。我用弹力带做了简单的水平和垂直的塑形练习，然后用我的声音（韵律）和面部表情（表现力）邀请伊曼纽尔来模仿我的动作。起初，他很少表达和参与。我用简单的口头提示和声调的起伏来拓展我的动作技能（"让我们把它变得非……常……大……"；"让我们把它变得非……常……小……"），在这样的影响下，伊曼纽尔以我的声音为线索，他开始微笑，并和我保持更多的眼神交流。他也开始更多地活动自己的面部肌肉。当他这样做的时候，他的动作技能得到了提升（比如做了更大的动作），同时保持着核心支持。他没有跌倒或摇摇欲坠地歪到一边，而是能够保持重心，继续做各种幅度和形状的动作。这些变化证明了他已经有能力更好地做出自然流畅的动作，与其他孩子玩耍和建立联系，以及更好地投入到人际关系和社会交往中。

── 本 章 小 结 ──

舞动治疗是一种深入的、具身的治疗方式，能够让精神、身体和心灵都参与到心理复原的过程中。本章介绍了不同的干预措施，包括：（1）邀请和镜映具有发展意义的动作；（2）做出有意义的面部表情和微笑；（3）在治疗的最初阶段让儿童参与到象征性领域的活动中；（4）把声音和用语言表达感受作为动作的延伸。舞动治疗可以促进儿童的社会参与和康复，无论其年龄或文化背景如何。对社会神经系统的刺激是通过促进儿童来访者和治疗师之间的相互交流而产生的，这涉及我们与世界产生联系和存在于世界中的能力的基础（即关系和社会能力）。动作表达是人类最基本和最原始的交流方式，是所有人类联结和交流方式的根源，而舞蹈是其中最有力的表达方式。有些儿童和青少年的童年混杂着可怕与美妙的体验，舞动治疗或许能帮助他们找到这些童年经历的意义，将这些经历融入他们或长或短的人生轨迹中，并恢复他们内心深处对于世界的归属感。

第 9 章

黏土治疗和儿童的发展性创伤

Cornelia Elbrecht

碰触是人类最基本的体验。婴儿依靠触摸来获得安全和被爱的感觉，而被照料者轻轻摇晃和拥入怀中的体验能够安抚婴儿并调节他们的神经系统。我们用拥抱来彼此安慰，会和朋友保持"联系（touch）"，也会通过按摩来放松。我们的身体节律通过碰触同步（Orbach，2009）。爱和性，还有暴力，主要都是用碰触来表达的。虐待等不恰当的接触会侵犯我们的皮肤边界，而事故和医疗程序也可能被体验为一种侵犯。绝大多数创伤性记忆都涉及某种形式的碰触。

Heinz Deuser（2004，2006，2007，2009）在德国开创了黏土治疗（Work at the Clay Field®），在过去40年中把这种疗法用于治疗2—18岁的儿童和青少年。黏土盒是一个长方形的扁平木盒，可容纳重达15公斤的光滑、无沙砾的黏土。黏土盒旁还配有一碗温水、一块海绵、一些不同大小的杯子和工具，如冰激凌勺。黏土为儿童提供了一个探索的世界，这个世界柔韧但有重量，内部存在阻力，空间比手大得多。作为一个安全的容器，黏土盒是治疗环境中的关键元素，提供着恒常性和边界。

对许多儿童来说，创伤是前语言期的经历。婴儿和照料者之间情感调谐的失败、幼年的医学治疗和虐待经历都会铭刻在内隐记忆中，这些经历是非概念性且非语言性的。内隐记忆中储存的是关于形状和形式的记忆，关于运动技能、习惯和日常活动的记忆，还有关于我们情绪和关系层面的反应的记忆（Heller & LaPierre，2012，p.112）。内隐记忆会让我们"感觉到"自己是谁，定义着我们的身份，这在感觉上并不像是一种记忆。当幼儿的身体受到虐待时，他们会感觉不舒服，因此认为自己不好，但不知道为什么。自上而下的认知方法很少对内隐记忆有效。而黏土治疗建立的是一种自下而上、感觉运动的工作方式，来访者不需要记住任何故事。然而，来访者可以通过体会来逐渐修复和寻回自我中丢失或被忽视的部分（Gendlin，1981）。

黏土治疗扎根于人类发展、客体关系、感觉运动感知和触觉知觉等理论。虽然黏土治疗是一种特殊的治疗方法，需要接受多年的训练才能掌握，但在工作中使用创造性艺术手段的治疗师需要更多地了解黏土治疗在儿童工作中的效果和重要性，以及聚焦身体的疗法的必要性。本章阐述了黏土治疗的基本前提，强调其在治疗经历发展性创伤的儿童方面起到的独特作用。

发展性创伤

从婴儿期到幼儿期，孩子需要照料者连贯一致的情感调谐来帮助他们调节自身的神经系统（Gerhardt，2004；Orbach，2009）。忽视、分离、大音量的噪声和争吵，对一个无法选择战斗或逃跑的婴儿而言，都是创伤性的体验（Levine & Kline，2007）。胎儿窘迫、出生创伤、幼年手术、窒息、溺水、高烧和麻醉等经历（Heller & LaPierre，2012，p.134），可能给婴幼儿带来全方位、持续且无法避免的威胁体验。这些体验被描述为整体高强度激活（global high-intensity activation），会让儿童处于高应激状态，而这一状态通常只有在经历过多年战争的士兵身上才会出现。这样的结果是出现高唤醒或低唤醒状态，以及中枢神经系统的失调。这些儿童对每一个新刺激的反应都混杂着极度的恐惧和强烈的身心症状，引发一系列多米诺骨牌效应，导致生活中出现许多难以忍受的负面体验和人际暴力（van der Kolk，2003）。

发展性创伤是一个术语，用于描述创伤事件带来的多重体验，如不安全的依恋、忽视，和（或）情感、性或身体上的虐待（尤其是在童年早期到中期）。发展性创伤与许多身心症状有关，如环境过敏、哮喘、消化问题、过敏和慢性疼痛。关系中的情感失调强化了内隐的身体记忆，这是物质和酒精滥用、进食障碍、双相情绪波动和抑郁、注意缺陷/多动障碍、焦虑和惊恐发作等情绪失调障碍的根源。上述所有问题背后都是情绪失调和神经系统的失调，儿童生命早期在这些方面没有得到足够的支持（Gerhardt，2004；Heller & LaPierre，2012；Levine & Kline，2007；Schore，2001）。

黏土治疗和发展性创伤

感觉运动系统将我们的四肢和器官与中枢神经系统的大脑和脊髓相连接（Heller & LaPierre，2012，p.96）。感觉区域检测着我们外部环境和内部器官中的信息，并将这些信息传递给大脑，这样大脑就能组织适当的运动动作。在黏土治疗中，儿童会在治疗师的鼓励下调动婴儿手部运动中的身体、情绪和社会基本要素，来连接这些神经通路，以探索和重写内隐记忆。当儿童在黏土盒中获得持续的秩序和安全体验作为自身充足的资源后，他们最终会找到一个积极的反应，来应对难以承受的事件。创伤专家 Peter Levine（2010）研究了这种感觉运动行为是如何将基于恐惧的模式转化为赋能的过程，从而帮助个体调节他们处于低唤醒或高唤醒状态的脑干。干预措施增强了儿童的感觉辨别能力，促进他们重新评估过去的认同。当然，在这个过程中，儿童需要专业人士的支持和在场。Heller 和 LaPierre（2012）解释道：

> 感觉运动功能与情绪、关系和社交能力是同步发展并相互促进的。从这个观点出发，我认为我们需要认识到，身体有其自身正在形成的现实和挣扎。如果儿童在感觉运动水平上错失了他们的发展阶段里程碑，那么他们的生理基础就无法支撑他们情感和关系能力的

　　萌芽。他们别无选择，只能弥补和绕过这些受损的能力。（p.242）

　　经历过发展性创伤的儿童往往不知道如何恰当地保护自己，缺乏社交技能，也容易受到虐待。

　　对于 Heller 和 LaPierre（2012）提出的"神经情感触碰（neuroaffective touch）"的研究仍处于起步阶段，但现有的结果表明，神经情感触碰可以修复大脑中的突触，这些突触要么从一开始就未能发育，要么是发育过程受到发展性创伤的阻碍。作为一种自我表达的媒介，黏土有一种独特的性质，可以反映出材料上的每一个印记。黏土能够给儿童提供触觉上的反馈。换言之，当我触摸它时，它也在触摸我；当我影响它时，它也影响着我。手触摸黏土的同时，触摸者和被触摸的对象都在体验自身的位置（Paterson，2007）。Sholt 和 Gavron（2006）还观察到，黏土治疗能让儿童遇到自我中具有建设性和破坏性的部分，这是心理变化和身份形成的过程。

　　黏土盒赋能于儿童，让他们得以在一个安全的环境中进行探索。在这个环境中，他们可以探索发展自己应对一个可管理的世界的能力。治疗师见证着儿童对危机和成功的表达，并作为"辅助皮层"帮助调节和控制着唤醒水平（Ogden & Minton，2000）。在这样一个支持性的环境中，儿童变得能够用手去创造新的内隐记忆。这一过程是通过感觉运动体验完成的，与学习游泳或骑自行车的方式相同。这种内隐记忆是不会被遗忘的。

　　黏土盒里的材料数量有限，但其可能性是无限的。只有破坏了黏土光滑的表面，儿童才能开始创造。这需要打破现有秩序的勇气。通过一遍又一遍地搭建、拆毁黏土块，幼儿学会了如何在变化中生存并获得信任和客体恒常性（Winnicott，1971）。然而，被破坏性经历压垮的孩子会失去创造能力，他们不再相信修复的可能性。他们缺乏掌控和应对生活的能力。相反，他们的双手会在恐惧中退缩和僵住，或者盲目行动。他们建立关系的能力受到了损害。黏土治疗能够帮助儿童建立感觉运动资源，最终让儿童用黏土来积极地处理曾经遭受的身体和情感伤害。这种积极的反应能够消除神经系统的解离模式，而不需要关注"曾经发生了什么"（Heller & LaPierre，2012；Levine，2010；Levine & Kline，2007）。

近年来，神经学研究发现，由于心理学从医学角度强调功能失调和疾病，因此心理治疗对于心理病理学过度关注，导致个体出现了更多的不稳定和功能障碍（Heller & LaPierre，2012，p.2）。大脑具有可塑性，这意味着经验可以改变大脑的物理结构（Siegel & Bryson，2012，p.7）。增强神经系统是可能的，通过感觉运动活动建立资源和学习调节情绪是可能的，而通过触碰来治疗经历过婴儿早期创伤的孩子，也是可能的。黏土治疗就是一种有效的方法。

在本章接下来的部分中，我将介绍两个主要概念：感官知觉（sensory perception）和触觉知觉（haptic perception）。

感官知觉

身体觉知由外感受器（触觉、味觉、嗅觉、听觉、视觉）和内感受器（结缔组织、肌肉、内脏）所决定（Rothschild，2000，p.40）。身体记忆被储存在内感受器中，而外感受器则关注着身体外部的环境。触觉和味觉的近端感觉被设计来评估附近的事件，而嗅觉、听觉和视觉处理远端刺激。内感受器感知来自身体内部的刺激，包括前庭的平衡感、本体感觉（在空间中定位自己的能力）、运动的动觉，以及反馈身体状态的内部感觉，如心率、呼吸、内部温度、肌肉紧张度和内脏不适（Rothschild，2000）。

对于经历过创伤的个体，他们的内在感觉往往会变得过分活跃，通过心率加快、冒冷汗或出现潮热，以及肌肉和内脏的紧张来传达焦虑。强烈的焦虑会降低大脑外部感受器功能的有效性，外部世界此时此刻的现实被严重扭曲，而内心的感觉开始定义个体的现实。个体无法评估外部的危险，而日复一日所处的环境则变得容易让人不堪重负并再次受到创伤。处于恐惧中的个体需要加强他们的外部感受器，并检查周围的外部现实。

外感受器和内感受器都能在手部找到各自的表达方式，这对我们所说的触觉知觉有重要作用。不像身体的其他部分，手部是非常复杂的感觉器官。指尖每平方英寸[1]的皮肤上大约有16000个与大脑相连的触觉传感器（Murphy，2010）。触觉可以加强神经系统、内脏和皮层功能之间的反馈回路（Heller & LaPierre，2012）。

触觉知觉与触觉客体关系

触觉知觉是指通过触摸产生的感觉。触觉在皮层发育中起着重要作用（Wilson，1999）。通过数十载的研究，Deuser发现手部是一个神经生理感觉器官（Deuser，2009；Elbrecht，2013；Grunwald，2008；Paterson，2007），他将触觉知觉分为3个核心领域：

1．皮肤感觉，形成于婴儿期；

2．平衡，在1—2岁之间获得；

3．深度敏感性，健康的儿童在3—4岁之间发现。

理解触觉客体关系，能够让治疗师识别儿童的发展需要，并在一个独特的感觉运动疗愈过程中给儿童提供支持。

人们在19世纪曾经短暂地研究过触觉知觉，研究的成果之一是盲文的发明。然而，在视觉超负荷的21世纪生活方式中，触觉是被忽视的。描述触觉知觉的疗愈潜力的艺术治疗文献较为缺乏，其中关注到发展性创伤的研究则更为稀少。此外，许多治疗师害怕黏土固有的退行特性，以及它与我们最早年的碰触、涂抹和挤压的体验之间的联系，这些体验既没有结构也没有语言的参与。然而，正是这些特质，通过触觉知觉提供的洞察，使得治疗师能够借助自下而上、"作用于大脑"的方法来处理关系创伤（Badenoch，2008）。神经情感的碰触使儿童"在身体体验中形成意义"（Heller & LaPierre，2012，p.269）。

在黏土盒中观察儿童手部的运动，可以对他们的具身化程度或解离模式做

---

[1] 约6.45平方厘米。——译者注

出诊断性的结论。触觉的客体关系（haptic object relations）是指婴儿和儿童认识世界以及发现周围环境的方式。儿童每一阶段的发展需要都寻求着满足，在黏土盒中可以清楚观察到这些发展阶段的基本要素。儿童在感觉运动方面的满足会带来神经生理学上的影响。Brockmann 和 Geiss（2011）指出：“如果生物学或社会环境的原因导致儿童的感觉运动基础仍然是碎片化的，那么儿童手部的动作就会是不稳定和脆弱的。为了获得稳定感，触觉和身体基础的缺乏将由激活的幻想和想象来补偿，而这些幻想和想象缺乏至关重要的身体强度”（引自 Elbrecht，2012，p.43）。

在黏土治疗中，每当儿童的发展需要没有得到满足，或者受到创伤影响时，他们就会退行。手部准确无误地反映了个体需要得到关注的发展阶段。在这种情况下，即使是成年男性的手，在探索黏土时看起来也可能像小婴儿的手。

接下来的 3 个部分解释了 Deuser 提出的核心概念，即皮肤感觉、平衡和深度敏感性。这 3 个核心概念和黏土治疗紧密相关。

皮肤感觉

想象一个婴儿从出生成长到 12 个月大。无论是安全、爱和情绪调节，还是侵害和忽视，都是通过触碰和婴儿被搂抱的方式传达的。皮肤包裹着整个身体，把我们的内部和外部分开。要唤醒婴儿初步的自我意识，需要有外在的人或物接触到婴儿的皮肤。只有这样，婴儿才能感知到被触碰的边界，这层边界是自我与他人之间的联系。在黏土治疗中，儿童的手会寻找接触，寻找有形的支撑。儿童可能会把胳膊肘支在黏土上，偎依着黏土，甚至把头靠在上面，就像放在枕头上一样。儿童的手什么时候感觉黏土“不在那里”，什么时候无法与黏土盒建立联系，都是显而易见的。这些儿童可能无法抓住任何材料，他们的手绝望地或漫无目的地沿着黏土表面抓着，却什么也抓不到。或者，他们会捶打黏土，或者把黏土扔出去，却无法与黏土建立联系。

往黏土盒里加水可以显著增强儿童和黏土的接触，特别是当黏土变成一个柔软光滑的沼泽时，儿童可以让手陷在里面，或者可以把黏土涂在手上、手臂和脸上（图9.1和图9.2）。儿童需要被他们的照料者包围、温暖和爱抚。这种自我抚摩产生的积极愉悦感，会让身体得到深层放松，感到自我实现是可能的。

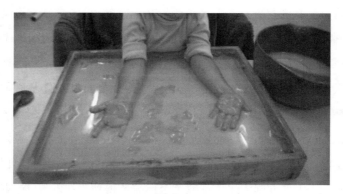

图9.1

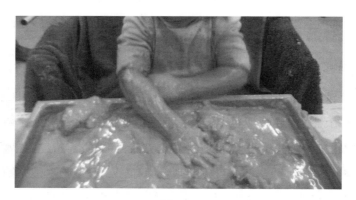

图9.2

　　皮肤感觉：一个3岁的小女孩享受着黏土盒带来的支撑。她往盒子里加了很多水，然后把稀释的黏土涂在手和小臂上。

　　把手放在黏土里并让黏土包裹整个手部，这对于经历过不安全依恋的儿童有好处。在这种情况下，治疗师帮助他们满足了某种发展的需要。黏土轻柔地裹住了儿童的手，然后治疗师可以把温水倒进黏土盒里，创造一个类似于产前环境的"子宫"。当手部体验到一个滋养的、完全容纳的环境时，儿童内在的紧张可以得到释放。因此，烦躁不安、注意力不集中的儿童常常会在这个抱持的空间里安顿下来，变得平静，并享受长时间地在这样的容器里"玩耍"（图9.3）。

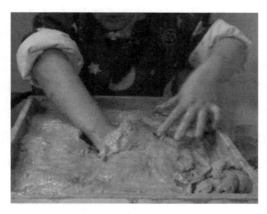

图 9.3

　　皮肤感觉：这个9岁男孩的母亲快要去世了。他的右手正在寻找容纳物。From Elbrecht（2013）. 经 Jessica Kingsley Publishers 授权重印。

　　一旦获得了基本的信任感，儿童就会开始探索黏土，就像婴儿独自面对一碗土豆泥的时候一样。他们会轻拍、涂抹、挤压黏土，或是让黏土喷到周围，欣赏黏土如何从指缝间渗出。这些体验都是感官享受。在治疗师的见证下，儿童会尝试快慢不同的拍打节奏并不断重复，信任就是在这个过程中获得的。鸟巢、皮肤、面团或乳房等意象则是通过擦拭和环绕的运动来激发的。婴儿在这个阶段的主要兴趣是父母或照料者的皮肤，他们的手会寻找柔软、可抓握、可移动并且稳定而持久的东西。黏土可以承受这一切，而不会消失。材料和水应该是温暖的，这样才能鼓励儿童去接触黏土。

　　对于大一点的孩子，他们的手有更强烈的运动冲动——他们想要拥有黏土，想要握住它、移动它，把它推到各个地方。这些动作在儿童的整个身体中产生共振，并唤醒张力和觉知。如果儿童把一块黏土拿起来给治疗师看，那么他是在展示："看！我找到了一个东西。"就皮肤感知而言，这纯粹是一种感官体验，而不是创造一个客体。这些行为并不具备恒常性。客体恒常性是在建造和拆除、挖掘和填补的过程中获得的。有节奏的重复、用指尖轻敲、用拳头捶打、用张开的手轻拍、用食指戳某个物体，都是儿童在强调任何感官或触觉上的发现。重复有助于内感受器记住儿童获得的成就感。在这个过程中，治疗师不应该引入"意义"来中断儿童的探索，因为这种皮肤触觉层面的意义本质上就是感官的。

儿童可能需要数次治疗来完成在婴儿时期没有获得的发展里程碑。特别是对于学习和行为困难的儿童，他们通常在婴儿期早期就因关系缺陷而受苦。由于黏土具有平复作用，许多日常情绪不稳定的孩子也能花大量的时间去抚摩光滑的黏土堆，同时高兴而满足地哼唱着，享受着与黏土之间的关系。

治疗师最终需要帮助儿童从黏土盒原始、泥泞的沼泽里找回一些具有恒常性的东西。如果儿童在自己的探索中无法找到更有结构、更牢固的东西，治疗师可能会在黏土中放入大理石或水晶，以激发儿童对坚硬物体的触觉体验。作为回应，儿童会建造坚固的"岛屿"，这些岛屿是永久而有形的。治疗师需要妥善保管这些作品，让它们完整地保存至下一次治疗。

在这个阶段，黏土经常唤起关于感官和性的本质的记忆。由于创伤总是会影响个体的皮肤边界，因此创伤性的身体记忆很容易通过皮肤感觉被触发。在创伤记忆被触发的情况下，儿童会在接触黏土时表现出各种困难，难以用整只手触碰黏土。解离会表现为只使用手的某些部分，例如只用一个手指的指尖去接触黏土。遭受创伤的手看起来僵住了，很生硬，像只无法移动的"死蜘蛛"。在这种情况下，治疗师可以鼓励儿童用手肘和腋窝去活动，这会有帮助，因为这些部位通常保存着敏感程度更低的记忆，并且这个姿势会让儿童回想起他们第一次出现直立和获得力量的冲动的时候，当时他们还是正在学习爬行的婴儿。

平衡

从客体关系的角度看，1—2岁的健康儿童开始逐渐脱离皮肤感觉的关系"一元性"，并发现世界的二元性。走路的能力和对未知环境的强烈好奇心，都改变了儿童的世界观。他们意识到，外面的世界由于某些原因是"不同于我的”，这种意识引发了自我感知和客体感知之间的分化。

在黏土盒中，自我和他人之间的相遇是通过触碰和放手、将手与黏土连接起来又相互分离的过程实现的。信任是通过远离和连接（照料者离开和返回）来获得的。黏土盒变成一个实体，给移动的手和移动的身体提供一个可靠的支撑点。对儿童来说，有节奏地反复触摸黏土有助于他们获得整合，就像击鼓带来的稳定和共振可以通过身体一路传送到腿部一样（图9.4）。如果儿童探索这些有节奏的发现，他们会意识到黏土盒有两侧和一个中心，而他们的身体也有两侧和脊柱的中轴。在感觉运动层面以体会的方式发现脊柱的存在，对于这个阶段是至关重要的。它关乎一种基本的认同感：从这时起，儿童开始用名字称呼自己，并使用第一人称“我”。为了整合对脊柱和二元性的感知，儿童会尝试跷跷板的动作，用两只手分别掂量小黏土块的重量，或者用拿着黏土球的手在黏土盒上“穿行”。

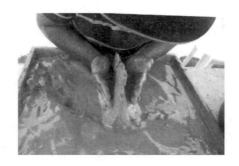

图 9.4

这个男孩保持着平衡。他的双手是协调的，身体与黏土盒平行。他的双肘同时向身体两侧伸展。

为了应对依恋中变化的动力，1—2岁的儿童从一大块黏土中挖出一些小块，来探索二元性和平衡。挖出的黏土块从整体中分离出来。在存在的层面上，这种从整体中的分离就像婴儿的手离开地面一样。为了渡过这一关，儿童会玩古老的“躲猫猫”游戏：先挖出一点黏土，然后再把它粘回到整体上。分离和接触的过程现在已经转移到物质、物体或客体上（Elbrecht，2012）。在这种背景下，高与低、空与满成了空间中一个团状物的空间秩序。

父母双亲的一致会体现为孩子身上的平衡，而父母之间的权力斗争（如离婚、因死亡或遗弃而造成的缺席）则会导致不平衡。当双手协调（或缺乏协调）时，儿童的内在平衡体验会在黏土盒中变得明显（见图9.4）。

对于年龄较大的儿童，父母之间的不和谐会体现为双手不协调、身体与黏土盒不平行，也会体现在整个黏土盒布置和处理的程度上。例如，如果只有部分区域被移动和探索过，而其他区域受到忽视，说明儿童心理的某些方面也是受到忽视的。如果儿童的身体扭到一边，或者只用一只手，那么儿童内心的某些部分也被"扭歪"了，或是学会了不再参与。不平衡会表现为一只手对另一只手的支配，例如有一只手保持不动（如放在桌子下）。根据我的经验，父母离异的孩子常常会在黏土盒里挖战壕、沟渠、河流，或是建围墙或篱笆，将黏土盒分隔开。当父母中的一方在身体或情感上缺席时，黏土盒的某些部分往往充满生命力和动感，而另一部分则处于休眠状态（图9.5）。

创伤性事件会导致个体及其人际关系的严重失衡。大脑功能会因此受损，而大脑半球之间的连接也可能受到严重影响（Gerhardt，2004；Levine & Kline，

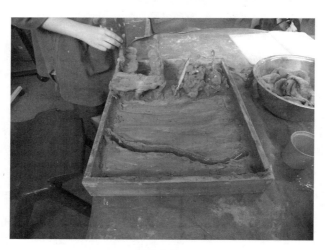

图9.5

这是一个父母分居的11岁男孩所布置的不平衡场景。他持续布置了两支军队沿河作战的激烈战斗场面。

2007；Schore，2001；Siegel & Bryson，2012）。情绪和认知调节经常受到扰乱。对受过创伤的婴儿而言，重要的联结可能从未真正建立起来。即使这样的联结在家里不被鼓励，儿童也能在他们自己内部找到平衡。他们用手在黏土盒里建造桥梁或隧道，来连接黏土盒的两半。双手参与黏土盒的创造过程、两只手相互合作并最终使用整个黏土盒，有助于儿童重新建立平衡。

深度敏感性

深度敏感性形成于 3—4 岁，它与儿童的权力感、胜任感和做事的能力有关。从客体关系的角度来看，当一个孩子意识到自己有一个独立于周围环境的身份时，深度敏感性就会随着自我的出现而得到发展。简而言之，儿童开始内化"我是我自己"的感觉。

根据 Deuser 的观点，深度敏感性需要个体"体验到自己与某物之间的关系，而某物需要被体验为与自身所不同"（Elbrecht，2013，p.51）。当儿童的手体验到压力时，他们开始了解自己的力量和能力（图 9.6）。换言之，儿童会认识

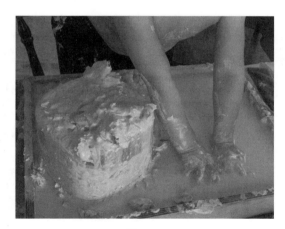

图 9.6

深度敏感性：这个 4 岁的男孩正在发掘自己的力量和能力。他把所有的黏土都收集到一个容器里，然后倒出来，再重新填充。他的手臂显示出力量、肌肉张力和身体的组织协调。他全部移得动！ From Elbrecht（2013）. 经 Jessica Kingsley Publishers 授权重印。

到"这是我的手",了解双手的力量,并将双手应用于自我之外的行动。在发育过程中,关节、肌肉、韧带和骨骼成为一个完整的有机体,具有生长灵活性。

深度敏感性的发展方式如下所述。

1. **压力**。压力指向他人,并对他人产生影响。用手施加压力时,脊柱会直立起来,同时脚会深入地面,获得一个稳固的立足点。感到恐惧或缺乏自信的儿童会从简单的压力实验中收获意想不到的好处,包括用手、拳头或肘部在黏土中挖坑,或依靠这些身体部位获得支撑,从而建立对自己身体和能力的信任。

2. **印记**。印记是特意使用压力来完成的创作。这种肌肉张力和身体的扩张,在身体自我中传达出坚实可靠的定位。儿童有时可能需要通过在泥土上留下的印记来测试他们的耐力("看我能向下推多久!"),从而体验他们"令人印象深刻的"力量和同步的身体着陆。

3. **印刻**。印刻将触觉手势扩展为可见且可追踪的标记。使用印刻的意图是在黏土上留下一个印记,一个具象的效果,类似于史前洞穴中的手印。这样的标记邀请着儿童来讲述故事。儿童用手和拳头留下了凹痕、沟壑、车辙和凹槽,意图是创造一个关于"我"的记录。

4. **推**。推是从手心和身体的中心出发,推向外部的东西。推动制造了距离。与简单地向下施加压力相比,往外推更具动态性,因为推的动作还涉及质量和阻力。儿童用手在黏土中创造了新的空间,并通过推动制造分离。简而言之,儿童用相反的方式制造了相遇。在发展性创伤方面,遭受过身体暴力的儿童常常很享受这个把"和我不同的人"推开的机会,他们时常把黏土推到盒子外面,甚至是推到地板上。说出被他们推开的人的名字或者参与到故事中并不重要,重要的是体验和见证他们能够做到这一点的力量感。有些儿童这时可能需要治疗师的安慰,让他们知道自己表现出来的果敢是安全的,他们不会因此招致惩罚。

5. **拉**。儿童可以通过拉的动作把材料带进来、取回来,让它靠近自己的身体。例如,儿童有时会把黏土压在胸前,给黏土团一个拥抱。一旦推和拉成为一体的模式,儿童就可以体验到黏土整体的质量,他们的双手也会变得更有力量。

6. **钻洞**。钻洞是一种探查黏土内部的动作,通常是用食指戳进去,或者通过挖掘来完成。盒子的底部可以用于感知空间的深度。

7. **区分**。区分包括把黏土块按照质量高低或大小进行区分，以及将碎块与整体分开，这样儿童可以对黏土不同的特性开展实验探索。儿童可以推平、铲开、切割、耙平或钻探黏土块。最初，这些碎块被挤回整体中，然后再次被挖出，被推开和拉回来。最终，这些碎块作为特别之物被保存下来，并整合成一个球，放置在黏土盒的中央区域。儿童现在了解到，自己可以用手创造一些东西，并且创造出来的作品具有持久的稳定性。这一点体现在儿童保持自己身体的方式上，他们已经获得了内在的稳定感和方向感，在空间中找到了自己的位置。

面向年龄较大的儿童的黏土治疗

在3岁之前，大脑的右半球占据主导地位。在随后的几年里，大脑左半球和皮层区域开始发育。"当孩子开始不停地问'为什么？'的时候，你就知道左脑开始真正发挥作用了"（Siegel & Bryson，2012，p.16）。在这一阶段，儿童创造的意象和故事与他们在黏土治疗中的行动周期有关。然而，皮肤感觉、平衡感和深度敏感性仍然是核心的触觉工具。之后根据年龄细分的所有发展阶段，不管这些阶段的特点是创造客体还是给故事赋予意义，都基于这些发展基础。如果儿童早期的创伤和发展性创伤阻碍了儿童的健康发展，那么在年龄大一些的时候儿童会表现出各种症状。他们的心理韧性较弱，情感容忍度低，并且不能自信地接受他们需要的东西。作为象征世界的黏土，对他们而言也"并不在场"。在我的观察中，这种创伤会导致很多症状的产生，而这些症状在之后往往被诊断为注意缺陷/多动障碍（Holz，2013）。

但是，在治疗师的鼓励下，这些儿童将准确无误地退行至没有得到充分发展并需要关注的年龄（图9.7和图9.8）。允许年龄较大的儿童参与到未完成的发展循环中，不让他们感受到评判或者要表现得更成熟的压力，这一点非常重要。一旦儿童通过皮肤感觉满足了对依恋的需求，或通过平衡获得了自我感知，他们就会建立信任和可靠的自我意识，以自己的节奏前进。例如，7岁的穆斯塔法

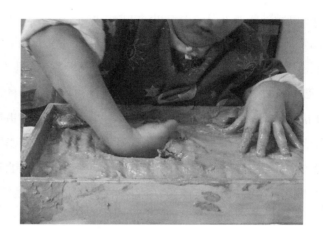

图 9.7

　　深度敏感性：这个被诊断为多动症的9岁男孩的手部力量仍然不足。他的手腕弯着，肩膀扭曲，身体也没有对正。在后来的治疗中，他站了起来，能够更好地校正身体的姿势，因此获得了更多的力量感，可以实现自己的意图并挖出了黏土里的材料。

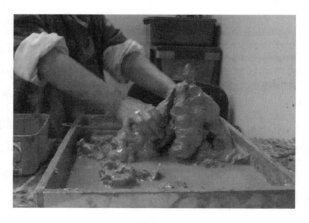

图 9.8

　　深度敏感性：仍然是同一次治疗中的同一个男孩，现在治疗处于尾声。他站了起来，他的手臂、手与身体之间明显是平行的。现在他洋溢着自信和决心，而不是崩溃和软弱。他不再感到那么沮丧，这种自信使他在学校里表现得更专注，也显著提高了他的社交和学习能力。From Elbrecht（2013）.经Jessica Kingsley Publishers授权重印。

曾多次目睹父亲重重地殴打母亲。他不停地敲击和捶打着黏土，宣称父亲是地球上最强壮的人。最后，治疗师对他说，他可能会感到手部有些疲劳，并给了他一碗温水，让他把手放进去休息。他如释重负地听从了建议。当他轻柔地用手搅拌着混着黏土的温水时，他终于能够感觉到自己了，知道人是可以"脆弱"的。

感到恐惧的孩子，无论他们是处于低唤醒状态还是高唤醒状态，都需要获得支持，让他们找到一种能够感到安全的方式。让儿童信任治疗师提供的支持可能需要时间，特别是当他们成长过程中缺少安全感的时候。然而，一旦他们在环境中获得了信任，他们就能够用手在黏土盒里准确无误地发现发展所需要的东西，从而可以掌控黏土盒里的世界。随着时间的推移，儿童将通过感觉运动行为获得特定年龄的社会融合、自尊和胜任感。在情感上，他们将建立认同、确定性和一致性，并形成自己的立场和主张，而不是弥散的认同和自卑感。

以下是一个简短的案例介绍。来访者是一个经历了发展性创伤的大孩子，本案例将描述黏土治疗是如何帮助她从性虐待中恢复过来的。10岁的琳迪由于遭受性虐待，被带离了原来的家。施暴者是她母亲的男朋友。起初，琳迪几乎无法碰触黏土，只能留下一些微小的凹痕。后来，她开始往这些凹痕里灌水，用一根手指抚摩它们，然后转而开始在黏土盒的表面布局。治疗师用了7次黏土治疗的时间，来增强她的皮肤感觉、平衡和深度敏感性，从而帮助她获得信任感。在接下来的一次治疗中，琳迪一开始就把一个大得不成比例的阴茎形状物放到盒子的左下角。治疗师没有介入，只是等待着。在接下来的大部分时间里，琳迪都回避着它，专注于把材料推到不同的地方，把它们建立起来，再把它们压碎，然后又把一些泥块放到盒子的外面。她获得了越来越多的自信和能力。突然，她跳了起来，抓起那个阴茎形状的物体，把它举到嘴边，开始大声唱她最喜欢的流行歌曲。那是个麦克风！在治疗结束后，她兴高采烈地跳着离开。

这是一个从不知所措到自我赋能的转变过程。简而言之，在创伤事件发生后，黏土治疗能够"平复个体的紧张系统"。重要的不是再次处理已经发生的性虐待，而是让琳迪获得感觉运动能力和信心，相信自己有扭转局面的能力。创伤带来的影响并不取决于事件的严重程度，而是取决于个体在多大程度上感到无助（Levine & Kline，2007）。琳迪需要的是增强自己的内在资源，并相信自己有能力积极应对所发生的事情（Biebrach & Larsch，2014）。

与触觉有关的建议

要从事黏土治疗，治疗师需要接受正规的培训。本章指出了构成我们自我感觉的触觉和感觉运动构件的重要性。如果治疗师想要重建儿童的发展资源，他们不一定要使用黏土，尽管黏土这种材料的感觉特性与这一治疗目标十分契合。

个体通过安全的触碰来习得信任感。因此，玩水和沙子、画手指画、抚摩毛毯或者靠在垫子上也可以增强皮肤感觉。只要治疗师关注儿童的手与所选物品的接触程度，以及对于儿童而言这些物品在情感上是否在场，许多儿童都可以通过抱着泰迪熊来整合这种安全感。平衡感也可以通过不同的方式来促进，如击鼓、编织、跳舞，或者通过双手同时绘画，只要儿童学会协调双手的动作，让双手一起工作。任何方法，只要它能促进和枢椎相关的身体感知，并使之成为来访者身份认同的一个来源，就是对来访者有益的。为了帮助来访者建立信任感和胜任感，治疗师可以让他们做雕刻或参加运动、武术、阻力训练等，以及其他能够带来压力、让身体关节和韧带对正并增强力量的活动，来促进他们的深度敏感性。毕竟，这就是生活教会我们这些技能的方式。

― 本 章 小 结 ―

儿童往往不愿也无法回忆起创伤事件。关注痛苦的事情也会增加他们不稳定的体验。此外，生命的前3年中所有的学习在本质上主要发生在感觉运动层面，而不是认知层面。早期发展性创伤产生的内隐记忆成为我们生理身份认同的一部分，而不是对特定事件的外显记忆。然而，这种内隐记忆会影响儿童的感觉运动反应，从而损害他们的情感、关系和社交能力。黏土治疗中的感觉运动动作能够在大脑中创造新的突触连接，同时黏土治疗为来访者提供了安全的治疗关系，让来访者自身的身体现实得以逐渐形成。

如本章所述，在感觉运动方面已经获得发展里程碑的儿童，能够"应对"好他们的世界并获得特定年龄的适应力。这种胜任感支持着神经系统的调节。儿童具备了这样的能力后，就能够对生活中出现的不利情况做出恰当而有创造性的回应。

第三部分

针对家庭和团体的创造性干预

第 10 章

针对儿童和家庭的创造性危机干预技术

Lennis G. Echterling

Anne L. Stewart

在距我们社区不远的地方有一片玉米田，这片玉米田被改造成了一个迷宫，其中有很多死角、盲点，还有曲折和拐弯的地方。对于要走出生命困境的家庭和孩子而言，无论他们面临的是预期中的发展任务，还是意料之外的家庭变故，或是自然或人为的灾难，这个玉米田迷宫都是一个很好的隐喻。在玉米田中，有些孩子会在进去后紧跟着父母，但大部分的孩子都是跑在前面，为新的探险感到兴奋和好奇，独自蹦蹦跳跳，大笑大叫。当他们跑到了转折点或者因为跑得太快而迷路时，他们往往会折返回父母身边来寻求安全。他们会抓住大人的手，和大人一起走几步，去感受周围的环境并思考可能的选择，然后就再次冲到路的前面。儿童会依靠自身解决问题的能力以及照料者对他们的安慰和指导，像做游戏一样创造性地找到走出迷宫的路。

为了理解人在困惑和混乱时所需要的创造性和各种资源，可以看看图10.1。乍看之下，这张图很像一个迷宫，和玉米田类似，只是这张图似乎没有明显的入口和出口，仅有一些方块似的图形没有意义地堆积在一起。但是，你的任务就是要从中找到一些有意义的东西。这就像你在看"魔术眼"三维立体图

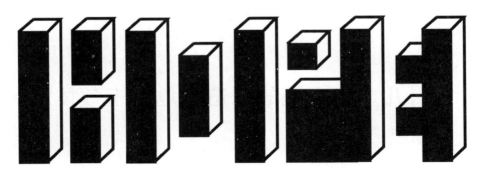

图 10.1　创造一个关于单词"hope"的图像

的感觉，因为一时无法找到隐藏其中的图形而感到疑惑。但是当你审视这排迷宫时，要记住，你能够依赖自己的内在的基础找到希望。你或许会想到自己过去在混乱时拥有创造力的经验，你不需要逼迫自己赶紧得到答案。相反，放松下来，让自己的眼睛注视图案中的某个特别的点。只要你能够注视就好，不必在意这个特别的点所处的位置。凝神在某个点上20秒或30秒，你就会发现，在一片混乱之中，某些有意义的东西跳了出来——你看到了"希望（hope）"的英文单词。如果这种策略不奏效，你还可以后退4步或5步，换一个视角，看看哪个单词出现了？

创造性危机干预所面临的挑战

在本书的其他章节中，你已经学习了一些创造性技巧，可以很方便地把它们用到与创伤儿童的传统治疗关系中。一般而言，治疗师的咨询和治疗工作都是在常规的工作日按约好的时间开展，一次50分钟，使用的是能够提供安全感和隐私保护的专业办公室，办公室里还有很多不易于携带的治疗工具。治疗师处在各种学历、证书和图书围绕的环境里，这些文件物品处处彰显着治疗师的专业资质。此外，治疗师在使用各种干预手段之前，通常有机会完成一个全面的测评，制订好治疗计划，并确立治疗目标。

本章将聚焦于危机干预，使用危机干预的环境与典型的治疗环境通常是截然不同的。危机干预指的是任何快速、简明的协作，旨在帮助个体在危机中生存下来和应对危机（Echterling，Presbury，& McKee，2005）。我们所说的创造性技术要能够在危机发生后以及在不利的环境中立刻使用。在个人或者社群危机的混乱和困惑中，治疗师和幸存者的会面可能无法事先预约，而且可能会在白天或者晚上的任何时间。干预的环境也不是传统的环境，可能是灾难救助中心，也可能是急救室或者临时避难所。没有任何学历证明挂在墙上，因此治疗师必须依靠自己的实际行动来证明自己的能力。干预持续的时长也从几分钟到几个小时不等。

无论危机何时何地降临于儿童和家庭，你仍然可以利用能随身携带的物品为他们提供创造性的干预。本章旨在帮助作为治疗师的你更好地让儿童和家庭获得创造性的体验，促使他们敞开心扉、构建意义、振作精神并面向未来，去化解他们遇到的危机。我们所描述的技术只需最少的材料，治疗师只要稍做准备或甚至在没有任何特别准备的情况下也可以使用，这些技术适用于任何环境，无论条件多么简陋。活动可以采用任何一种创造性的表达方式——游戏、绘画、唱歌、雕塑、舞蹈或者创作音乐。无论形式如何，每一项技术中最为灵活与具有感染力的要素就是作为治疗师的你本身。

2004年印度洋海啸发生之后，在斯里兰卡的一座寺庙的空地上，我们中的一人（Anne Stewart）面向幸存的儿童开展了一些以游戏为基础的活动。无论是儿童及其家人，还是我们这些治疗师，都不是处在各自熟悉的环境中，也都没有熟悉的工具。当治疗师进入到大门紧闭的寺庙区域时，我们见到了儿童和他们的照料者，还听他们演唱了表现日常生活以及对未来的希望的歌曲。随后，我们参与了基于游戏的活动，这些活动旨在帮助儿童更好地找到适应性的应对行为，关注和调节自己的情绪。我们教他们唱健康应对的歌曲，配上肢体动作，比如用手语表达"我爱你"。几天后，我们重返这座寺庙，孩子跑出来欢迎我们。他们有的大笑着，有的微笑着，大声喊出我们的名字，用手语表示"我爱你"。这次的干预发生在不寻常的环境中，效果显著，真正地打动了那些孩子。

我们认为，危机干预的能力是精神健康实践有效性的重要组成部分。但这并不意味着每一个从业者都应该到灾区去提供服务。让所有治疗师都去危机现场既不必要，也不可取。大多数的治疗师能够在常规的环境中，为有过创伤经历的儿童提供出色的服务，而没有选择在条件落后或不寻常的环境中工作。就像提供任何其他服务一样，危机发生的时候，重要的是去评估自己的知识、技能和实际能力，然后再做出专业的反应。我们建议你向同事咨询，并且参照专业的操作准则和伦理规范来帮助自己做决策。在做出决定之前，你需要确保不会损害现有的来访者、学生、雇主或者雇员的福祉。当然，你也应该考虑到你做出的反应会给家人和其他人际关系带来何种影响。最后，你还要认真评估一下自己对于不适感、模糊性、干扰和困惑的忍耐力。如果你愿意去适应这些环境，那么你就能在类似"归零地"的环境中提供干预。

危机的概念

创伤和危机这两个概念之间存在着重要区别。创伤的英文单词"Trauma"源自古希腊语中的"伤痛"一词，指的是由具有威胁性的、可怕或令人恐惧的体验所引起的严重心理伤害。心理层面的创伤会给个体的认知能力、情绪反应、行为甚至是神经功能（Endo，Shioiri，& Someya，2008；Gaskill & Perry，2012）都造成极大的影响。然而，研究发现，创伤经历者比过去人们想象中更普遍地展现出心理韧性（Ryff & Singer，2003）。例如，根据Kessler、Davis和Kendler（1997）的研究，大部分经历过严重创伤（如性虐待或父母去世）的儿童，并没有出现创伤后应激障碍等精神障碍。事实上，很多人报告了创伤后成长（Calhoun & Tedeschi，2006）。创伤这类概念有利于人们把注意力放在一些特定的现象上，但是如果我们仅仅把整个概念框架建立在创伤上，那么很可能会限制了我们的关注范围，降低了我们对于健康恢复的重视。

危机的概念对创伤概念做了有用的补充。危机的英文单词"crisis"源自古希腊的"抉择"一词，而汉语中的"危机"则结合了危险和机遇之意。危机之时正是决策变化的关键时刻，其中暗藏危险，但也存在着希望。并不是所有的人在危机中都会出现创伤。举例而言，一个难民儿童即将进入美国的学校读书，这是他所面临的危机，是人生中的重大转折点，其中既有危险也有机遇，但他不太可能会因为这一特定事件而受到创伤。另一方面，那些在印度洋海啸中努力存活下来的斯里兰卡儿童，他们成了孤儿，或者无家可归。他们不仅经历着创伤，而且还面临着危机（Catani，Jacob，Schauer，Kohila，& Meuner，2008）。在人生中这一短暂却重要的转折点上，这些儿童和他们的社群如何处理这个创伤性的事件，都将带来深远的影响，而影响既可以是积极的，也可以是消极的。

危机干预的目的并非在于治愈，而在于帮助来访者保持希望和信心，从而提高他们的心理韧性。由于你的干预发生在儿童一生中的重要时刻，也发生在一个家庭历史中的重要时刻，因此，一个看似微小的干预却能够对随后的几年产生深远的改变。

综合考虑

在对儿童进行危机干预时，你需要谨记和家庭相关的几个重点。第一，尽管你可能只是在对单个儿童进行危机干预，但是儿童的家庭始终会在心理层面上对其产生影响。儿童的内心和思维中都带着家庭的烙印，家庭的信仰、期望、观点、意象、历史都混合在儿童的内心世界里。作为一名危机干预者，你需要尊重儿童的家庭背景并以此为基础，尤其是在你单独对儿童展开工作时。

第二，你必须认识和理解目前美国乃至全世界范围内家庭结构所发生的巨大变化。在你面向儿童开展工作时，你可能会遇到各种不符合我们思维定式或传统模式的家庭。同性伴侣、重组家庭、单亲家庭、混合家庭，各种各样的形式变得越来越普遍。事实上，一对男女结婚并养育亲生孩子的传统家庭在如今都是少数了。

第三，家庭组成了一个动力系统。当某个成员处在危机中，整个系统很可能会陷入混乱。和个体一样，危机之中的家庭同样面临着危险和机遇。如果家庭无法解决危机，那么家人之间可能会感到彼此孤立，陷入困惑和混乱，家庭也走到了分崩离析的边缘。如果家庭能够成功应对危机，那么家人之间会因为经历了危机而变得更加亲密，对彼此产生更强的责任感，家庭也会作为一个系统更有效地运转。无论对于个体还是整个家庭而言，危机都事关重大。

第四，家庭也是在其他系统的背景下运转的。在进行危机干预时，你要做的最重要的事情可能是将危机中的家庭和特定的资源体系联系起来，以满足家庭的需要，比如社会服务体系、正规的咨询和治疗以及经济支持。同时你还要考虑到，这些更大的系统也很可能处在危机之中。暴力、灾难事件、自然灾害、恐怖袭击，这些都会让学校、教堂、邻里、社区乃至整个社会陷入危机状态。然而，这些更广阔的系统也展现了社会韧性（Keck & Lakdapolrak，2013）。因此，你需要设计好创造性干预的方案，拓宽视野来考虑在面对儿童和家庭时你所扮演的角色，帮助他们适应上述这些不同的情况。

第五，正如你会考虑你所干预的儿童的发展水平，你同样也要了解家庭在其生命周期里的发展阶段。家庭在成长和变化时需要处理很多发展性任务，面临着各种转折点（Kanel，2012），而这会引发一系列的情绪——焦虑、喜悦、心碎、同情和希望感。在面对诸如婚姻、孩子出生或空巢等发展危机时，家庭成员很少会寻求危机干预，他们总是因为特定情境下的危机来联系你。在你和家庭工作时，关注家庭在更广阔的层面所面对的发展危机，会对干预工作大有帮助。这些议题构成了突发危机事件的背景，并且可以帮助你探索能为个人和家庭带来成长的解决方案。

基本原则

在关注具体的技术之前，我们想阐述几个和有效危机干预有关的基本原则。首先，要按照LUV原则进行干预，LUV是英文单词"聆听（listen）""理解（understand）"和"确认（validate）"首字母的组合，这3个词是任何帮助关系能够成功的基础（Echterling et al.，2005）。新近的研究表明，这种带来情感共鸣的治疗关系可以增强大脑功能，促进大脑创建新的适应性神经通路（Badenoch & Bogdan，2012；Siegel，2012）。当你练习LUV和其他原则时，我们鼓励你去反思自己的理论方向，评估这些危机干预原则在多大程度上与你对孩子和家庭情感生活的理解以及你对自己角色概念化相一致。

当你按照LUV原则工作时，你会主动聆听儿童言语和非言语的信息，表达你对儿童的想法和感受的共情性理解，并且无条件地确认儿童的内在价值。如果对方没有感到被倾听、理解和接纳，那么你的创造性干预技术无论多么精致，也只是在走过场，最多也不过是些无意义的花招。你不是知道所有答案的专家，也不是能够在任何危急时刻施予他人建议的圣人。在危险的暴风雨中，你只是提供着支持性的在场，一个安全的空间，一个心灵的避风港。从根本上，当一个陷入危机的人能够找到一个关心他的人时，干预就发生了。应用LUV原则来对待危机中的儿童，是最强有力的干预方式。

危机干预的另一个基本原则是，要去认识和重视儿童与家庭所具有的心理韧性，把他们视作幸存者，而不是可怜或被动的受害者（Echterling & Stewart，in press）。当你遇到处在危机中的儿童时，你或许很想成为一个身穿闪亮盔甲的骑士，将他们从情绪混乱中拯救出来，但是你的工作其实更接近于木匠助手的角色，帮助儿童和家庭找到他们在开始重建生活时所忽视的工具。当然，处在困难情境下的人们总是感到不知所措、忧虑不堪，但是他们仍然具有一些有待发现的力量、受到忽视的才能和未被注意的资源。当儿童和家庭开始感觉被赋能，认识到自己内在蕴藏的能力，重新和那些可以作为营养与呵护的资源建立起联系时，他们就搭建起成功应对危机的脚手架。

创造性干预

在以下过程中，儿童和家庭能够更好地从危机中恢复：敞开心扉去寻求他人的支持，为危机体验构建意义，调节好自己的情绪并振作精神，以及在积极应对各种挑战后继续生活（Echterling et al.，2005）。因此，我们根据这4个重要步骤整理了我们所推荐的创造性干预手段，这些手段的目标都是提高儿童和家庭的心理韧性，帮助他们成功解决危机。

寻求支持

人们不是一座座孤岛，在危急时刻尤其如此。有关社会支持的研究已经表明，关系能够为幸存者提供很多至关重要的资源，比如爱的感受、建议、肯定和实际的帮助（Reis，Collins，& Berscheid，2000）。尽管受害的经验最初会让人产生孤立和疏远的感受，但是幸存者很快会向他人求助（Berscheid，2003）。这类干预的目的是帮助儿童和家庭在他们重新迈上生命旅途、寻找解决方法时，能够和他人建立联结，找到支持、安慰和呵护。这类干预手段潜在地包含一个时常被忽视的假设，即儿童自身也是危急时刻的资源。给儿童创造机会，让他们在危急时刻发挥积极的影响，这能增强他们的心理韧性。

从我的心到你的心

这一团体活动十分有趣，而且能够在灾难之后帮助儿童快速与他人建立起联系，激发他们的集体感。在活动开始时，邀请儿童进行配对。你可以一边唱一边做动作，向儿童示范你希望他们如何相互接触。可以按如下方式做导入活动：一边说着"从我的心到你的心，我愿你安好"，一边指着自己心脏所在的位置，然后再指向同伴的心；接下来，扩展到身体的其他部位，比如"从我的手肘到你的手肘，我愿你安好"，并通过手肘和同伴建立联结。出于对个人隐私的尊重，你可以让参与者通过其他一些有趣的联结来互相接触——脚趾到脚趾、膝盖到膝盖、肩膀到肩膀、手到手、耳朵到耳朵。在斯里兰卡，经历过印度洋海啸的儿童很喜欢这项欢迎活动，他们能够在活动中和来自其他国家的危机干预者建立联结。在这项活动中，交流是依靠肢体语言来进行的，因此即使你和参与者用的不是同一种语言，也仍然可以开展这个活动。〔这项活动基于歌曲《我愿你安好》（*I Wish You Well*），它来自2002年Bailey和Hartman发行的专辑《从心开始》(*It Starts in the Heart*)。]

援助之手

你可以很容易地把这一活动用在针对个体、家庭甚至团体的干预中。简单地讨论一下我们所有的人如何需要帮助，以及我们如何向他人施以援手。给每个人发一支铅笔和一张纸，邀请他们描画下自己一只手的轮廓。然后，他们可以在每根手指上画出曾经帮助他们渡过危机的某个人、某件事或某个组织，或者写下其名字。幸存者还可以再描画出另外一只手的轮廓，在上面写出5种他们自己曾经帮助过别人的方式。如果手边没有可以利用的资源，幸存者可以简单地伸出手，然后描述他们接受过的帮助，还有他们曾经给予别人的帮助。

这个活动邀请儿童去探索他们在困难与痛苦的时期如何发挥着积极作用，鼓励他们意识到，他们自身在解决危机的过程中也扮演着主动的角色。

仪式和惯例

家庭以及更大的系统中都有很多传统可以将人们聚集在一起，增强人们的集体身份感，颂扬他们的文化之根。作为一名危机干预者，你可以与儿童和家庭一起探索那些为他们在人生中提供结构、意义和联系的传统。在此基础上，你可以帮助他们尽可能创造出一些新的仪式或者惯例，让这些新活动能在继承传统的同时也适合新的环境。这些体验，无论是生日、节日等特别的场合，还是诸如早晨和睡前的问候这种惯例，都能够给儿童和成人带来联结感和回归正常的感受。

例如，在卡特里娜飓风之后，美国密西西比州的帕斯卡古拉市的学校心理咨询师在万圣节前夕，在社区范围内开展了一项活动以帮助儿童和家庭相互接触。灾难毁掉了很多家庭，留下大量危险的残骸碎片，散落在城市各处，让很多家庭没有办法为自己的孩子购买节日用品和糖果。为了提升集体感，高中生和其他志愿者组织了一项"不给糖就开箱"的活动。他们把募捐到的万圣节装束分给儿童，并让大人届时把儿童带到社区高中的停车场，那里停着70多辆装饰一新的汽车，车上有成箱的糖果可以派发。于是，儿童及其家庭得以庆祝他们的传统节日，体验到回归正常的感受，并且在安全的空间里和他人相互接触。

构建意义

当儿童及其家庭陷入危机时，他们也是在体会意义层面的某种危机（Janoff-Bulman，1992）。利用创造性活动来讲述危机的故事，可以让他们有机会开始赋予那些未经加工的经验一个结构，在认知方面获得对危机的掌控感，发现可能的解决方案（Federal Emergency Management Agency，2012）。儿童会用各种方式来讲述他们的故事——语言表达、游戏、绘画、雕刻、唱歌、写作等，但无论用的是哪种形式，讲故事的过程都能够帮助儿童为那些已然发生的破坏性事件构建意义。

从故事中浮现出的主题，最终会塑造讲述者的个人身份和家庭传统。换言之，儿童和家庭创造出来的叙事不仅仅组织着他们的人生体验，还会增强他们自身的基本信念，引导他们做出重大的抉择，并在悲剧时刻提供慰藉（Neimeyer，2000）。通过以下的创造性活动，你可以帮助儿童把他们的危机叙事转化为幸存的故事。在这一过程中，你不仅仅是为一个特定的危机找到成功的解决方案，同时也让儿童有机会在其后的人生中持续健康成长。

幸存的艺术

儿童往往会专注于用艺术形式来让自己的生命体验拥有框架。如果生命中的体验是痛苦、可怕或者悲惨的，儿童会自发地创作出有关他们面对的危机和承受的苦难的图画。你可以让儿童描绘出在这些困难时刻他们自身的心理韧性。在创作关于自己所表现出的坚韧、足智多谋和创造力的绘画过程中，儿童有机会去认识他们自身的力量，还有他们在应对危机的过程中做出的贡献。他们还可以画别人为他们提供帮助的情景，画他们从这些经历中吸取的教训，以及他们在危机中幸存后如何变得更加强大。

儿童的艺术表现有很多形式，他们可以表现自己逃离危险的情景，也可以描述他们学到的新经验，也可以画出他们作为幸存者的样子，展示他们如何帮助他人，或是呈现他们克服某个困难的事例。有一次，治疗师请一个男孩画一幅画来表现他从应对洪水中学到的经验，给其他可能遇到类似困难的儿童提供建议。这个男孩画了一条大河，一道彩虹横跨其中，并配上注释："你能承受的超出你的想象。"治疗师可以邀请儿童设计一些海报，用来展示儿童如何能更好地应对灾难，以及面对危机时他们可以对自己说的话。

当你和儿童一起讨论他们的艺术作品时，你需要共情儿童的遭遇，并且了解他们幸存下来的过程。换言之，要承认危机的存在，并通过提问来让儿童讲述他们的耐力、勇气、同情心、快乐和希望。比如，你可以说："我注意到你画上的男孩和他的妈妈正在朝对方微笑。在房子被毁掉的情况下，他们是如何做到保持微笑的呢？"你也可以提问："在火灾后，女孩帮着清理现场，她这时的感受如何？"这些问题让儿童能够更加清楚地意识到他们心理韧性的深度和丰富性。

家庭危机徽章

该活动可以用于单个儿童、一群儿童或者整个家庭。无论是面对个体还是团体，你都可以请他们各自创作出一个属于自己家庭的危机徽章。如果你面对的是一个家庭，你可以让所有人合作设计一个和家人共享的徽章。你可以使用图10.2的空白模板。徽章的其一个组块可以填上某种动物，象征着家庭具备的某些特质，这些特质曾经帮助他们渡过难关。第二个组块可以填上某种花、树或者植物，象征家庭的根基和成长的潜能。第三个组块可以是一个符号，比如一座山或者某种具有威胁性的场景，代表危机事件。第四个组块是一个标志或者符号，表达家庭对于未来的希望。徽章下面的空白部分用来写家庭的座右铭，总结家庭最基本的一项价值信念。

幸存日记

很多年龄大一些的儿童会记日记或日志，他们在把生命体验转化为文字的过程中找到了满足感。在困难时刻，你可以让儿童在讲述危机之外，也去描述

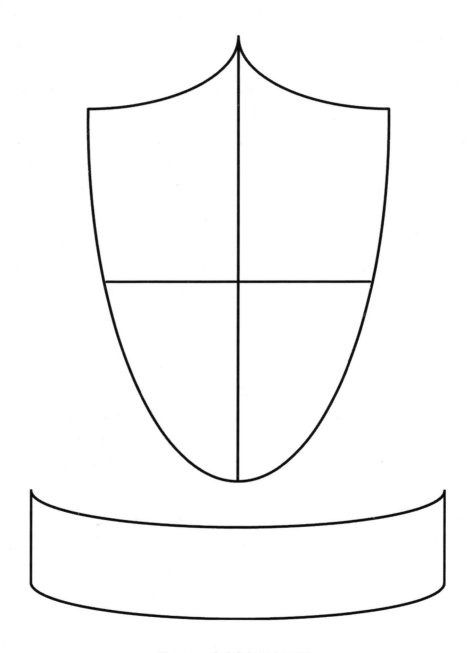

图 10.2　家庭危机徽章的模板

幸存的过程。鼓励儿童把关注点从危机事件的细节移开，详细描述他们如何面对各种挑战，如何处理生命中的各种变化，并且去理解正在发生的一切。这样做的原因是，虽然儿童是危机的受害者，但他们同时也是幸存者，表现出了意志力、勇气和同情心。

在儿童的灾难日记中，你能够听到儿童的故事，看到他们对灾难的再现，了解灾难所造成的冲击，并且也能找到他们应对挑战的方式。正如面对其他危机中的人一样，你会希望让儿童沉浸在积极的氛围中，感受到更多的希望和决心。

玩出力量

很多儿童会在游戏的过程中将危机中的体验表演出来，并且展示着自身的心理韧性。即使是幸存下来的成年人，也会发现游戏是种奇妙的方式，让他们在灾难事件带来的痛苦和困顿中体验到自身的活力，充分品尝到生命中的快乐。在游戏中，儿童和家庭表达了各自的感受，提升了自尊，获得自我掌控，探索出可能的解决方案，再次振作精神，从而得以重塑自身。因此，游戏是危机干预中最有力的工具之一（Jordan，Perryman，& Anderson，2013）。

游戏能够带来几个明显的好处。支持儿童进行独立的游戏或者创设基于游戏的干预，你可以让儿童的反应正常化，邀请儿童努力寻找新的应对策略，调整认知扭曲，增强其自我抚慰的能力，丰富人际关系，增加社会支持，让儿童及其家人感受到希望（National Child Traumatic Stress Network—Terrorism and Disaster Branch，2005）。虽然在进行危机干预的时候，你通常不会有一间设备完善的游戏治疗室，但是你可以制作一个方便携带的袋子，里面放上玩具等各种材料，以便开展基于游戏的干预（Landreth，2002）。你可以参考图10.3，收集各种素材来帮助人们通过不同的艺术形式来表达自我，投入教养和家庭生活，演绎幻想，扮演救援行为，发泄具有攻击性和破坏性的感受。要记住，尽管这些玩具能够给创造性危机干预提供很多帮助，但是最重要的工具还是作为治疗师的你。危机干预和游戏疗法领域正在迅速地发展和变化，因此你必须定期接受教育和培训来巩固和提升自己的技术，以便更有效地对儿童和家庭开展干预工作。

表达性艺术

　　蜡笔、彩色铅笔、马克笔

　　图画纸和美工纸、剪刀、毛根扭扭棒

　　气球、泡泡、大号床单

教养和家庭生活

　　婴儿奶瓶、杯子、盘子

　　纸板箱玩具房子、家具

　　娃娃家庭（包括婴儿娃娃）

幻想

　　魔杖

　　皇室或魔法主题的手偶或人物

救援

　　电话

　　救援车辆和救援人员、飞机

　　建构积木

　　绷带、医疗箱

破坏和攻击

　　冰棍棒、蛋盒或气泡膜

　　仿真塑料弹枪、橡胶材质的刀

　　玩具士兵和具有攻击性的手偶

你自己！

图 10.3　放在大袋子中、用于创造性危机干预的基础材料

振作精神

　　作为危机干预者，你的工作并不是要引发情绪宣泄。相反，你应该帮助儿童减轻痛苦，让他们学会在难过时自我安慰，提升解决问题的信心，能够进入"最佳状态（in the zone）"（Echterling et al., 2005）。成功的运动员用"最佳状态"来表示他们发挥着最佳水平。在这些时刻，他们精力充沛、注意力集中、情绪饱满却也沉着冷静。如果儿童和家庭能够处在这种理想的情绪唤起状态，他们会更容易渡过危机。以下提到的创造性危机干预技术的目标，就在于帮助儿童及其家庭振作精神，更加有效地管理他们的情绪。

危急时刻总是充满着紧张情绪，但一般认为个体在危机中只有负面的感受，如恐惧、惊吓和哀伤。然而，最近的研究表明，事实上个体不仅仅体验到对危机的痛苦反应，而且还感受到了解决问题的决心（Larsen，Hemenover，Norris，& Cacioppo，2003）。解决问题的决心包括勇气、同情、希望、平和，以及快乐。承认并表达出所有的情绪（无论是积极还是消极的），能促使个体积极地解决危机（Stein，Folkman，Trabasso，& Richards，1997）。在另外一项研究中，Emmons、Colby 和 Kaiser（1998）研究了某些幸存者是如何将丧失转化为收获的。他们发现，即使是面对危机体验，这些未来能够健康成长的幸存者也能充分享受其中为数不多的积极事件，欣赏自己完成的探索，庆祝自己取得的一些小胜利。以下的创造性活动能够帮助儿童调节自身的情绪，减轻痛苦，增强解决问题的决心。

分享你的担忧

帮助儿童调节情绪的方式之一就是让他们在活动中做长而缓慢的深呼吸。比如，你可以把气球分给儿童及其家人，让他们想象一个他们希望吹进气球里的担忧和顾虑，然后在慢慢呼气的过程中，让自身的紧张都流入不断膨胀的气球里。（对于年幼的儿童，你可能需要帮他们吹气球。）这一活动将深呼吸的放松过程和将忧虑外化的想象结合在一起。一旦儿童及其家人吹好了气球，他们就可以按照自己喜欢的方式用气球做游戏。他们或许想把气球扔到空中，互相抢夺或者拍打气球，展示着他们分享各自担忧的方式，在游戏中获得了乐趣。

如果你面对的是一组儿童或者一个家庭，你可以增加一项创造性活动。活动中会用到一张床单。首先，让参与者围在你事先铺在地上的床单四周，邀请他们把各自的气球都放在床单上，然后抓住床单的边缘一起把烦恼气球抬起来。团体可以选择把所有的气球都集中到床单的中间或者其中一角。他们还可以通力合作，一边绕圈走一边抬高或者放低床单。他们会享受抖动床单将烦恼气球抛向空中的过程。活动结束时，一部分人或许想保留自己的气球，或者互相交换气球，甚至是戳破气球。

吹泡泡

另一个有助于调节情绪的呼吸活动是吹泡泡。材料可以是买来的，也可以自制，甚至还可以用想象中的泡泡。活动开始时，你可以问儿童如果在吹泡泡时过于用力会怎么样，然后邀请他们加入活动。让儿童轻轻地、缓慢地吹动空气，吹出真实或想象中的泡泡。你可以鼓励儿童在准备吹泡泡的同时，也对自己说句话，鼓励自己继续怀揣希望。

唱首充满决心的歌

儿童都喜欢唱歌。在危急时刻，你可以教给他们能够带来安慰的、自我谈话式的歌曲，让他们能够在之后的生活中用以管理自己的情绪（Shelby & Bond，2005）。你可以用儿歌《一闪一闪小星星》的曲调，带领儿童唱以下这首歌。

> 我很安全，也很有力量。
> 吸一口气（深深吸一口气，然后呼出来），唱这首歌。
> 每一天，我都变得更有力量。
> 所有的事情都会变好。
> 我很安全，也很有力量。
> 吸一口气（深深吸一口气，然后呼出来），唱这首歌。

当你唱到"吸一口气"的时候，你可以向儿童示范着做缓慢深呼吸的动作。你还可以把其他歌词也演出来，展示肌肉来表现自己的力量，通过符合文化习俗的手势来表示事情都会"变好"，从而让儿童投入到活动中。

表达集体的决心

家庭和社区经常自发地表达集体的决心。这些表达方式包括在树上系黄丝带、戴手链、悬挂旗帜或在创伤事件的发生地自发地建造祠堂。还有一些其他方式，比如家庭活动、街头表演、展示幸存者的画作、绘制壁画、制作海报、收集幸存者的故事和参加纪念仪式。这些公共的表达方式产生了强有力的协同效果，因为这些展示都需要有观众。创伤后应激障碍的典型症状之一就是往事的闪回，即某些提示物触发了创伤经验。表达集体决心的作用在于让幸存者重新和他们成功应对危机的体验建立联系。

继续生活

危机剥夺了儿童及其家庭对于未来的梦想，至少短期上是如此。作为一名危机干预者，你可以利用这些活动帮助他们设立积极的目标，展望新的可能性。一旦确定了目标，目标就会像灯塔一样照亮通往最终解决危机的路途。在这一部分的内容中，我们会介绍一些可以帮助儿童及其家庭开始重建生活的方法。一旦看到了未来，幸存者就获得了方向感和希望，变得更加主动，更有动力去解决问题。研究表明，相比于仅仅是要避免消极目标的人而言，那些努力追寻积极目标的人幸福感更高（Emmons，1999）。

要记住，即使儿童及其家庭没有解决危机，但至少他们已经从危机中幸存下来。你可以邀请儿童及其家庭一起探索他们已经取得的成就。你可以引导他们把注意力放在逃难、应对挑战、找到避难所等事例上，帮助他们发现之前未知的力量和未曾意识到的资源，从而感受到希望。这些力量和资源构成了成功解决危机的基础。

走出灰烬

活动开始时，给每个人发一小张纸和一支铅笔。让他们给自己所经历的危机事件命名或者画出相关的场景。然后，将这些纸在一个安全的容器里烧掉，把残留的灰烬和一块模型黏土混合。让参与者去想象他们对于未来的一个希望。参与者可以根据他们在处理危机的过程中学到和发现的，用灰烬和黏土塑造一个代表希望的模型。

成长花园

成长花园活动是你创作的一个故事，故事的内容关于长大后生活在美丽花园里的花朵。以下是故事的一个版本，但你可以自由发挥。

让儿童假装自己是土壤中的一粒小小的花种［儿童盘着腿蜷成球状］。太阳温暖了土壤，雨水浇灌了种子［用手指轻叩儿童的头和肩膀］。种子吸收了雨水开始长得越来越大［儿童慢慢舒展身体］，抽出一枝嫩芽［儿童把一只手举过头顶，继续慢慢舒展身体］。芽不断地长，上面出现了很多叶子［儿童慢慢站起来，伸开双臂扮演叶子］。一个可爱的花蕾开始绽放［儿童露出一个灿烂的、大大的微笑］。突然，暴风雨来了，雨水和风在花园里肆虐［儿童摇摆、弯腰］。风雨过后，太阳出现了，所有的花都向隔壁花园中坚强而美丽的花朵朋友们致敬［儿童互相点头和微笑］。

这一活动向儿童强调了生物内部用以承受逆境的复原能力，还有家长和朋友给他们提供的支持。

重建家园

这一活动尤其适用于遭受大范围严重破坏的地区。首先，承认已经发生的灾难及其对家庭、公园、学校或社区造成的损失。告诉儿童，你知道很多人都在忙于计划重建家园，你很有兴趣知道儿童对于如何重建的想法。儿童可以用手边的材料（确保材料的安全性）或者是积木创造出一个他们村庄的模型。这一活动的其他版本也可以用于失去家园、学校或者社区的儿童及家庭。

缝制希望拼布

这一活动有点类似传统中妇女聚在一起缝制拼布的活动，在聚会上，每个人都贡献出自己的材料，然后所有人合作，把碎布片缝在一起。你可以使用不同颜色的美工纸、蜡笔、铅笔和胶带，把各种布片缝制成一块希望的拼布。在活动开始时，让参与者画出那些在困难时刻给予他们希望的事物。他们对于未来的希望和梦想是什么？如果他们有一面能够看到未来的魔镜，镜子里展示着他们6个月后的模样、感受和正在做的事情，那么他们会看到什么？在活动过程中，有关集体幸存的复杂和丰富的形象描摹可能会浮现出来。

── 本 章 小 结 ──

在本章的开头，我们使用了迷宫的隐喻来讨论儿童及家庭在危机中的动力模式。尽管在危急时刻让幸存者发生转变的具体因素往往并不明确，但是我们仍然可以使用基于游戏的干预技术来帮助他们找到安慰、构建意义、振作精神，并沿着勇气、希望和关怀所指引的方向继续前行。

── 资　　源 ──

家庭资源（All Family Resources）

这是一个综合性的网站，旨在提供充盈家庭生活的信息和服务。主题包括老龄化、提供儿童照护、沟通、养育和灾难处理。

游戏治疗协会（Association for Play Therapy，APT）

这个跨专业协会的使命是宣传游戏、游戏治疗和受认证的游戏治疗师的价值。通过提供和支持能够促进游戏在生命过程中的治疗价值的项目、服务和相关活动，APT致力于提升所有人群的心理社会发展和心理健康。

美国联邦紧急事务管理署（Federal Emergency Management Agency，FEMA）

FEMA的网站包含教育和培训的素材和模块，面向急救人员、教师、神职人员和家长。FEMA的网站中还有专门针对儿童的模块。这是一个有趣的互动网站，让儿童在故事、游戏和活动中学习如何为灾难做准备，以及如何应对灾难。

美国国家儿童创伤应激网络（National Child Traumatic Stress Network，NCTSN）

NCTSN的宗旨是提高美国各地受创伤儿童及其家庭和社区的照护质量，增加他们获得服务的机会。该网站为照护人员、教师和心理健康工作者提供了各种各样的资源。

美国国家儿童健康与人类发展研究所（National Institute of Child Health and Human Development，NICHD）

这个网站为美国的非裔家庭提供了一本活动手册，可以帮助他们的孩子应对危机。

美国国家精神卫生研究所（National Institute of Mental Health，NIMH）**——帮助儿童和青少年应对暴力和灾难**

NIMH的网站介绍了暴力和灾难对儿童和青少年的影响，并给出有关如何将长期情感伤害最小化的建议。

美国物质滥用和精神卫生服务管理局（Substance Abuse and Mental Health Services Administration，SAMHSA）

本网站提供有关灾难的最新信息，以及在危机发生时如何进行"心理急救"的指南。

第 11 章

征服怪兽

针对创伤的团体戏剧治疗

Craig Haen

> 让我对故事感兴趣的，和我想要人们了解的是，即使在创伤事件中，儿童也会做游戏。
>
> ——Maurice Sendak（引自Fosha，2001）

我第一次作为戏剧治疗师接受实习的临床训练，是在一个医院的治疗项目中和成人来访者一起工作。当我开始团体治疗时，我很惊奇地发现这些来访者如此频繁地说起自己痛苦的童年经历。这些创伤事件的记忆似乎特别顽固，紧紧地抓住这些成年人，把他们锁在过去，让他们通过演绎熟悉的关系模式而一再徒劳地尝试修改这些经历。的确，新近的研究都认为创伤事件会对个体心理造成巨大影响，而这些影响又具有抗干预的特点，并与一系列长期生理和心理健康的不良后果相关（Green et al.，2010；Irish，Kobayashi，& Delahanty，2010）。研究还表明，对于经历过创伤的个体，最有效的方法是在童年就接受针对创伤的治疗（Perry，2006；Schore，2012）。面对有创伤史的年幼来访者，治疗师总是不断面临着让他们投入治疗以及建立信任感的难题。这些来访者和成年人建立联结的能力以及理解所发生事情的能力经常是受损的。

戏剧治疗是一种创造性的艺术治疗形态，它将戏剧表演的一些技术，比如角色扮演、故事讲述、即兴创作等形式和心理治疗的理论方法相结合。这样的结果是创造出一个具身的体验过程，能够调动来访者的游戏能力，并将此作为一种核心的治疗方式，用以接近和表达内在冲突，获得洞察，排演其他选项，并在认知层面上修改个体对于压力情景的惯常反应模式。本质上，戏剧治疗关注和处理的是来访者的想象力。对于那些和经历过创伤的儿童工作的治疗师而言，戏剧治疗是非常有优势的治疗手段。用 van der Kolk（2005）的话来说，创伤代表着"想象力的失败"，导致过去控制着现在，来访者备受自己内心意象的折磨，无法预见自己的其他可能性。Bloom 曾写道："如果生病的孩子想要重新进入生命之流，那么他身上那种能够创造可能性的能力以及展望多重宇宙的能力就得先行复苏"（p.xvi）。当代神经科学研究突显了这一方法的潜力，认为想象力在构建意义的过程中起着核心作用，对某个动作的想象可以增强个体去实际执行这个动作的能力（Marks-Tarlow，2012）。

在之前的一篇文章（Haen，2005b）里，我描述了我和一些年幼儿童工作时自发创作出的游戏，这些儿童的父母在对世贸中心的恐怖袭击中不幸罹难。在这个游戏中，一个儿童扮演怪兽，在房间里追逐着其他儿童。一旦抓住儿童，怪兽就会以一种怪诞的方式进行攻击，撕咬他们的四肢，吃掉他们的身体。这个游戏明显是以隐喻的方式再现了这些儿童父母痛苦的死亡，他们父母的身体以类似的方式被炸成了碎片。最后，这群儿童和我一起找到了一个位于桌子下方的安全地带，怪兽是不能进入这个区域的。在安全地带，孩子们讨论了现实生活中那些让他们感到安全的事物。当他们彼此之间建立起联结，并且内化了这个安全的空间之后，他们又重新走出去面对那头怪兽。他们齐心协力，一起征服了怪兽，控制了游戏，并体验到集体的胜利感。

这个临床案例大致介绍了面向有着创伤经历的儿童的戏剧治疗过程。这一过程的第一阶段是外化，让创伤被投射出来，和来访者分离，这样来访者可以在一个安全的距离之外审视创伤。在外化过程中，有些儿童会感到需要将作恶者或创伤的制造者具身化，就像游戏中有些儿童会选择扮演怪兽的角色。在第二阶段，团体需要建立一个心理安全空间，这个空间可以是在团体治疗过程中间接创造的，也可以像这个游戏一样将隐喻具体化，在房间里创造出一个实质的安全基地。在第三阶段，团体成员开始像一个工作团队一样建立起联结，找到力量、认可和目标。最后，团体战胜了怪兽——在这个阶段中，团队成员找到了掌控创伤的方法，遏制并容纳了创伤。在界定这些阶段时，我并不是在明确一个先后顺序，每一个阶段都可以出现在团体治疗的任何过程，而团体的进程也可能会重回某个阶段，因为儿童的康复过程总是反复的。事实上，在之前提到的团体中，我做了大量工作来帮助团体成员建立安全感，随后团队成员才感觉可以邀请怪兽到游戏里。

在本章中，我将说明戏剧治疗如何用于创伤素材的外化和容纳，以及如何用团体治疗的方式达到建立安全感和联结的目的。团体治疗从很早以前就开始用于儿童治疗，尤其是创伤治疗，因为团体的环境有利于减弱创伤体验造成的孤独感（Ford，Fallot，& Harris，2009）。对于读者而言，重要的是要明白此处呈现的技术并不像烹饪菜谱中的做菜技巧。相反，这些技术是提供给团体带领者的额外工具。最能引起共鸣的干预方式是那些体现着治疗师对来访者的需求做出合适回应的手段，以及在团体治疗过程中自然而然出现的方式（Blaustein & Kinniburgh，2010；Gil，2010）。

论戏剧治疗干预的有效性

与精神健康领域的其他疗法相比，戏剧治疗是相对新的治疗方法，在20世纪60年代到70年代间合并为一个大类。大量有关戏剧治疗的研究都是质化研究（Jones，2012），这在创造性艺术疗法中并不罕见（Goodman，Chapman，& Gantt，2009）。在创伤领域有一些关于戏剧治疗的临床实效研究，这些研究（Haste &

McKenna，2010；Johnson，Lubin，James，& Hale，1997；McArdle et al.，2002，2011）初步证明，当治疗框架中包含戏剧治疗时，创伤干预会更为有效。

然而，创伤学、发展心理病理学、神经生物学和依恋领域的研究，都为戏剧治疗在儿童创伤治疗中的应用提供了大量的支持。这些相关领域的整合推动了心理治疗的范式转变，临床干预从以认知模型为主，转向关注具身情感和心理生物学状态调节的模型（Bromberg，2011；Perry，2009；Schore，2012）。这一转变有助于明确尤其适合用戏剧治疗来达成的治疗目标，这让戏剧治疗成为创伤治疗领域中很有前景的技术。发展研究者 Trevarthen（2009）提供了以下的跨学科案例作为支持。

> 有关婴儿的研究支持使用非言语的主体间治疗方法，如音乐治疗、舞动治疗、戏剧治疗、绘画艺术治疗和身体心理治疗，因为这些方法共同的前提是，人类都具有动作灵敏性和运动的特质。这不仅体现在我们自己的身体上，而且体现在我们触碰、看到和听见的他人身体上。此外，"艺术治疗"还有一个好处，就是它承认这样一种假设：我们是创造故事的生物，而我们的自传以及其中的主要支持性角色，是对我们影响最深的故事。（p.84）

创伤儿童的团体治疗：一系列回归

Galatzer-Levy（1991）认为，在给青少年心理做心理治疗时，核心目标是帮助他们恢复发展，而不是消除症状。这一观点很容易应用于儿童创伤治疗。创伤能够将儿童的心理、社会和生物方面的成长能力冻结起来（D'Andrea，Ford，Stolbach，Spinazzola，& van der Kolk，2012；Van Horn，2011）。治疗，特别是在最初阶段，必须帮助儿童回归到他们的正常发展路径之上（Pearce & Pezzot-Pearce，2007）。因为创伤造成的影响是多面的，因此治疗也涉及一系列的回归。

安全感的回归

创伤治疗中的矛盾之一，是治疗师会让来访者面对给他们带来伤害的事件所引起的情绪和想法，而他们的身体和心智正是出于保护的目的而让他们远离这些情绪和想法（Muller，2010；Silberg，2013）。当儿童缺乏一定发展的能力来用语言完整表达发生的事和自己的感受时，他们经历的创伤可能会破坏他们的安全感（Van Horn，2011）。即使儿童已经能够把自己的经验用语言表达出来，创伤导致的高唤醒状态和生理失调也可能造成治疗的失败（Fisher & Ogden，2009；Levine，2010）。虽然儿童可能获得了一些洞察，并且也发展出一套组织经验的叙事，但是他们内在的反应仍然让他们感到不安全（Perry，2006；Porges，2011）。

研究表明，来访者有必要和那些会引发情绪反应的创伤相关事物保持一定的心理距离，这样才能获得一种内在的安全感（van der Kolk，2003）。戏剧治疗师经常把距离作为一个核心概念来使用（Jones，2007）。通过隐喻的方式，来访者能够在离开现实的安全距离之外设法处理问题（Dix，2012；Landy，2010）。在这个位置上，经历过创伤的儿童可以在认知层面上对信息进行加工，更加清晰地看待问题情境（Pearce & Pezzot-Pearce，2007；Wise & Nash，2013）。Ramachandran（2011）认为，隐喻还具有连接左右脑不同处理模式的能力。

当儿童将治疗师的干预内化后，她学会了为自己调节距离，并逐渐对内在的痛苦做出具有自我保护作用，但同时又是积极的反应。Casson（2004）对这一过程做出了如下描述。

> 这个有关距离的游戏创造了治疗师和来访者之间的空间：自我成长和拓展的空间。这类游戏让我们发现自己是能够感受、思考、行动、获得控制、放下控制、选择、调节、改变，失去或者发现自我与他人的。（p.125）

治疗师提供的距离打开了一扇门，让信任得以发展。当儿童开始信任治疗师和团体时，他们就能够进入下一个阶段，在他们已经建立起的内在自我保护界限之外开始情绪和心理方面的冒险（Hodermarska，Haen，& McLellan，2014）。在每次开始新的年幼儿童团体时，我经常会带一个填充玩具，通常是只小狗，它几乎算得上是我的合作治疗师。在热身活动中，孩子们把小狗传递一圈，并且告诉它自己的感受或者是当天想讨论的话题。通过引入这样一个投射性的小道具，儿童对于成为团体一员以及和治疗师交谈不再感到那么紧张。

距离还可以通过创造角色的方法来建立。比如，我总是让参加戏剧游戏的儿童创造角色，并给角色起名字。角色的名字既不能是他们自己的，也不能是团队其他成员的。这样，角色既可以和演员有相似之处，又可以和演员区分开。界定戏剧空间的界限也有助于建立距离。可以用家具、胶带或者围成一圈等作为物理标记，在表演空间中隔出一块"舞台"。进入戏剧情景的过程也是很重要的一个环节，借助更明确的仪式或结构，将行动和现实拉开一段距离，在想象和实质间划清边界。我经常让团体成员一起大喊，"1、2、3，行动！"，以此作为戏剧情景开始的催化剂。

从事创伤干预的治疗师经常强调在治疗中创建安全空间的重要性。当来访者在治疗或生活中感受到经历痛苦时，他们可以召唤这个安全空间。安全空间的概念可以追溯到儿童依恋。在儿童依恋中，安全是在与可信任的治疗者之间情感调谐的二元调节中习得的（Hart，2011；Jennings，2011）。在儿童和照料者的关系中，安全感主要是借助视觉以及其他感觉方面的沟通来传递的：呼吸、触摸、抚慰的声音、面部表情、哼唱和韵律，这些都让儿童在焦虑不安时可以召唤出"曾经体验到的"安全感（Caldwell，2012；Holmes，2010）。Steele和Malchiodi（2012）认为，创造性的艺术治疗，通过视觉和感官输入，具有在治疗关系中增强依恋的优势。例如，在戏剧治疗中建立一个安全空间的做法，可以通过在房间中创造一个空间来实现，让来访者不仅可以用言语描述安全的状态，还可以切实地感受到安全。

在团体治疗中，特别是当团体成员表现得有些失调时，我经常会要求儿童在房间里找一个空间。在这个空间里，我会要求他们想象自己处于一个安全地带，并要求他们摆出一个在安全地带的姿势。我会轻拍每一个孩子，让他们展示或者说出他们正在做的事情、安全地带的样子以及它和团体空间的相似和不同之处。我们也可以找到一种方法来捕捉空间的本质——将其缩小并储存在体内，这样它就可以通过身体标记来定位，比如胸腔的温度或肩膀的力量（Fisher & Ogden，2009）。

持续的安全感是在关系体验中形成的。在能够形成安全感的体验中，儿童一方面能够唤起创伤的回忆，一方面也能够产生一种得到支持、信任、愉悦和情感调节等新的体验（Blaustein & Kinniburgh，2010）。这两个方面配对的结果是，创伤记忆在神经系统层面逐渐与程度更高的内部调节和社会参与相联系，从而创造了重新整合创伤记忆的潜力（Ecker，Ticic，& Hulley，2012；Porges，2011）。Van der Kolk（2005）认为，戏剧有利于儿童学习这种配对，因为当儿童参与到以力量、自由和安全为立场的表演中，他们会在"身体层面感受到一切是有可能变得不一样的"。在最近的一项结果研究中，van de Kolk和他的同事（Kisiel et al.，2006）发现，即兴戏剧表演对增加城市贫民区里四年级学生的亲社会行为和预防攻击行为有显著影响，同时还减少了这些学生多动和内化症状的问题。

在由来自创伤家庭的年龄较大的孩子组成的团体中，我经常会邀请一位成员来创作一幅家庭画像，再让其他成员以肢体动作来表现画画成员对其家庭的感知。我会请画画的那位团体成员以自己在画里的样子站着，谈谈在画里自己是什么感觉。然后，我会请他走出这幅画，并对画做些调整以表达他希望画面呈现出的样子。最后，我会让他再次走进画里，讨论他在修改后的家庭画面中的感受。面对年龄较小的儿童或需要更多距离的团体时，可以对活动稍加调整，让团体成员扮演创作一个存在问题的虚构家庭，或者是一个由动物、巫师等幻想角色构成的家庭。家庭画像技术除了可以鼓励儿童说出内在想要的改变之外，也让儿童体验了这些变化并突出了由此带来的内在感觉。

最后，戏剧治疗师可以通过处理儿童的想象，帮助他们学会调节自己的幻想。团体中有很多仪式有容纳的功能，并辅助治疗师向来访者讲解如何获得对创伤相关事物的掌控。其中我最常用的是神奇盒子法（Johnson，1986）和幸运/不幸的故事。神奇盒子法是让一个神奇盒子从天花板垂吊下来，团体成员轮流把他们希望从生活中去除的事物放进盒子里，这些东西会被安全地存放在盒子里。随后，在团体成员的合作下，盒子被合上，锁好，然后被收走。而在幸运/不幸的故事活动中，团体成员参与集体讲故事活动，每个人依次为故事贡献一句台词，每句台词都轮流以"幸运的是……"或者"不幸的是……"开头。

另一个活动关注的是认知灵活性，特别是转化的过程，经常能够引起创伤儿童的共鸣。团体可以一起把难以承受的暴力意象转化为安全的意象（Haen，2005a；Haen & Brannon，2002）。儿童可能会被要求挥动魔杖，把一个怪物变成一只老鼠，或者用一个想象中的遥控器把播放暴力场面的频道调到另一个"适合全家观看"的节目。我有时会让团体中那些有被虐待经历的儿童将想象中的作恶者推出屋外，或者建立一个禁闭可怕记忆的监狱。这些在团体治疗情境中排演的掌控感能够扩展到生活中，让儿童学习如何改变侵入性思维、噩梦等其他内生的意象。他们还可以尝试摇摆的技术，在这个过程中学习如何从被触发的状态转变为可控的情感状态（Ogden & Gomez，2013）。

回到身体

创伤不仅是一种心理障碍，也是一种生理现象，对身体和大脑有持久的影响（D'Andrea et al.，2012；Ehlert，2013；Emerson & Hopper，2011）。儿童期创伤发生在个体快速生长和发展的时期，这两种力量的碰撞经常导致儿童对处在自身身体内部的状态以及对身体感觉的觉察感到不适（Koch & Harvey，2012），尤其是涉及那些被Tinnin and Gantt（2013）称为创伤经历的"非言语真相"的身体感觉（p.46）。在儿童精神病科工作的这段时间里，我遇到了很多经历过创伤事件的儿童，他们要么躲在自己的身体里，要么和自己的身体为敌：遭受过性虐待的女孩会极力掩饰自己正在发育的女性特征；遭受暴力虐待的儿童拒绝参加活动，而且排斥任何形式的触摸或感官刺激；亲眼看到过创伤导致的死亡的儿童会停止进食以回避成长；遭受虐待或被忽视的儿童会自我伤害，或出现进食紊乱。这些反应都可以理解为，他们试图获得控制感，调节情感，或象征性地传达他们所忍受的东西（Silberg，2013）。

创造性艺术治疗师一直以来都强调让身体参与到治疗过程中的重要性。诚然，所有的创造性艺术治疗师都会在不同程度上引入运动、感觉输入或身体节律（Armstrong，2013；Steele & Malchiodi，2012）。戏剧治疗师总是利用不同程度的具身化（embodiment），从小的、有控制的动作，比如摆弄小的玩具或物件，到部分具身化的动作，比如利用手偶来表现角色，再到更加精细的、更小距离的全身角色扮演、雕刻和面具制作（Haen，2011）。

充满活力的身体游戏具有巨大的潜力，能够重塑创伤性经历，并在有效行动和分享快乐的背景下重新整合创伤性记忆（Harvey，2011；Panksepp & Biven，2012）。创伤具有限制性，僵化且不灵活（Hodermarska et al.，2014），因此需要干预措施来促进身体的安适，扩大耐受窗口（Levine，2010；Ogden，2009；Siegel，1999）。除了用具身化来增加儿童的舒适感外，戏剧治疗团体还可以逐渐让来访者对被注视这件事脱敏。对于遭受过虐待或身体伤害的个体而言，这是一个特殊的触发点。

通常，治疗可以从简单的戏剧游戏开始。戏剧游戏十分有趣，很多儿童都会乐于参与，尽管他们还有些胆怯。在针对儿童和青少年的戏剧治疗中，我经常使用一个叫作"爆炸红绿灯"的热身游戏，它是儿童"红绿灯"游戏的升级版。在"红绿灯"游戏中，如果发令者喊"绿灯"，玩家就要开始跑动，并努力成为第一个到达发令者所在地方的人；如果发令者喊"红灯"，玩家必须马上停在原地。如果发令者抓到一个在她喊了"停"之后还移动的玩家，那么这名玩家就不得不重新回到起跑线位置。在升级版的游戏中，儿童除了返回起跑线之外，还要表演"爆炸"。儿童可以做出各种各样爆炸的样子，可以发出"砰"或"轰隆"的声音，也可以朝发令者大喊大叫来表达沮丧，或是挑战发令者。在这个简单的游戏中，团体成员练习了自我控制，以及通过声音和动作来表达情绪。治疗师鼓励玩家把爆炸动作指向她，这意味着她允许愤怒和抗拒的表达，并为这些情绪的表达设定了合理的情境和容纳的结构。通过这个游戏，儿童来访者被安全地带到他们的身体中。

雕塑的应用方式无穷无尽，能够很轻易地邀请儿童来参与角色扮演，以及安住身体中。我要求组员们摆出简单的个性化姿势，以反映不同的感受和情境。我也要求团体一起创作雕塑来反映相关的主题。一组前青春期的孩子会在每次治疗开始时，选出部分成员来创作他们一天的照片，然后根据这些照片建立完整的场景。另一个学生团体玩了一个叫"蜡像馆"的游戏，他们在游戏中创作了一系列主题相似的蜡像，让某个成员像参观蜡像馆一样穿梭其中。和"爆炸红绿灯"游戏类似，在游戏中，参与者要在参观蜡像馆的人不注意时设法移动。通过游戏，这一学生团体逐步接触到和学校近期发生的学生暴力死亡事件相关的内容。在一次次治疗中，团体成员创作出和死亡、记者、自杀、精神病院、强暴、保护以及天堂等主题相关的蜡像馆。

上述的戏剧游戏不仅能够让儿童回归到他们的身体，同时还整合了动觉体验和语言符号学习。这样一来，戏剧通过让儿童内化控制点的方式，帮助他们建立起胜任感（Macy，Macy，Gross，& Brighton，2003）。角色扮演活动还能让治疗师自然地过渡到教授基于身体的自我调节技巧，如腹式呼吸、应变、正念、身体扫描和深层压力/释放的自我触摸（Curran，2013；Leahy，Tirch & Napolitano，2011；Levine & Kline，2007），这些技巧易于和戏剧场景的去角色（deroling）程序相结合，也可以用作团体治疗的结束程序。这些技术旨在对经历了创伤的儿童有缺陷的生理报警系统做些微调，并鼓励他们相信自己具有自我修复的能力（Ford，Albert，& Hawke，2009）。

回到联结

虽然戏剧治疗是比较新近的治疗技术，但是它根植于戏剧的古老传统，这一传统的源头可追溯到古希腊的早期。从一开始，戏剧就是一种以基于社区的艺术形式，来自不同社会阶层和背景的人们聚在一起共同观看舞台上所反映出的人生百态。在最早有文字记载的戏剧中，哀伤、丧失、谋杀、暴力和战争等主题的创伤性事件是其中不可或缺的元素。戏剧治疗是古希腊戏剧的自然延伸，它借助象征、认同和共同经验的力量将人们联系在一起。

社会联结对受创伤的儿童具有至关重要的保护和修复作用（Ludy-Dobson & Perry，2010），而团体则有助于儿童建立实际的支持网络（Ayalon，2013）。戏剧治疗聚焦于以下几个最基本的要素：镜映、确认、共情和共同性。Macy及其同事（2003）以如下方式来说明这一过程："当儿童随着音乐移动时，他会感受到联结。当他随着音乐移动并看到同伴在镜映他的动作时，他会获得归属感。当语言伴随着共享的动作出现时，整合的过程或许就开始了"（pp.65-66）。

使用视频成像软件分析心理治疗过程的新近研究（Ramseyer & Tschacher，2011）发现，来访者和治疗师之间的身体同步程度与来访者对治疗关系强度的评分以及临床结果呈正相关。在镜映练习中，团体成员会像镜子一样模仿同伴的动作和声音，或者整个团队会作为一面集体镜子来反映某个成员的表达。镜映技术能够有效促进个体和他人建立产生共鸣性的联结（Koch & Harvey，2012）。镜映练习有很多种操作形式，比如让儿童两两一组，一个是带领者，一个是跟随者。在团体的暖场环节中，我有时会让团体成员围成圈，按顺序做某一个动作，把动作传递下去。这一过程有两个环节：首先，每个成员都必须镜映上一个成员做出的动作；然后，她要把这个动作转换为自己的动作后再传递给下一个成员。因为成员都是围成一圈依次传递动作，因此，大家可以看到每个人转化动作的方式。作为带领者，我经常鼓励成员准确地镜映出他们所要表现的对象，帮助他们注意到表达的细微之处并且准确再现出来，尊重同伴的贡献。

团体可以使用一些道具来增强凝聚力。成员之间依次去传递球或玩具，不仅能提高参与度，还能使共享关注点的过程变得具体可感。我一般使用的指导语是"把球扔给你想要打招呼的人"或者"把小熊传给你觉得可以理解你感受的人"。在一个很叛逆的青少年团体中，我曾经让他们传递过一个弗洛伊德的小型填充人偶。当成员拿到这个人偶时，他要说出治疗师或者成人对他说过的最糟糕的话。而在住宅环境中，我会在治疗开始时设定一个仪式，让团体成员向圈子里的另一位成员打招呼，鼓励他们进行眼神交流和建立真实的联结。

最后，社会计量练习强调了团体成员间的共性，这有利于突显团体是在共享的经验和情绪基础上建立起来的实体（Haen，2005a）。这些练习有很多不同的实施形式，但都涉及用行动来标记成员之间的相似性。例如，让喜欢吃比萨的人从房间的一头走到另一头，让做噩梦的人从椅子上站起来，或者让那些有时想到家人就会哭泣的人互换椅子。无论使用哪种形式，都要重复其中的行为："如果你讨厌早上起床，请走到房间的另一头……现在，觉得这个团体可能会无聊的人，请走到房间另一头。"这种联结的表达简单而不涉及语言，可以让团体快速地进行冒险。比如，在我曾经带过的团体里，有的儿童可能会说："如果你被强暴过，请走到房间的另一头。"因为团体成员知道暴露程度是很低的，因此他们经常愿意冒险。

Fonagy 及其同事使用"心智化（mentalization）"这一术语来指代从外部视角理解自己和从内部视角理解他人的能力（Allen，Fonagy，& Bateman，2008）。心智化能力与儿童的共情、组织、自我调节、自我保护、表达情感、发展能动性、整合自我状态、控制冲动以及理解自身行为对他人的影响等能力密切相关（Hart，2011）。显然，早期的创伤经历会损害儿童的心智化过程，而强大的心智化能力被认为可以减轻创伤事件带来的影响（Allen，Lemma，& Fonagy，2012）。

依恋理论家认为，心智化能力有一部分是通过假装游戏（pretend play）的过程发展起来的（Allen et al.，2008）。在游戏中，儿童学会将内在和外在现实联系起来，并去尝试各种可能性（Irwin，2005）。假装游戏是个体发展过程中的里程碑，而戏剧治疗有助于重新激活创伤儿童的这一发展里程碑，特别是在团体的环境中（Barrat & Kerman，2001）。当儿童参与到戏剧游戏中时，他们将自我的某些方面加以外化，使其得以被审视、组织和重新整合（Armstrong，2013；Holmes，2010）。同样，当儿童扮演不同角色时，他们也会站在他人的角度，思考他人的想法、感受和意图（Allen et al.，2008；Haen & Weber，2009）。相较于其他创造性艺术治疗，戏剧治疗在这一领域可能具有独特的优势。初步研究（Goldstein & Winner，2012）表明，相对于视觉艺术和音乐，持续接触表演的儿童和青少年的同理心更强，心智化程度更高。

当儿童被要求去表达他人的感受时，一种由心智化活动支持的联结就形成了。我可能会让儿童创作一个雕塑，来代表某个小组成员所表达的东西，或者用手偶来表演另一个成员的故事。我还经常使用到心理剧中的替身（doubling）技术（Hoey，2005）来促进心智化。在替身技术中，团体成员被要求假装成另一个团体成员，并代表对方说话，说出对方可能想到或感受到但却无法表达的内容。比如，一个习惯回避的儿童可能会说："我今天不说话。"在当事人同意的前提下，结伴的成员可以站在当事人的身后，说"我觉得很无聊""我害怕说话"或者"我不确定自己是不是喜欢这个团体"。最后，我会鼓励当事人和团体分享哪个替身成员说的话最接近他的实际感受。

让儿童扮演在现实生活中与自己差异很大的角色，也可以促进心智化的过程。比如，可以让一个消极的团体成员去扮演权威的形象，或给一个愤怒的成员分配某个戏剧场景中的角色，这个角色的任务是要尽力让一个愤怒的人恢复平静。最后，团体可以一起回顾他们眼中表演的那位成员内在自我的不同方面。我经常和住院儿童做一个游戏（Haen，2005a），在这个游戏里，团体成员会用雕塑去表现某个儿童身上的不同方面，每个人会选择和自己相关的其中一个方面。当治疗师点到他们时，他们会说，"我是斯蒂芬妮身上感到不安全的那部分"或者"我是斯蒂芬妮身上想把每个人都打一顿的那部分"。

回到当下

在儿童经历创伤后，系统为了保护自身而关闭了，也通常会将儿童与当下隔绝开。创伤记忆进入大脑时没有时间锚定，因而创伤变成了一种当下的重新体验，而不是对过去的记忆（van der Kolk，2003）。因此，遭受过创伤的儿童难以安在当下，难以接受新信息，也很难和每时每刻周围所发生的事情保持联结（Emerson & Hopper，2011）。正如Caldwell（2012）所指出的，创伤治疗的本质是帮助来访者活在当下，而不会总受到过去经验的侵扰或支配。

Stern（2004，2010）深入研究了当下时刻在治疗中的重要性。他认为，创造性艺术，特别是那些植根于具身化的治疗方法，都具有让来访者安在当下的独特作用。他同时提出，隐喻既有将过去和现在连接起来的功能，又有将两者分开的功能，这可以为创伤儿童提供连贯性和一致性。作为一名即兴演员，当我全身心投入到表演中时，我常常会感觉到与之相关的感知和联结更为强烈了。正如 Levine（2009）所指出的，即兴创作并非没有风险，因为它取决于不确定性，而个体对表演过程和他人的信心或信任可以平衡这种不确定性——这是一种反复的断裂和修补的体验。事实上，治疗师对处于人际关系动荡中的来访者保持专注和做出恰当回应的能力，与戏剧即兴创作所需的技能有许多相似之处（Kindler & Gray，2010）。

戏剧治疗师经常让来访者反思自身的体验，并用隐喻或者行动来表现。一个常用的练习是让团体成员用声音或动作来反映他们在当下时刻的感受。在青少年团体中，我经常会治疗开始时问他们一些隐喻性的问题，比如："如果你今天的内心感受可以比作某种天气的话，你会给出哪种天气预报呢？"或者"如果你今天是某种食物的话，你希望自己是什么？"与此类似，我有时会提醒来访者注意他们身体在表达、但在语言中缺席的内容。如果来访者说自己很开心却手握拳头，那么可以问他能不能作为自己的拳头来说说话。如果我注意到某个来访者在团体中摆动身体，我可能会要求其他人也"试着"摇摆起来，并说出相关的感觉。

治疗师鼓励来访者探索当下的另一种方式是"最大化（maximization）"（Hoey，2005）。在使用最大化技术时，团体带领者会去识别来访者表达中需要被进一步探索的内容，并用戏剧化的方式将其放大。比如，在面对欺凌者的戏剧场景中，团体成员可能会说："别烦我！"带领者意识到这是一句关键的话，因此会让她重复这句话，并且每次都用更大的音量。带领者还可以让其他成员站在她身后，和她一起说这句话。最大化的另一个应用是，带领者将一个场景定格，让演员谈谈在这个互动的关键时刻，他们"内在"的感受如何。这一干预有助于创伤儿童反思和描述内在鲜活的经验，从而让他们将此时此地的情感与语言联系起来（Hart，2011）。

回到自我表达

很多文献都提到了创伤造成的失语。这种语言的丧失也被称作"无言的恐惧（speechless terror）"，它既有心理上的成因，也有生理上的成因（Fisher & Ogden，2009）。许多受创伤的儿童不仅表达情感的能力受损，而且在识别和调节这些状态方面也存在障碍（Lanius，Bluhm，& Frewin，2013）。丧失了与情感的联结和对情感的控制，这会带来弥散的自我感觉和普遍的无力感。

然而，面对创伤带来的沉默，儿童仍在寻找机会，以象征性的方式讲述他们的故事。即使他们能够使用语言来描述他们的记忆，他们所用的词汇通常也不足以描述创伤事件的复杂性。捕捉事件的复杂性和在时间维度上自由发挥的特点是艺术治疗超越传统"谈话治疗"的两个显著优势（Ramachandran，2011；Stern，2010）。

具体而言，戏剧可以作为一个情感释放阀（Miranda，Arthur，Milan，Mahoney，& Perry，1998），帮助来访者借用安全的隐喻和角色扮演找回自己的语言。我在治疗中一再看到这样的现象：原本无法在讨论中开口的儿童，在拿到手偶或者表演某个角色时，就开始说话了；原本无法谈论过去创伤的儿童，可以在角色扮演中叙述创伤；保持安静和防备的青少年在拿到道具麦克风时，能够报道团体里发生的事情。有良好共情能力且情感调谐的治疗师，能够通过类似滴定的方式，引导来访者开始自我表达，并逐渐吐露他们的创伤经历。

我曾在儿童团体中成功应用过一个方法，这个方法是由Casson（2004）开创的。在这一戏剧团体中，儿童被要求假装成兽医诊所里的宠物主人。每个人都要想象出一只生病的宠物，然后把它带到医生的诊所。孩子们和医生描述宠物的病情，并说出宠物的感受。儿童和宠物之间互动的质量，往往暗示着儿童在现实生活中所获得照料的多少以及照料的质量。比如，在曾遭受过虐待的团体中，儿童虐待动物的情况并不罕见。而当他们向医生说明宠物的病情时，他们经常表达的是自己的症状和担忧。作为医生，我（或者我的协同带领者）鼓励团体成员去探索如何能让宠物感觉好一些，并且和团体一起，努力为宠物提供康复所需要的东西——这是儿童对创伤所造成的无力感所做出的切身的积极反应。

年龄大一些的儿童经常喜欢进行谈话节目或者电视采访的角色扮演，对话主题是儿童的恐惧（或者让他们和直接经历保持恰当距离的其他话题）。在一个由经历过创伤性哀伤的年龄较大的孩子组成的团体中，成员两两一组扮演不同的角色来完成"告别"的场景。每一组都要进行多次的角色扮演，表现和"告别"有关的不同情绪——担忧、愤怒、糊涂、悲伤、妒忌等。

任何戏剧治疗的过程都有一个关键因素，即治疗师对戏剧场景工作的促进：当动作过于激烈时，暂停场景；当场景过于情绪化时，询问角色的内心想法来促进认知（当场景离情绪太远，需要对情感进行更深层的探索时，也可以使用类似的干预）；让团体成员为陷入困境的角色提供新的方向或策略；如果来访者能够从探索新视角或保持距离中受益，那么可以要求他们互换角色；为一个场景设想多个结局，以便为剧中人物想象不同的选择；把场景投射到过去或未来。戏剧团体有着无限的可能性，但一个熟练的带领者是不可或缺的，带领者需要对角色扮演感兴趣，而不仅仅是为了达成说教的目的。她要理解创造性表演能够为治疗带来的多维度的益处。团队带领者必须在两个方面之间保持平衡：既需要引领方向，也要让成员参与到集体创作他们自己的场景和故事的过程中。通过集体创作，带领者让来访者回到了他们自我表达的源头。

创造行为与创伤所带来的破坏之间存在着辩证的张力（Dokter，Holloway，& Seebohm，2011）。让团体参与创造性的任务和带有目的性的行动，可以提供一种可能性和未来感，帮助成员消化过去的经历，减轻再次创伤，带来一种集体成就感和共同的意义感（Saul，2014）。在我的戏剧治疗团体中，孩子们共同建构了安全的父母、安全的学校、安全的男友、理想的医院、完美的小镇和充满爱的家庭，这和他们生活中的经历恰恰相反。在一个住宿机构里的男生团体中，成员一起制作了一段戏剧录像，来描述他们罹患精神障碍以及流离失所的经历（Haen & Brannon，2002）。当全体成员都参与和贡献时，哪怕团体只是创造了一个场景，也能为大家带来不同的可能性（Nash & Haen，2005）。

— 本 章 小 结 —

就像创伤一样，表演的经历在某种程度上对抗着语言表征。当儿童投入到自己的想象并进入角色时，用简单的语言很难捕捉到所发生的一切。引人入胜的体验让儿童接触到不同的可能性、坚强勇敢的精神和联结。大部分的戏剧治疗师都是在作为戏剧演员感受到创造性的力量后，才进入这一领域的。认识到自身所发生的变化后，他们希望学习如何利用这种力量来帮助他人。

在相关领域研究进展的指引下，戏剧治疗师能够使用他们直觉上所知道的方法——也就是，他们可以利用儿童的创造力来安全地整合创伤事件所造成的损害。在戏剧的空间里，受害者可以成为征服者，侏儒可以变为巨人，感到被逼入墙角的儿童也能学着看到很多可能的途径。Robert Edmond Jones 是一名戏剧艺术家，他认识到表演具有的巨大可能性，并在著作《戏剧想象》（*The Dramatic Imagination*，1941）一书中对此进行阐明。在书中，他写道：

"当演员站在舞台上说出他们的第一句台词时，他们就意识到生命复杂的二重性。从那一刻开始，他们的表演因此被赋予了活力。他们称之为好的表演。但实际上，他们指的是，某种精神被注入他们体内，让他们说出了他们不知道自己已经了解的事情……记录中缺失的部分是那永远无法记录下来的内容，是我们内心被激起的情绪，以及他们给予我们的胜利感。他们所具有的特别力量就在于此，在他们的表演中，我们看到了人类的创造精神。这种精神就孕育于表演之中，就呈现在我们的眼前。他们无须教导或宣扬生命，无须解释、阐释或者描述。他们创造着生命本身，在最充分、最真实和最高的境界。"（pp.156-157）

第 12 章

针对来自暴力家庭儿童的
创伤知情艺术治疗和团体干预

Cathy A. Malchiodi

托德是名8岁的男孩，他最近多次目睹了母亲玛丽亚被她的男友殴打。在此之前，托德的亲生父亲和母亲离婚了，在离婚前的三年里，托德的父亲就不断用言语辱骂托德并殴打玛丽亚。6岁时，托德试图用母亲的手机联系警察，来干预父母之间的暴力行为。作为对他的惩罚，父亲将他锁在壁橱里3天。他和母亲目前住在一个收容受虐妇女及子女的避难所里。

沙丽萨是名12岁的女孩，她目睹了继父殴打她的母亲和弟弟。在她更小的时候，生父曾对她进行了两年的身体虐待和性虐待，直到她的母亲决定带走她，并和她一起去收容受虐妇女及子女的避难所里寻求庇护。沙丽萨和她的母亲及弟弟目前住在家庭暴力受害者的安全之家中，下个月将搬到给受虐妇女提供的长期住所里。

梅甘是名10岁的女孩，她目睹了父亲殴打母亲，自己也被父亲用枪威胁。同时，她还被哥哥殴打。梅甘还目睹了父亲在长期用暴力折磨家里的狗后杀死了它。她目前在寄养中心，要等到母亲伤病好转并且找到一个安全的地方居住后才能离开。梅甘担心，如果她告诉别人她所目睹和经历的虐待，她将会永远和母亲分开。

蒂姆9岁，父母都是军人。他有一个两岁的妹妹。蒂姆的父亲至少5次被派往海外，参加了3次战斗。他的父母最近分居了，因为蒂姆的父亲多次对母亲施暴。其中有一次，母亲因为严重受伤而不得不去医院急诊室。蒂姆目前参加了一个帮助儿童建立心理韧性的团体，该团体旨在给处于压力和人际暴力之中的军人家庭提供支持。蒂姆仍然担心会被"殴打"，他的老师也报告称，蒂姆在学校表现得孤僻和焦虑。

上述这些孩子的经历在本质上都是创伤事件，其中都有一个共同点——遭受了家庭暴力（或称为亲密伴侣间的暴力）。家庭暴力指的是，在亲密的关系中，使用或者威胁要使用肢体的、言语的、情绪的或者性的虐待，以达到制造恐惧、胁迫或者控制的目的（Child Welfare Information Gateway，2013）。暴力不仅是男性对女性的行为，还可能包括女性对男性或同性伴侣/配偶之间的攻击。家庭暴力往往会伴随虐待儿童的情况。父母间的暴力可能在有意或无意间伤害到儿童。在任何情况下，家庭暴力都是严重的家庭问题，也是造成儿童创伤反应的一个常见来源。

家庭暴力对儿童受害者的负面影响已不断得到证实，但针对这些儿童的短期和长期社会心理需求而制定的干预模式仍然很少（Child Welfare Information Gateway，2013；Malchiodi，1997；McCue，2008）。艺术治疗和游戏治疗是两种广泛应用在来自暴力家庭的儿童身上的治疗方法（Gil，2011；Malchiodi，1997，2014；Webb，2007），也是许多创伤干预的重要组成部分，包括聚焦创伤的认知行为治疗（TF-CBT；Cohen，Mannarino，& Deblinger，2012）和团体形式的创伤知情艺术治疗（Malchiodi，2011，2014）。人们普遍认为，艺术和游戏治疗允许记忆和情绪以儿童能够容忍的方式出现，并借助幻想达到治疗的目的（Klorer，2008；Malchiodi，2011）。本章简要描述了家庭暴力的性质，家庭暴力对学龄儿童造成的影响，并提供了一个用于团体治疗的结构化干预方案，该方案是针对创伤知情的艺术治疗团体的结构化方案。

家庭暴力与儿童

每年，像托德、沙丽萨、梅甘和蒂姆一样遭受家庭暴力的儿童约有1000万（Child Welfare Information Gateway，2013）。我们无法掌握确切的数字，因为许多儿童暴力事件并没有得到报告。在所有的案例中，儿童都在家里目睹了暴力行为，看到自己的母亲被其亲密伴侣或丈夫殴打。由于儿童可能是家庭暴力的目击者或受害者，因此"接触到家庭暴力"是不正确的说法，它无法涵盖儿童在家中经历暴力的不同情况。"接触"或"目睹"暗示着儿童是被动的旁观者，但在许多情况下，儿童其实是积极的参与者，他们会评估是不是自己"引起了争吵"，担心事件的后果，并试图保护自己、兄弟姐妹、父母、祖父母或其他家人。他们甚至可能会扮演父母或照料者的角色，试图解决问题或调解冲突，分散施虐者的注意力，向现场应急人员或邻居求助。简而言之，儿童遭受的家庭暴力包括但不限于以下方面（Child Welfare Information Gateway，2013；National Child Traumatic Stress Network，2014）：

1．听到或目睹暴力事件或激烈冲突；

2．看到事件的后果，如有人受伤或者警察到场；

3．被用作暴力的一部分，如被受虐者当作挡箭牌来对抗施暴的家长或照料者；

4．干预暴力事件，试图防止家庭暴力的发生；

5．承受了暴力事件导致的恶果；

6．被迫看见或者参与虐待和殴打；

7．被当作筹码来劝说成人受害者回家或者留在原来的关系中；

8．在成人受害者被攻击时意外受伤；

9．受到胁迫，被要求对家庭暴力保持沉默和保守家庭秘密；

10．被鼓励或被强迫通过威胁的方式来虐待父母中的一方和（或）虐待宠物；

11．被告知儿童的不当行为是父母或照料者施虐的原因。

家庭暴力会给儿童带来广泛的情感、心理、认知、社会和行为层面的问题。研究表明，遭受家庭暴力的儿童可能会出现下列部分或所有的问题。

情绪、社会和行为问题

与没有经历过家庭暴力的儿童相比，遭受家庭暴力的儿童表现出更多的恐惧、焦虑、愤怒、低自尊、过度担忧和抑郁。他们的行为还可能会更具攻击性和对抗性，会退缩，缺少解决冲突的技巧，与同伴、兄弟姐妹或其他人之间的社会关系不佳。遭遇了家庭暴力的儿童对他人会特别当心（过度警觉），因为暴力事件让他们认为他人是危险的、易变的或者无法预测的。有一部分儿童可能整个童年都有依恋问题，出现睡眠问题、进食障碍、身体方面的症状，和（或）尿床等方面的退行。与没有遭遇过家庭冲突的儿童相比，来自暴力家庭的儿童更频繁地被诊断出分离焦虑、强迫症和品行障碍（Child Welfare Information Gateway，2013；Malchiodi，1997；McCue，2008；National Child Traumatic Stress Network，2014）。

认知问题

遭受家庭暴力的儿童可能在学校表现不佳，认知功能低下，解决问题的能力也十分有限。他们还可能因为反复遭受创伤而在保持注意力和理解方面存在困难。

长期问题

遭受家庭暴力的儿童到了青少年或者成人期，会出现更多抑郁或者创伤相关的症状。他们或许也认为暴力是处理人际沟通的正常方式，认同性别刻板印象，并认为男性在人际关系中占主导地位。家庭暴力被认为具有代际影响性，儿童期遭受过家庭暴力的个体，在成人后也更可能成为家庭暴力的作恶者，虐待自己的孩子（Child Welfare Information Gateway，2013）。

可变性

家庭暴力所造成的后果受到多方面因素的影响，包括经历暴力的方式（目睹单次或多次的直接攻击）、儿童的适应技巧、年龄、性别、暴力事件发生距今的时间，以及其他的创伤经历。研究还表明，相比于仅仅目睹了虐待事件的儿童，遭受来自家人的肢体暴力的儿童更有可能出现创伤后应激（Child Welfare Information Gateway，2013；McCue，2008）。

相似性

长期遭受家庭暴力的儿童和经历过战争等冲突的儿童非常相似。例如，父母间的冲突时大时小，有时间隔很长，有时每天都发生。就像战争期间的儿童一样，来自暴力家庭的儿童目睹或遭受了身体伤害、不安定的环境以及变幻莫测的情境。他们可能会损失财物、流离失所、经历丧失或者与家人分开。有时，儿童还会被关禁或被挟持为人质。因此，他们发展出和自己所经历的冲突相一致的想法、感知和信念，并且认为成人之间意见相左或者争吵都会让人非常有压力，并且可能是危险的。这是他们基于父母或照料者间的互动所形成的认知。

心理韧性

最后，有些儿童尽管接触过家庭暴力，但是他们却有着良好的心理韧性，没有受到太大影响。换言之，尽管压力环境给有些儿童造成了负面的影响，但是有些儿童在回到安全的生活环境后能够快速从暴力阴影中走出来。影响儿童对于家庭暴力的心理韧性的因素包括接触暴力的程度、儿童的特质以及得到父母或者成人的支持的程度与质量（National Child Traumatic Stress Network，2014）。

创伤知情的艺术治疗

创伤知情的艺术治疗（Malchiodi，2011，2012a，2014）是一种整合的干预模式，将神经发展的知识和创伤干预时用到的艺术的感官特性相结合。它有5个原则：（1）用基于艺术和游戏的感觉手段来进行自我调节；（2）运用神经发育的方法来稳定身体对压力的反应；（3）识别身体对压力事件和记忆的反应；（4）采用基于艺术和游戏的干预措施来建立和促进安全和积极的依恋；（5）用基于艺术和游戏的治疗来帮助来访者建立力量，使来访者的心理韧性正常化并得以提升（Malchiodi，2011，2014）。简而言之，这种方法考虑了精神和身体对创伤事件的反应，认识到症状不是病态，而是适应性的应对策略，并帮助个体从幸存者的状态逐渐转变为"充满生命力的人"（Malchiodi，2011）。这种方法被用来提升来访者自行调节情感的能力，以及管理身体对创伤经历的反应的能力，为最终的创伤整合和康复奠定基础。

创伤知情的艺术治疗环境

创伤知情的艺术治疗团体能够起效的基础，是团体给经历过人际暴力的儿童所提供的安全感和自我调节功能（Malchiodi，2011）。要想达成建立安全感和能够自我调节的治疗目标，首先要构建相应的环境和治疗关系（Steele & Malchiodi，2012）。环境不仅包括儿童来访者接触到的物理环境，还包括治疗师如何以创伤知情的方式回应来访者。庇护所模式（Sanctuary Model®，2014；Bloom，2009，2010）是创伤知情环境的一个重要案例，它可以教会我们一些必要的技能，用来维持和培养非暴力的生活和制度。在避难所和其他机构中，这一模式被广泛应用于处理创伤和人际暴力的团体干预。这一模式基于对精神和身体如何应对创伤事件的深入理解，融合了基于感觉且具有文化敏感性的实践，减轻了创伤的影响。

Levine 和 Kline（2008）认为，儿童要感到安全并能够自我调节，他们必须要有下列体验：（1）我的身体是安全的；（2）我的感受是安全的；（3）我的想法、语言和观念是安全的；（4）我做的东西是安全的。这些原则对治疗师提供创伤知情的艺术治疗至关重要，无论面向的是居民团体，还是门诊病人团体中来自暴力家庭的儿童。这些原则可被总结为以下的创伤知情艺术治疗实践，定义着何为创伤知情的治疗环境。

1．**建立控制感**。治疗师要考虑经历过人际暴力的儿童是如何看待环境和人际关系的。在大多数情况下，他们对可能的危险或伤害都过度警觉。为儿童创造条件，让他们感觉自己可以控制治疗环境是很重要的。例如，治疗师可以让儿童在艺术和游戏治疗室里安排座位，或者在制定团体的艺术创作规则时让他们分享观点。为了让儿童在治疗中感到安全，治疗师可以帮他们设定提示（例如，"暂停"或"慢下来"的手势）。

2．**保持一致性**。来自暴力家庭的孩子通常经历了不连贯且通常是混乱的家庭生活。因此，在艺术治疗或游戏治疗的开始和结束时必须要有可预见的仪式。例如，每个治疗团体应该从一个儿童熟悉的艺术或游戏活动开始，并形成惯例。此外，治疗师也可以让自己的反应和行动具有可预测性，让儿童感受到一致性。

3．**减少感官过载**。艺术治疗和游戏治疗能够提供许多具有启发性的材料、道具和玩具，然而，经历了创伤的儿童会因为过多的感官刺激和选择而被过度激活。在治疗的初始阶段，治疗师应限制材料和道具的使用，直到儿童来访者在面对新体验或新媒介时能够自我调节和适应环境。使用更容易操作的艺术材料，如毡头笔、铅笔、拼贴材料或自我舒缓的活动（简单的上色、涂鸦或熟悉的美工活动），以减少感官过载，降低警觉性。

4．**帮助来访者获得掌控感**。将艺术和游戏引入创伤知情实践的一个关键原因，是这样可以帮助治疗者获得掌控感。包含多个步骤的、过于复杂的指令可能会让人不知所措，治疗师选择的活动应当是成功导向的，能够较好地让儿童参与，并且不容易让他们产生挫败感。此外，家庭暴力会给来访者带来生理上的创伤性压力，很多儿童都会体验到恐惧、恐慌和担忧，为此治疗师可以提供一些减压策略，帮助来访者建立对这些情绪的掌控感。

5. 具备文化敏感性。 了解儿童多元的文化背景是一种重要的创伤知情实践。种族不是唯一的考虑因素。蒂姆（本章开头的案例）的背景是军队文化，而其他儿童可能来自特定的宗教或社群价值观。儿童们构建着"文化"，他们在一个能传达自己世界观和价值观的氛围中，会感到自己被尊重。在任何情况下，具有文化多样性的艺术和游戏素材都是创伤知情实践的一个重要组成部分。

6. 提供安抚。 在与经历过或目睹过暴力的儿童一起工作时，治疗师需要通过感官和语言线索来让他们感到安全，这对治疗师的能力提出了挑战。Levine 和 Kline（2008）强调了寻找生理线索的重要性，这些生理线索提示着创伤反应（战斗、逃跑或僵化），如呼吸急促、高唤醒或退缩。由于艺术和游戏体验在本质上是感觉的，可能会激发儿童对创伤的内隐反应，因此观察儿童对这些活动的躯体反应尤为重要。最后，治疗师还要安抚儿童，跟他们强调，发生在家里或父母（照料者）之间的事情不是他们的错，而且过去发生过的事情并不是"正在重演"。

7. 灌输和增强心理韧性。 治疗师从干预刚开始时，就必须向儿童强调，虽然他们曾经是自己无法控制的情境中的受害者，但他们同时也是具有蓬勃发展能力的幸存者。艺术活动和游戏活动能够促进儿童自我赋能、建立积极的关系和做出积极的贡献，因而是必不可少的。面对来自暴力家庭的儿童，治疗师要能识别和提升他们的心理韧性，这对于他们能否顺利度过童年期、青春期以及之后的人生阶段具有关键作用（Malchiodi, 2011）。

最后，以下物品有助于构建合适的环境，以开展创伤知情的艺术治疗和游戏治疗：

1. 给儿童使用的桌子和舒适的椅子；

2. 为放松活动准备的枕头和地垫；

3. 美术材料（纸张、硬纸板、油画棒、毡头笔、包括预先剪好的杂志图片在内的拼贴材料、儿童剪刀、订书机、胶带、白胶、胶棒、黏土、蛋彩画颜料和刷子）；

4．手偶（多元文化家庭手偶，各式各样的动物手偶、指偶，警察、医生和其他现场应急人员等救援者手偶）；

5．为默读时间和治疗性故事讲述而准备的儿童图书；

6．供娱乐和团体治疗活动用的桌面游戏，比如"自我表达游戏（Ungame）"或者"说话、感受和行动游戏（Talking，Feeling，and Doing Game）"；

7．建构用的积木或者乐高玩具；

8．休息时吃的零食和贴纸等其他作为奖励的代币。

有些治疗师喜欢普通的游戏材料和玩具，而不是与电影或卡通故事角色有关的人物，因为普通玩具能让儿童用想象力将自己的经验投射出来。Gil（2011）提到，治疗师精心挑选的特定游戏材料，对于儿童表达一些涉及虐待和家庭暴力的困难经历具有关键作用。例如，治疗师可以提供一组表现法庭场景的游戏人物，因为许多接触过暴力的儿童最终可能会在法庭上作证，并看到作案人受审。根据我的经验，在短期、时间有限的情况下，当儿童觉得有必要对那些经常是"家庭秘密"和令人不安的事情有所防备时，更具有一般性的材料可以帮助他们提升适应技能。在治疗师能够长时间观察儿童的环境或者个体治疗中，特定的材料、道具和玩具非常重要，治疗师可以利用这些工具来深入探索和人际暴力、父母/照料者伤害儿童或彼此伤害相关的问题。

团体干预：结构和挑战

团体干预是解决学龄儿童家庭暴力创伤的一种普遍策略（Child Welfare Information Gateway，2013）。大部分针对受虐待妇女和无家可归的家庭的收容所以及给妇女和儿童提供服务的机构，都能为遭受家庭暴力的儿童提供治疗项目。大多数针对遭受家庭暴力的儿童的结构化团体都有次数限制，通常为6~10次。这些团体通常涉及心理教育元素，包括对家庭暴力的讨论、个人安全计划的制订和对创伤相关感受的理解。团体的形式对大多数儿童而言都是有效的，因为他们在团体中会意识到其他人也有和他们相同或相似的经历，他们不是独自在承受恐惧、愤怒、担心、悲伤或内疚的情绪。例如，10岁的梅甘（本章开头的案例）通过倾听其他孩子的讲述，认识到自己不是导致母亲被虐待的原因。和艺术与游戏治疗师谈论过去发生的事情，也不会导致她与母亲分开。

然而，对这一群体进行团体干预也存在一些挑战。为来自暴力家庭的儿童提供的治疗次数是不确定的，换言之，由于避难所、收容机构或其他治疗环境的性质，儿童可参加的团体治疗次数是无法预测的。在一些家庭暴力避难所中，儿童可能只能参加一两次治疗；在门诊或精神卫生机构中，儿童可以每周参加治疗，一共6~10次。在许多情况下，团体参与者经常有变动，有新的儿童进入团体，也有些儿童不辞而别。简而言之，儿童对治疗的持续参与是治疗师与这个儿童群体工作时所面临的最大挑战之一。

由于治疗次数通常是有限的，治疗师所面临的另一个挑战在于提供何种艺术和游戏干预，以及如何把控治疗的节奏。在治疗中引入承载过多情绪的话题，可能并不适合只来参加几次治疗的儿童。简而言之，以谨慎和可控的方式使用材料和指令，是解决这一挑战的一种方法。例如，当治疗的任务集中在更容易触发情绪的话题和不舒服的感觉时，我会选择使用绘画和杂志图片拼贴，这两种材料易于掌握和控制。对于大一点的儿童而言，在日记本或练习簿上写作是另一种选择。总体的原则就是，治疗师要让儿童体验到更多的掌控感，因为掌控感的体验利用的是大脑的执行功能，而不是下层大脑的感觉区域。

相反，当治疗活动的目的是促进来访者的心理韧性以及自我抚慰和自我调节的体验时，我会使用更多基于感觉的材料，如黏土、颜料、织物、触感纸、纱线、羽毛和闪光粉。在对干预进行考量时，Levine（Levine & Kline, 2008）关于滴定和摆动的概念会有所帮助。滴定法是指让个体逐渐接触少量的痛苦或不舒服的情绪，而摆动是指在不那么舒服和更舒服的情绪状态和躯体状态之间来回切换。在处理痛苦时（例如，"发生了什么？"或"画一幅表现担忧的画"），使用易于掌握和控制的材料比使用灵活的多感官媒介更容易实施这两种方法。当儿童在引导下参与促进放松和减压、增强成就感和掌控感的活动时，灵活的多感官媒介会更适用（有关艺术材料应用于治疗的详细讨论，见Malchiodi, 2012b）。

创伤知情艺术治疗的团体干预模型

Judith Herman（1992）是研究虐待与家庭暴力创伤领域的知名专家，她描述了一个由3个部分组成的创伤复原模型，这一模型适用于为来自暴力家庭的儿童制定团体治疗方案。这一模型包括：（1）建立安全感；（2）讲述创伤故事；（3）重新建立受创伤的个体与社群的联结。多年来，我一直在根据儿童的体验、团体干预的环境和家庭暴力的状况，来修改Herman的模型。康复之路往往不是一条直线，来访者不是在获得了安全感之后就能和照料者重新建立稳定的联结。和个体治疗一样，在团体治疗工作中，治疗师要尊重不同儿童的节奏，有的儿童可能还没有准备好参加下一个环节的所有活动。每个阶段所包含的活动只是大致的指导和建议，治疗师要根据儿童参与者所经历的创伤的具体构成和类型去做相应的调整。

治疗早期：建立安全感和促进自我调节

团体治疗的早期阶段强调信任感和安全感的发展，以及让团体成员学习自我调节的技能。从虐待环境中成长起来的儿童，无论他们是身体攻击的受害者还是目击者，在没有获得安全感的情况下，他们都无法从创伤中恢复，也无法安心地自我坦露或者学习新的技能。来自暴力家庭的孩子往往对环境和任何不熟悉的儿童和成人（包括治疗师）都感到恐惧或焦虑。此外，对于只能参加一次或几次治疗的儿童而言，在治疗早期阶段学会的自我调节技能可以成为他们的内在资源，他们在离开避难所或治疗项目后就可以立即使用。

在实际操作层面上，治疗师在团体开始前的入组访谈以及最初的几次团体治疗中，要和团体成员讨论一下保密原则。儿童应当知道和理解，治疗师不会在未经他们许可的情况下把他们说的话告诉他们的父母或照料者。但是，治疗师会告知父母或照料者孩子们在团体治疗中讨论的议题以及大致的进展。儿童也应当知道和理解，他们在团体中坦露的有些内容并不在保密之列，比如自我伤害的意图、来自他人的伤害威胁，或者对他人的伤害威胁。此外，在第一次团体治疗中，治疗师要介绍团体的规则。对于来自暴力家庭的儿童，治疗师需要和他们讨论一些和身体接触有关的规则。比如，要明确指出打人等身体攻击或者言语攻击（取外号、欺凌或者侮辱）都是不被允许的，同时也要尊重和保护艺术品和其他创造性表达作品。这些规则可以写在彩色的海报上，让儿童在海报上签名来强化团体的约定，然后将海报展示在开展团体的房间内。总体而言，创伤知情实践强调，团体成员可以自主决定在团体中谈论哪些事情，而治疗师要帮助他们在这个方面获得安全感和掌控感，以建立信任。

团体治疗初始阶段的活动：

● 使用美术材料为小动物玩具创造一个安全的空间（见图12.1和图12.2）；

材料：小橡胶鸭玩偶，小纸盘，拼贴材料（薄页纸、彩纸、羽毛、布料、纱线、珠子），自然材料（树枝、叶子、橡子），剪刀，胶水，毡头笔和闪光胶水。

指令：你将为一只鸭子创建一个安全的空间。你可以用一个纸盘作为基础，来建造鸭子的家。你可以用绘画材料或拼贴材料来装饰它。如果你选择用拼贴材料，那么请尽情在布料、羽毛、毛根/扭扭棒，彩色薄页纸和发光的小饰物中寻找乐趣。

> **你能为你的鸭子建造一个家吗？**
>
> 你的鸭子需要一个家！
>
>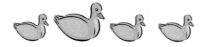
>
> 你的鸭子生活在哪里？
>
> 你的鸭子在哪里生活会快乐又安全？
>
> 你的鸭子是独自生活，还是和其他鸭子一起生活？
>
> 你的鸭子喜欢做什么？它生活里有哪些乐趣？
>
> 画一幅图，或为你的鸭子建造一个家吧！
>
>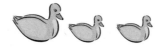

图12.1　给你的鸭子创建一个安全空间

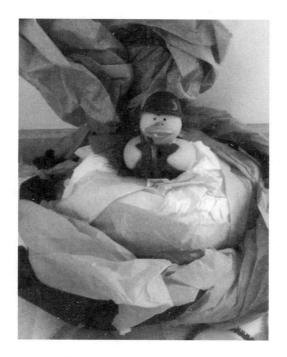

图12.2 "给你的鸭子创建的安全空间"活动案例

- 制作一只"安全之手"，写上能够在紧急时刻或暴力发生的危险时刻呼叫的人的名字和联系信息；

- 画一幅有关忧虑的画，并学着用评量技术，比如"感觉温度计"或者"我的焦虑有多大"来确认自己的忧虑程度；

- 使用身体轮廓图来表示"我的烦恼在身体的哪里"，使用不同的颜色、形状和线条来描绘；

- 创建一个三维的纸房子，用代表安全与和平的拼贴图像来装饰；

- 做一些放松活动的练习，如深呼吸、做瑜伽或者正念练习（如本书第14章 Rappaport 所述）；

- 每次做团体活动时，都留出自由时间让儿童画画、做手工和玩游戏，让他们进行自发的表达和自我抚慰。

简而言之，这一阶段的活动会根据儿童的节奏，来满足他们有关个人照顾和安全感的需求，并且也会让他们有机会表达自己内心对暴力虐待事件的感受。此阶段的焦点就在于提升儿童学习自我照顾和自我调节的能力，识别自己身上的资源，明确那些会引起担忧和焦虑的情境，了解身体对压力的反应，知道在不愉快的情绪出现时该如何有策略地减少压力。

治疗中期：讲述创伤故事

团体干预的第二阶段是讲述创伤故事，包含一些鼓励儿童进行自我坦露和分享个人经历的活动。儿童到目前为止应该已经掌握了一些用于自我调节和减轻压力的资源。因此，在这一阶段，如果来访者愿意的话，治疗师会鼓励他们谈论家庭暴力给他们造成的影响。这一阶段的整体目标是帮助儿童处理暴力带来的创伤并重新获得体验生命和享受生命的能力，尽管曾经发生过不好的事情。James（1989）曾精妙地描述道："治疗目标就是让经历过创伤的儿童能够说出类似这样的话：'对，那样的事情曾经发生在我身上。在事情发生的当下，那就是我当时的感觉，还有我当时做的事情。我现在对于整件事是这样理解的。我不会真的忘记发生过的事，但是我也不会总是想起它了'。"（p.49）。

虽然这一阶段的干预强调叙述创伤及其相关的经历，许多儿童仍然感觉需要对他们的坦露和表达有更多的掌控感。这一阶段的结构化干预措施包括：

- 创作一幅由杂志图片组成的拼贴画，拼贴画表现的是感觉自己很强大和很无力时分别是什么样子；
- 创建一棵"力量之树"来阐明力量、贡献和个人勇气（见图12.3）；
- 阅读和家庭暴力相关的治疗性故事书；
- 以"过去发生的事情"（家庭暴力、虐待或者其他创伤事件）以及"有什么东西会让过去发生的事情好起来"为主题画画；
- 画出"事情发生后让我担心（害怕、生气）的人／事"；
- 制作一幅以"我们的手可以如何帮助他人或伤害他人"为主题的海报；
- 了解消极和积极的自我对话，练习简单的认知行为技术来减少消极思维；

材料： 制作二维的力量之树（见下方说明），需要以下材料：一张30厘米×46厘米大小的白色或彩色卡纸作为背景；马克笔、油画棒等绘画材料；拼贴材料（彩色碎纸片、薄页纸、闪光胶水、羽毛、织物、纱线）；白胶和胶棒；剪刀。如果要制作三维的力量之树，需要用一张硬纸板或一个小纸盘来当底座，以及一个装三明治的牛皮纸袋来做树干（见下方说明）。

指令： 你可以选择画一棵树（不要担心树的样子，试着把树根放在底部，把树枝或树叶放在顶部）或者使用拼贴材料来创作一棵树的图像。你也可以把纸袋底部粘在一个纸盘上，来做一棵三维的树。等袋子底部粘牢了，把袋子拧成一根树干，修剪顶部来做成树枝。你可以用纸张和其他材料来为你的树添加树叶。

为了让你的树更"强壮"，想一想3个曾经帮助过你的人——也许是父母、祖父母、兄弟姐妹、朋友、老师、牧师或咨询师。把这3个人写下来或画出来，放在你的树根上。现在想3件你擅长的事，或者3件帮助别人的事。把这3件事写在或画在树顶上。

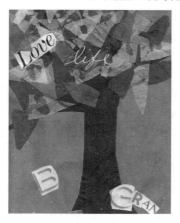 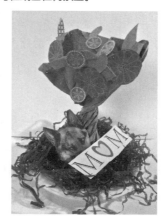

图 12.3　创造一棵力量之树

- 练习评量技术，比如感觉温度计和"成功塔"；
- 每次做团体活动时，都留出自由时间让儿童画画、做手工和玩游戏，让他们进行自发的表达和自我抚慰；
- 学习放松和减压活动，减少忧虑或其他身体上不舒服的感觉。

在这个阶段，治疗师要向团体成员示范如何给彼此提供支持，让团体成员知道家庭暴力不是他们的错，并且肯定了每个孩子对团体做出的独特贡献。因为讨论创伤事件或感受会产生焦虑或触发应激反应，因此在这一阶段，用于艺术创作和玩游戏的自由活动时间就变得尤为重要。儿童需要释放因坦露和讨论虐待事件而累积的紧张，或者因讨论不愉快的经历或回忆创伤而需要时间来放松。

最后阶段：过渡和结束

Herman（1992）指出，从创伤中复原的最后阶段涉及修复与重要他人之间的联结。对于来自暴力家庭的孩子来说，这可能是一个复杂的情况，原因有很多：有的人可能与父母或照料者分开了，有的人被父母或照料者遗弃，或者父母或照料者已经死亡。然而，在某些情况下，儿童被要求与父母或照料者分开的原因可能是基于安全考虑，以及担心儿童会再次接触暴力。本章无法逐一讨论这些挑战，但这些因素对治疗而言显然非常重要。

在理想的情况下，在治疗的最后阶段，没有虐待过孩子的父母或照料者可以和孩子一起参加团体活动。社会支持和积极的依恋是增强心理韧性的关键因素，而父母/照料者是儿童当前和未来进行情感修复和复原的最重要联结，而共同参与创造性的艺术治疗是加强联结的一种方式（Malchiodi，2014）。从实际操作的层面而言，父母或照料者的积极参与给治疗师提供了机会，来帮助他们了解如何为自己和孩子维持一个安全稳定的家庭环境。只要暴力或缺乏安全的家庭环境继续存在，儿童就无法从家庭暴力的创伤中恢复。许多在团体第一阶段用于帮助儿童建立安全感的活动，治疗师可以直接或稍做调整后用在儿童和家长共同参与的治疗中。

在亲子共同参与的治疗中，治疗师要鼓励儿童分享自己的成就和成果，让儿童发挥带头作用。由于之前的团体经验，儿童现在已经是艺术和游戏治疗的"专家"。在团体中，他们在自己的体验上是权威。这是一个创伤知情原则，可以增强儿童的贡献感和赋能感。最后几次的团体治疗也会关注结束——准备向其他参与者和治疗师说再见，结束团体治疗。对于来自暴力家庭的孩子而言，结束的过程可能尤其困难，因为他们之前有过和父母、照料者或其他家人分开或被遗弃的负面经历。因此，治疗师应当仔细而敏感地制订团体结束计划，让儿童不仅了解这一阶段的重要性，而且也明白尽管团体已经结束，但没有人会被抛弃，而且今后如有需要，自己仍然可以获得支持。

这一阶段的干预措施包括：

- 儿童从之前阶段所取得的成果中挑选出美术作品、学到的技能等成果，和父母／照料者一起分享；
- 儿童和父母共同参与创造性美术表达（例如制作一棵力量之树）或一起参与到结构化的游戏活动中；
- 儿童和父母共同创作"安全之手"，强化和排练针对紧急或危险情况的计划，和（或）共同创作"逃生路线"图；
- 把儿童和父母的数码照片放进共同创作的拼贴画里，增强积极的联结；
- 儿童创作以"过去、现在和将来"为主题的图画或拼贴画，总结自己在团体中取得的进步；
- 结束团体的活动，包括团体合影；
- 画出自己的忧虑，或者用评量技术来对比现在的焦虑和在团体初始阶段表达出的焦虑；
- 回顾与练习放松和正念技能；
- 在最后一次团体中举办庆祝活动，给儿童发他们的美术作品集、团体成员的照片、告别卡片和完成团体治疗的证书。

案例：蒂姆

如本章开头所述，9岁的蒂姆多次目睹父亲殴打母亲，母亲也因此与父亲分开。由于蒂姆的父亲在军队服役，因此蒂姆被转介到我为一个大型军事基地开设的儿童心理韧性团体。不幸的是，这一团体里的很多孩子大多都来自和蒂姆类似的家庭，这些家庭面临着多重压力，包括父母一方或双方多次被部署、创伤后应激反应、酒精滥用、创伤性脑损伤，以及在某些情况下，还有家庭暴力。蒂姆曾被转介到一个家庭倡导项目（Family Advocacy Program，FAP），但他的母亲觉得他需要额外的帮助，而且他会喜欢美术活动和游戏活动。母亲注意到蒂姆变得比过去焦虑，睡眠不好，独立性减弱，在学校的表现也没有达到实际的年龄水平——这些都是经历过父母多次被部署和父母婚姻冲突的儿童常出现的情况（U.S. Department of Defense，2010）。事实上，蒂姆的血压高于同龄儿童的正常血压，他的儿科医生对此有些担心。由于蒂姆并不超重，所以医生认为这种情况与压力有关，并指出："蒂姆对周围的环境非常警觉，很容易受到惊吓。"事实上，蒂姆的反应与遭受战争引发的创伤后应激的士兵类似，尤其是在高唤醒、失眠和认知功能受损方面。

在团体活动的早期阶段，蒂姆很谨慎，有点沉默寡言。他似乎很警惕，当其他参与者变得吵闹或焦虑时，他有时会出现解离的状态。他很少分享自己的情况，只说他"为父亲给国家做出的贡献而感到骄傲"，以及他最近很担心他的妹妹，因为"自从父亲不和他们住在一起后，她经常哭"。我没有催促蒂姆更多地谈论家庭暴力，而是在每次团体活动的最后，花一些额外的时间陪他练习放松和正念活动，帮助他自我调节。他特别喜欢那些对身体有挑战性的正念技巧，比如在食指末端平衡一根孔雀羽毛，单脚站在平衡盘（半软的盘）上，同时按照特定的节奏吸气和呼气。

在第四次团体治疗中，每个参与者都拿到了一只塑料鸭子，要用分发的材料（薄页彩纸、亮片、羽毛、树枝、珠子、扭扭棒）和一个纸盘子作为底座，"给你的鸭子创建一个安全空间"（图12.1）。为这次活动准备的鸭子会戴上各种军帽，穿上各种军服（玩具制造商会制作不同颜色、服装和主题的鸭子）。蒂姆的反应和前几次不同，他很兴奋，从座位上跳起来，拿起一只鸭子和一些材料就开始了。他为鸭子创设的环境（图12.2）十分精巧，每种材料他都用了一些，甚至还给鸭子做了额外的军服。在完成活动后，每个孩子都在小组中分享了有关自己的小鸭子的故事，每个小组有两三个孩子。蒂姆也分享了他的"鸭子队长"的故事：

　　　　"鸭子队长想回家，因为他已经离家很久很久了。他有时会读

《圣经》，假装自己是在家里。这会让他感觉更好。他是一只勇敢的鸭子，他以当兵为荣。他的孩子们会画他在伊拉克的照片，假装他活过来了。孩子们还会假装他和鸭子妈妈就像电影里的父母一样，他们都住在一起。"

这个活动对蒂姆来说就像一个释放阀，虽然它并没有消除他所有的焦虑和惊吓反应，但他把鸭子带在身边，在随后的每一次团体中都会带着它，并在不同的场合分享了鸭子队长的故事。他的故事传达了许多复杂的感受，并且也蕴含着对父母有一天会团聚的期待。当他复述这个故事时，他还提到了他对鸭子队长的"脾气"感到担忧，以及"鸭子妈妈"有一次受到了伤害，还有他对家里可能再次发生暴力事件而感到恐惧。对蒂姆这样曾在家里目睹过暴力的孩子而言，这个简单的活动提供了从第三人称角度讲故事的方式，让儿童在吐露内心感受时感到安全。这一活动还提供了一种与蒂姆对话的方式，治疗师可以据此和他讨论个人的安全感，以及当他焦虑或失眠时该做些什么才会让自己"感觉好一些"。

在心理韧性团体的最后阶段，蒂姆的母亲参加了3次治疗，并和其他家长一起参与了孩子们的活动。在某次治疗中，家长们被要求和孩子们一起创作一棵"力量之树"（图12.3）。这个活动成了蒂姆和母亲关系的重要转折点，既作为一种心理韧性的来源，也是一种加强彼此联结的方式。他们用一个大的牛皮纸袋做了一棵三维的树，并在树上装饰了许多"彼此的优点"。令母亲吃惊的是，蒂姆想在树上放一片大叶子，并在叶子上写"我的妈妈很勇敢"。我问蒂姆，关于妈妈的勇气，他还有没有什么想说的，蒂姆非常主动地回答道："当爸爸变得很可怕时，是妈妈保护了妹妹和我。我的爸爸很勇敢，但是我们的妈妈也一样勇敢。"令蒂姆欣喜的是，母亲也为他的勇敢而感到骄傲，因为在过去两年的家庭冲突中，他经历了很多压力和挑战。

最终，蒂姆的父母通过所在军事基地的协助加入了一个为夫妻重建关系的项目，蒂姆的父亲也开始接受治疗，治疗能够帮助他进行愤怒管理和处理创伤后应激反应，这些都是导致他出现暴力行为的原因。经过几个月的努力，这对夫妻终于团聚了。蒂姆的父亲重新被分配到美国任职，这缓解了家庭的压力，短期内不需要担心父亲被多次外派。蒂姆继续参加针对军人子女的团体活动，尽管他在学习上仍然遇到一些问题，但他已经能够更有效地集中注意力。他的老师和医生也报告，他总体上不那么焦虑了，性格也变得更外向。对于像蒂姆这样在家中经历过暴力的孩子而言，继续给他们提供支持、帮助他们减轻压力和增强心理韧性是十分重要的"维护性"练习，有助于他们应对整个童年和青春期的新挑战。

── 本 章 小 结 ──

美术创作和游戏是儿童期的自然活动。不幸的是，家庭暴力经常剥夺幸存者正常的童年，带走他们作为一个孩子的体验。在创伤知情的结构下，带有目的性的美术活动和游戏活动可以帮助他们重新和作为孩子的体验建立联结，并让他们在创造性的自我表达和想象力中重新找回自发行动的感觉。

基于创伤知情的美术和游戏治疗的短程干预，可能无法让遭受虐待的儿童获得完全的康复，但治疗可以为他们打下基础，减少他们身上和压力相关的症状，增强他们应对未来危机时的心理韧性。有些来自暴力家庭的孩子相对容易出现积极的改变，在短期内父母、老师和专业人士就能看到他们身上的变化。但对另一些儿童而言，他们行为的改变是缓慢发生的，或者可能会因为额外的创伤而延迟。对这些孩子来说，团体干预可能是通往康复的漫长旅程中的重要一步。在所有的案例中，儿童的人格、心理韧性、个人历史、接触人际暴力的程度、来自父母的支持以及是否能接受更多的创伤知情干预，这些因素都会影响儿童情绪修复和康复的潜力。

第四部分

作为预防手段的创造性干预

第 13 章

欺凌、创伤和创造性艺术干预

构建心理韧性和支持性的预防

Margaret M. McGuinness

Kathy J. Schnur

在对儿童进行艺术治疗的实践中，我们经常听到欺凌事件。我们认为，在儿童期遭受欺凌会给受害者带来长期的负面感受和记忆，导致明显的创伤。在个体治疗中处理遭受欺凌的儿童所遇到的问题时，我们发现了来访者一个未被满足的需求：他们需要在一个包含欺凌者、旁观者和被欺凌者在内的团体中接受艺术治疗。因此，我们设计了一个项目，名为"划清边界、构建心理韧性和艺术创作"，项目的目标是：（1）提高对欺凌的意识；（2）注重预防；（3）利用治愈创伤所必需的感觉运动活动来建立心理韧性。该项目已被应用于10岁及以上的儿童个体，这些儿童自我报告有无助感，并由于在社群中接触到越来越多的自杀和尝试自杀的行为而感到焦虑。美国疾病控制与预防中心（2013）的一份报告称，欺凌事件中的青少年表现出更多与自杀相关的行为，并且无论是欺凌中的施暴者还是受害者，都会表现出更高概率的自杀行为。

本章简要概述了欺凌行为及其对儿童的影响，以及基于心理韧性的干预措施，以解决欺凌带来的认知、情感和社会层面的影响。本章将通过介绍一个治疗案例，来阐明在使用基于感觉的艺术治疗干预处理欺凌带来的影响时，应当遵循的原则和实践方法。最后，本章将介绍我们的社区项目"划清边界、构建心理韧性和艺术创作"，并推荐了基于优势的艺术治疗以及对创伤敏感的干预方法，聚焦于社区中的欺凌危机，利用感官活动来构建心理韧性。

欺凌带来的影响

关于欺凌问题以及它与攻击性和自残行为之间的联系，文献中有很多研究。基于我们设立上述项目的目标，我们认为欺凌的经历涉及3个部分：欺凌者，即对他人实施欺凌行为的人；被欺凌者，即遭受欺凌行为的人或者被当作攻击对象的人；还有旁观者，即目睹欺凌行为或意识到存在欺凌行为存在的人。

曾经有一种流行的观点认为，被欺凌的体验可以考验个体的性格，但是神经心理学的新近研究表明，遭受欺凌会对当事人的自尊产生负面影响（Graham & Juvonen，1998），尤其是大脑还在发育的儿童。现在人们普遍认为，欺凌关乎关系中的权力和控制，它可以是直接的或间接的，可以体现在身体上或口头上。欺凌通常是有意为之，而且会不断重复。

互联网技术、手机、即时短信、博客和电子邮件的快速发展已经改变了欺凌的表现方式。研究网络欺凌的法律问题的加拿大教育家Shariff（2009）称，技术的即时连接创造了一种简便方式来对他人进行言语攻击，在社会层面吸纳同类或排斥异己，并且能迅速影响大量的人。在网络上隐身的特点保护了作恶者（他们通常是匿名的），这让受害者感到被困和无助。Bazelon（2013）认为，互联网非人性的力量，以及使用书面文字和图像进行公开发表的方式，加重了欺凌行为的恶意。此外，在网络欺凌中，人们看不清欺凌者的面目，这削弱了人们之间的联结，以及在联结基础上才能形成的同理心。永久保留在互联网上的电子记录会在心理上给受害者带来严重的负面影响，受害者会不断地再次受到创伤，因为他们会重读那些伤人的话和（或）回顾图片，而且他们也会因此失去与自己的社交网络的联系。欺凌者的匿名使受害者难以重新界定事件，而这是创伤修复所必须经历的步骤。

欺凌带来的创伤会导致受害者的行为出现认知、情感和身体上的各种变化。D'Andrea、Ford、Spinazzola和van der Kolk（2012）认为，对于部分儿童来说，欺凌的创伤也会导致神经生物学意义上的大脑变化，从而对他们的安全感产生负面影响。这些研究者认为，言语虐待和暴力的结合与情绪失调密切相关，而情绪失调会影响边缘系统的功能。由此造成的心率加快、血压升高、睡眠减少和对日常生活活动缺乏兴趣的症状与创伤后应激障碍的诊断有相似性。然而，目前对于欺凌行为造成的心理创伤还没有明确的诊断，并且欺凌的后果往往被误判。van der Kolk在这篇文章中提出，如果存在对于复杂创伤（complex trauma）的诊断，那么创伤后应激障碍和诸如被欺凌等创伤之间相互冲突的症状学将会有所改变。

目前，根据受欺凌的儿童的年龄和欺凌事件发生的时间长短，他们可能会被诊断为创伤后应激障碍或急性应激障碍（acute stress disorder，ASD）。不管诊断结果如何，被欺凌的经历都让儿童感到无助和被孤立。安全感的下降，信任感的丧失，会让他们产生一种消极的自我价值感（Aideuis，2007），并带来压力。Blanche（2005）在研究暴力事件后发现，反复性的虐待所造成的创伤性压力对一部分儿童的影响会尤其明显。根据定义，欺凌正是一种反复性的虐待。

某些方面存在残疾或缺陷的儿童受欺凌的概率更高（Safran，2002）。Humphrey和Symes（2010）认为，部分儿童成为欺凌受害者的风险更大，并会遭受更多的负面后果。他们调查研究了儿童欺凌事件的发生频率，研究对象包括那些特殊需求项目的儿童和融入全纳教育体系中的儿童。他们关注了被诊断为自闭症的儿童，发现社交技能低下与成为受害者的更高风险之间存在相关性。被认为与众不同的儿童更容易受到欺凌（Safran & Safran，2008）。在学校环境中，很容易观察到这样的儿童会因此产生焦虑、自我调节问题和认知困难（Safran & Safran，2008）。

欺凌和心理韧性

Antonovsky（1996）提出了一种"有益健康（salutogenic）"的康复方法，使用这种方法的从业人员学会识别那些能够给个体带来健康的优势，而不是导致疾病的病理。在来访者面临生活压力时，这种基于优势的方法侧重于关注那些能够促进他们成功应对压力的技能。这种方法的核心理念是，鼓励个体发现意义和可理解性，同时增加可管理性和心理韧性技能。个体在发展出积极和有意义的认同感后，能够做出健康的选择，提高生活质量，这些是重要的心理韧性因素（Sheedy & Whitter，2009）。2011年，美国物质滥用和精神卫生服务管理局呼吁精神卫生领域的艺术治疗师开发针对儿童的治疗项目，在有益健康的康复模式中关注儿童心理韧性技能的发展。Prescott、Sekender、Bailey和Hoshino（2008）列出了心理韧性的组成部分，分别是自我反思、立场选择、联结、灵活性和自我调节。我们聚焦于个体的心理韧性和寻找应对欺凌的积极手段，在打造我们的社区项目时使用了创伤知情的方法（稍后会在本章中描述）。

感觉安全、参与一些重复性的活动来促进自我赋能（掌控），并找到连贯的同伴支持（联结），这些都是发展出应对创伤的心理韧性的关键。Blanche（2005）引述了一些健康项目，这些项目使用了基于优势的方法来促进个体自然的心理韧性。Hansen（2011）认为，心理韧性在精神健康中起着关键作用，它可以通过创造一种更有序的意识流动体验来减少焦虑。在艺术治疗过程中，我们观察到，儿童在探索和使用基于感官的艺术材料来进行艺术创作时，他们的内在会产生一种流动状态，这种状态有助于他们接近并处理自身对于欺凌经历的感受，同时不会变得不知所措。

心理韧性技能是在学习建立关系和理解他人体验的过程中发展的。Iacobini及同事（2005）的工作概述了镜像神经元系统中一个重要的结构单元是如何将对他人行为的观察与对他人意图的理解联系起来的。Franklin（2010）将镜像神经元系统与共情的反应联系起来，认为一个人可以把另一个人内在的体验当作自己的体验来感受。他认为,这种通过镜像神经元系统建立的联系也可以延伸到艺术治疗师和来访者之间共同的艺术创造体验中,并且成人的示范对于儿童学习如何做出共情的回应是很重要的。Stanbury、Bruce、Jain 和 Stellern(2009)提出,一个聚焦共情的项目可以减少校园欺凌事件。干预方案包括故事讲述和以想象为引导的练习,参与项目的学生表现出更强的同情心和共情能力,而这同样与欺凌行为的减少相关联。Badenoch(2008)指出,共情指的是"在自身内部与另一个人的心理状态产生准确共鸣的能力"(p.30)。

关系建立也被称为情感调谐。Schore(2003)认为,当儿童感到安全并开始与照料者建立关系时,情感调谐就开始了。Siegel(引自 Badenoch,2008)指出,情感调谐是在右脑对右脑的过程中获得的,也是建立共情能力的必要条件。

具有较强心理韧性的儿童比资源较少的儿童更容易处理被欺凌的创伤。良好的心理韧性能让遭受过创伤的个体仍然保持健康的心理功能(Healey,2002)。要想具备从逆境中恢复的能力,个体首先要有一种强烈的信念,认为自己是可以恢复的,从而让自己感受到希望,这是治愈创伤的基本要素。与此类似,Healey(2002)将心理韧性定义为一种自我保护的态度,这种态度会引发一系列的行为和行动,使人们能够应对生活中的失望和挑战。Healey 使用了 Antonovsky(1996)提出的有益健康的方法,提出了心理韧性的3个核心内涵,这些描述适用于欺凌的情境:

1．认识到欺凌是一种恶劣的情境;

2．来访者的自我信念具有可管理性,认为自己有能力应对挑战;

3．有意义感,或者从所面临的需求中构建意义(个人叙事层面的希望感),前提是来访者理解到有缺陷的是欺凌者,而不是他们自己,从而让事情产生积极而坚韧的结果。

Healey(2002)认为,教授培养心理韧性的策略可以为受害者提供有效的主动回应,而不受与欺凌经历相关焦虑的影响,还可以为因遭受同辈虐待而产生的压力和焦虑提供缓冲。

治疗性干预措施

Perry（2006）在其治疗学的神经序列模型中引述了治疗儿童创伤所必需的3个主要原则：

1．治疗干预必须适合儿童的情绪年龄，并具有重复性，以刺激神经发育；

2．要有一个健康、稳定、可预测和安全的环境，让治疗能够取得进展；

3．治疗必须是可以给儿童带来回报的，最终产生一个积极的体验。

有利于处理创伤和建立联结的非言语治疗干预手段包括跳舞、击鼓和唱歌等身体活动，这些活动会使用节奏，从而让参与者能保持一致的心率。这些活动通过激活大脑的两个半球来增强大脑保持注意力和创造情感调谐的能力（Berrol，2006）。因为儿童享受活动的过程，并与韵律的节拍保持同步，所以他们在不知不觉中获得了对言语和非言语线索的同步和反应性注意。与他人共享相同的动作可以培养一种联结感，或许会让来访者在探索舞蹈和动作的过程中增强了共情能力。在舞动治疗中，Berrol（2006）将其对于镜像神经元的早期研究与对他人意图的理解相结合，来促进来访者的共情能力。Berrol引用了意大利神经科学家先前关于镜像神经元的实验，在这些实验中，当灵长类动物和人类看到同样的动作时，动物大脑和人类大脑中的镜像神经元都被激活了。Berrol发现，在她的舞动治疗团体中，参与者会对来自音乐、其他舞者和观众的感觉运动刺激做出回应。她还指出，舞蹈将前额叶皮层（负责思考和认知的脑区）与边缘（情绪）系统的过程联系起来。她假设，这种情感调谐会增加情感联结和同理心。这种增强的相互联系体现在舞动中，我们可以从中观察到参与者有着相似的面部表情并互相模仿匹配着节奏模式和空间形状。

自我调节是一种更高阶的认知技能，对心理韧性至关重要，并可以在艺术疗法中进行测量（McGuinness & Schnur，2013）。其他非言语的创造性体验也可以培养儿童的自我调节能力。Masten（2001）发现，呼吸的自我调节可以减轻焦虑，并在重复和节奏中加强联结。在让儿童回忆可能是创伤性的受欺凌经历之前，我们先教会他们一种有规律的呼吸法，结果儿童报告称他们的焦虑症状有所减轻。

Prescott及其同事（2008）关注艺术对于构建心理韧性的创造性力量，他们这样写道："心理韧性和创造过程是相互的：创造力不仅是适应性行为的一个方面，而且它还促进了心理韧性"（p.157）。创造力可以给来访者赋能，也具有提升、修复和疗愈的作用。在团队情境中进行艺术创作，有助于参与者处理任务中产生的冲突，创作过程还鼓励参与者与他人建立联系，促进相互尊重，提升共情能力和安全感（Gibbons，2010）。我们利用艺术创作和其他基于感觉的非言语干预措施来提高心理韧性和建立同理心，如以下案例所示。

干预案例：彼得

10岁的彼得是一个经常遭受欺凌的孩子。在一所小班制的私立学校上学时，他遇到了与其他孩子相处的问题。作为家中独子，彼得在母亲的陪伴下参加了个体的艺术治疗。他的母亲报告说，大约一个月前，有同学在课间对彼得进行了身体上的欺凌。那天下午，当母亲去接彼得时，彼得感觉不太舒服。当他把这件事告诉母亲时，母亲注意到他两只眼睛的瞳孔大小不一样。她立即带彼得去了当地的急救室，确认了彼得是因为遭到虐待而受到脑震荡。彼得的母亲向校方报告了脑震荡事件后并没有得到学校的回应，她因此非常沮丧，同时也对彼得和同学之间的互动感到困惑。

彼得的父母担心还发生了其他事情，想要寻找方法来帮助自己不善社交的儿子，于是他们联系了一位心理学家，对彼得进行了全面的社会心理评估。彼得此前曾被诊断出患有注意缺陷/多动障碍和感觉加工障碍。目前的报告显示，尽管彼得的平均智商很高，但他在社交技能方面的反应却像四五岁的孩子。最后的诊断是，彼得表现出的症状表明他患有自闭症谱系范围内的阿斯伯格综合征，并在互惠性社会行为方面存在特殊障碍。此外，他还有一些创伤后应激障碍的表现。由于彼得的智商较高，社交能力较差，他的母亲和负责诊断的心理学家都认为彼得在理解欺凌事件的意义方面存在困难。

艺术治疗的初始阶段

当彼得第一次接受艺术治疗时，他表现得极度焦虑，这与高唤醒状态一致，是对创伤事件的一种常见反应。与此同时，他对课间发生的欺凌事件似乎既不关心也不甚清楚，这是对创伤性事件的一种解离反应。当被问及此事时，他说："我不记得了，但我想我们当中有一个人现在需要离开学校，我想那个人应该就是我。"这句话向治疗师表明，这件事让彼得感到自己在社会层面是不被接纳的，而且加剧了他低自尊的感受。

彼得知道父母正在考虑把他转到当地的公立学校，在那里他可以获得更多的服务。此外，在公立学校中，彼得并不会参与常规课程体系，而是会加入一个特殊的项目。这个项目侧重社会技能的学习，也会依据儿童的需求做相应的调整。彼得为转学而感到焦虑，同时也为不转学而感到焦虑。这种焦虑体现在彼得在第一次治疗中完成的作品里，也体现在他紧张地重复着"我在想，我在想，我在想"这句话，这句话暗示着他无法回忆起创伤的细节。彼得的第一幅艺术作品是一张被填满的白纸（56厘米×46厘米），他用铅笔在纸上密密麻麻地画满了人、动物和建筑物，每一个元素都有自己的故事，但彼得无法讲述这些故事。这幅作品给人的总体印象是一片混乱。

由于彼得非常焦虑，在治疗的早期，母亲不得不待在离他非常近的地方，让他有安全感。刚开始时，每周一次的治疗，彼得都需要母亲陪同在旁。治疗师教彼得和母亲做呼吸练习，并指导他们坚持每天在家里练习，无论是否感觉需要。经常进行呼吸练习有助于将这些方法存储在记忆中，并在需要时方便地提取。

艺术治疗随后的阶段

彼得的治疗计划是通过基于艺术的感觉运动活动来减轻他的焦虑。很快，彼得就对用黏土建造一系列相连的洞穴产生了兴趣。在使用黏土时，彼得没有出现任何感觉问题。对他而言，重要的是这些洞穴从内部相互连接，创造出完美的"藏身之处"。小的人偶是用黏土做的，不适合在游戏中反复使用。因此，彼得提议从家中带他最喜欢的人偶来洞穴里玩。在最初的几次治疗中，彼得并没有表现出注意力方面的问题。不久，他的焦虑症状开始减少，注意力和信任感增加，并且允许母亲在他接受治疗时坐在等候室。

在彼得制作的洞穴变得足够干燥时，彼得要求把洞穴放到艺术室内的沙盘里。在沙盘安全的场景中，许多冲突发生了（见图13.1）。一周又一周，新的人物出现了，物品更换了位置，好人与坏人战斗，洞穴被解构完又被重建了。战争的结局总是彼得或者好人获胜。在整个游戏的战斗阶段，这些人物通常会在洞穴里寻找安全的地方，重新组合，然后在出现新的攻击时冒险冲出去。Turner（2005）认为，洞穴通常象征着子宫，在其中重生得以发生，安全得以建立。她还认为，通过使用洞穴，内在的工作（无意识层面）可以变成外在的工作（意识层面）。在与彼得一起工作的过程中，治疗师允许他用沙盘来容纳自己的感受。艺术既富有表现力又充满乐趣。

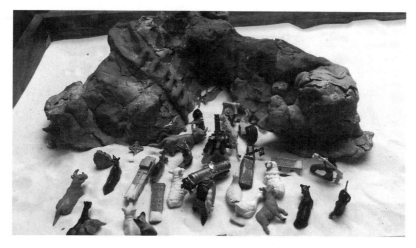

图13.1　欺凌事件在沙盘里重现

此外，随着创伤故事的展开并在沙盘中重新上演，新的适应性反应在没有言语表达的情况下出现了。有一次，彼得用了一整节治疗的时间来吹人物附近的沙子，制造了一场猛烈的沙尘暴。彼得开始大声说话，用喉咙发出声音，其中夹杂着话语来强调正在发生的一切。在这次治疗之前，彼得很少说话，但此后不久，他开始在大多数治疗中正常说话并讲述故事。

当彼得持续表现出进步的迹象时，治疗师就安排他重复第一次治疗中的艺术体验，根据他选择的主题来画一幅大的铅笔画。在这个任务中，彼得能够专注于自己的想法，并且他独立工作的时间比最初时要长得多。当他的焦虑减轻时，他的执行功能相应提高了，体现在他具备了参与、计划、组织和自我调节工作的能力，他可以把不同的场景画在一个个气泡中，很像卡通，场景之间也有着连贯的故事情节。母亲和彼得共同决定，在这次治疗结束后，彼得就开始学习社交技能。

当彼得个体治疗中的社交技能学习进行到一定程度后，彼得和另一个进行黏土创作的男孩一起，组成了一个小型的社交技能小组。在小组环境中体验交朋友的感觉给彼得带来了足够的安全感，于是他表示愿意参加治疗之外的一个特殊兴趣小组。通过黏土、沙盘游戏和故事讲述，彼得在感官游戏和艺术创作中重现了自己的记忆。他能够通过沙盘大战来表达自己的愤怒情绪。当愤怒减少时，他能够为他的人偶建造更多的洞穴和安全的地方，让它们能在战斗的间歇小憩。通过不断地模拟战斗和建造更多的洞穴，彼得找到了安全的地方来重组他的人偶。通过游戏，彼得证明自己可以安排类似军队的战斗。随着游戏变得越来越有组织性，他开始尝试策划各种战略。随着语言表达能力的提高，彼得开始重塑自己的经历。他告诉治疗师，他只想做一个"正常的男孩"。最终，彼得不再需要谈论欺凌事件，治疗的焦点转向如何结交新朋友。

艺术治疗的干预措施和成果总结

彼得用沙盘和洞穴作为象征，重现了他的创伤，让他获得了对欺凌事件的掌控。Gil（2011）对经历创伤的儿童做了大量的研究，他认为获得掌控是治疗有创伤后应激体验的儿童时的主要目标。

艺术治疗作为一种非言语治疗，让彼得创造了一个复杂的洞穴系统，以此作为强大的容器来容纳他因遭受欺凌而产生的愤怒感以及他对来到新学校的焦虑。所有这些都不需要语言的参与。洞穴变成了一个安全的地方，当彼得感到焦虑时，他可以加强洞穴的防御以及做出其他改变。他逐渐体会到，即使洞穴破了，他也可以做出新的、更强大的甚至是更好的结构。这似乎帮助彼得意识到，新的学校可能会更适合他。当他重建结构时，他对于挫折的耐受度逐渐提高，不仅体现在游戏中，而且也体现在游戏之外的活动里。治疗师见证了彼得被欺凌时所感受到的痛苦，这一点在他的攻击性游戏中得到了体现。最终，彼得的游戏变得富有组织性，不再那么混乱，因为他学会了掌控他的创伤。当彼得离开洞穴，去玩其他孩子的治疗游戏时，他表现出了对他人的共情。

最后，彼得需要在一个安全的地方去探索必要的技能，从而可以与他人建立联结并结交新朋友。在治疗师的指导下，他和另一个男孩一起接受治疗。起初，这两个男孩在各自的黏土项目中工作，但会挨着彼此，分享创作的过程和故事。没过多久，彼得就建议他们一起做个新的黏土项目。在治疗师看来，彼得的这一举动说明他对别人萌生了新的信任感。随着两个男孩在社区和学校的社会团体环境中不断去练习他们新发现的技能，治疗的频次逐渐降低，并最终结束。

划清边界、构建心理韧性和艺术创作：一个社区项目

我们的艺术治疗社区项目的主要焦点，是让儿童在能够促进他们参与和发挥创造性的独特互动中，提高对欺凌的意识，同时允许儿童分享他们的故事，讲述自己欺凌或被欺凌的经历，并帮助他们在社区情境中获得对自身感受的洞察。我们最初把项目设计为一个开放的工作坊，服务对象为12—18岁的青少年，以响应提升儿童精神健康意识的国家项目。我们当时的目标是提高人们对于欺凌以及欺凌和自杀行为之间的联系的意识，聚焦于言语是如何造成伤害的。事后发现，以"言语伤人"为主题的艺术创作无法让青少年相互分享彼此的经历。

在许多父母的要求下，我们调整了项目所针对的目标人群，让更小的儿童也参与进来。从创伤知情的表达性艺术治疗方法出发，我们开发了更基于感觉

的项目（Malchiodi，2010）。通过反复试验，我们发现9—14岁的儿童最愿意分享和参与项目。并且我们在这个年龄段的儿童群体中发现，有的孩子在理解共情方面存在困难，而共情能力是构建心理韧性的关键。在建立治疗关系后，孩子们可以自在地探索欺凌相关的复杂议题，我们也分享了他们可以使用的求助信息，告诉他们在何时何地可以寻求支持，并确保他们明白，无论感觉如何糟糕，都不能考虑采取自伤或伤害他人的行为。

我们使用基于感觉的活动来展现心理韧性、探索创伤、理解共情，并根据需要改变活动的形式。我们采用各种有趣的、有意义的、适合孩子年龄的活动，这些活动能在认知、情感和身体层面来调动孩子的积极性。有些活动是为自我调节情绪而设计的，而有些则是为了促使身体对被欺凌的痛苦感觉做出安全而游戏化的反应。所有这些都探讨了有关预防和干预的想法。我们乐于和社区内的家长、照料者分享我们的发现。简而言之，我们创造了一种基于优势、有益健康且创伤知情的艺术治疗方法，聚焦于社区中的欺凌危机，并利用感觉活动来构建心理韧性。

项目架构

圆圈

团体成员围成一个非正式的圆圈，所有参与者都能够平等地看见他人，也能被他人看见，这使得成员之间分享创伤相关的故事的过程常态化。我们进行了自我介绍，并简要解释了作为艺术治疗师，我们在社区中会做什么，以及今天为什么与大家在一起。

正方形呼吸法/自我调节

创伤可以触发情绪，因此自我调节情绪是一项必要的技能。我们很难找到一种快速的方式来向儿童展示在感观层面如何对情绪进行自我调节，因此我们从呼吸练习开始谈起，教他们如何调节对事件的即时反应——通过暂停来延迟即时的自动反应。我们依靠改变交感神经系统对战斗、僵化或逃跑的反应，使之转变为副交感神经系统的放松和接纳的方式，从而进行自我调节。

治疗师可以把包括呼吸练习在内的放松技巧传授给那些有焦虑和惊恐发作症状的人。正方形呼吸法很适合教给儿童，让他们学会调节自己的情绪。治疗师可以画一个正方形并向儿童解释下列他们要做的事情：

1．吸气，默数到4；

2．屏住呼吸（吸入的空气），默数到4；

3．呼气，默数到4；

4．屏住呼吸（呼出的空气），默数到4。

这一活动的目的是让儿童在计数时要有节奏。如果每次计数需要1秒，那么这个练习需要16秒的时间。试着鼓励儿童组成"4人组"，画出4个相邻的方块。完成这一组合需要比一分钟多一点的时间。以这种有节奏的方式呼吸，儿童可以清空头脑中恐惧和焦虑的想法。让儿童在完成正方形呼吸练习后关注自己的身体，以及他们在身体、精神和情绪方面的感觉。像任何形式的冥想一样，这种方法需要经常练习才会取得最好的效果，所以治疗师要鼓励儿童每天练习以将获益最大化。可以让儿童练习默数到4并画出正方形的每条边，这种可视化的方式很有益处，有助于大脑专注在这个过程中。

治疗师还需要向儿童解释，屏住呼吸的过程对自我调节十分重要。呼吸之间的屏气和停顿给了我们一些空间，这通常是平复情绪所必需的。停顿给我们创造了反思情绪的时间，让我们能够从情绪的瀑布中退后一步，以免被淹没。停顿教会了儿童学习控制和打断自己的反应过程。

用动物类比来解释创伤反应

我们设计了一个游戏来解释被欺凌后的创伤反应，以动物行为来进行类比。根据动物的自然行为模式，我们选择了3只动物来定义3种创伤反应——僵化（兔子）、逃跑（老鹰）和战斗（猫）。治疗师给参与者随机分配一张动物卡片，参与者根据分到的卡片组成动物小组。每一组都要在舞台中央用非言语的方式来展现动物的行为，在一个组表演时，其他组的成员要安静地观察。最后，治疗师让参与者通过身体动作，用一个生动的集体表达方式来展现他们各自抽到的动物。在每个人都"表演"完后，我们鼓励参与者去讨论他们观察到的行为。在尽情探索典型的动物反应的过程中，参与者把动物反应与僵化、战斗或逃跑联系起来，而我们将这些联系与创伤相关联。在这个中性的情境中获得对创伤反应的感官体验后，孩子们对讨论自己被欺凌的个人经历的抵触情绪通常会降低。

认知-感觉运动技能

最开始，儿童对于在团队内分享负面的个人经历有所抵触，这都在意料之中。治疗师要鼓励他们在既定的短时间内参与活动（在1小时30分钟内，治疗师要与最多20名儿童一起完成几项活动）。

我们在游戏中加入了一项针对身体和认知技能的活动，这是一个以沙滩球为灵感的游戏，我们称之为"霸凌球（Bully-Ball）"游戏。这些球有各种各样的主题，球面上贴着一些打印出来的问题，这些问题都很容易回答。例如：

1．"你见过有人被欺凌吗？"

2．"当你在学校被欺负的时候，你会怎么做？"

3．"你的父母跟你谈论过有关欺凌的话题吗？"

参加者互相扔球，接到球的人要阅读并回答关于欺凌的问题。为了营造一个安全的空间，如果参与者没想好答案，我们允许他"跳过"某个问题。游戏继续进行，直到所有人都以自己觉得舒服的状态参与到活动中。在"接球"游戏中，儿童身上大的运动技能得到了练习，本体感觉和平衡感被激活，这一过程加强了认知学习，并让中枢神经系统进行自我调节（图13.2）。

接下来，我们将大组分成6~10人的小组，让儿童参与基于感觉的活动。在社区树上描画自己的手（图13.3），印下他们对于"停止欺凌"的誓言；创作一个可以"带回家"的以叶片为灵感的饰品（图13.4），用以提示儿童在团体中所取得的成就。儿童以不同的速度进行着艺术创作活动。为了适应个体差异，最

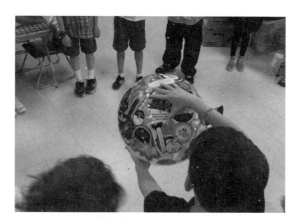

图13.2　感官活动促进了关于创伤的对话

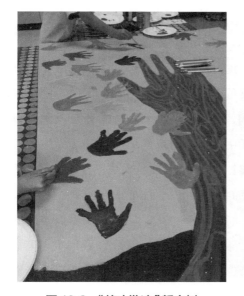

图13.3　"停止欺凌"誓言树

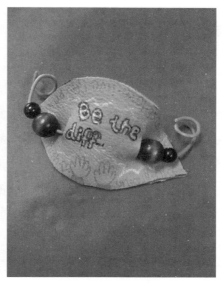

图13.4　儿童带回家的作品，关于停止欺凌的视觉提示物

后的自由活动是"画出你眼中的欺凌者"，儿童可以将这个作品带回家，也可以把作品留在治疗室。允许儿童自己做出选择并根据自己的舒适程度来参与活动，有助于促进社区互动和联结。

讨论和评估

团体重新围坐成一个圈，开始对活动进行加工，每个小组都创作了一个绝不欺凌的誓言。这些誓言被写在社区树壁画的树根上。年幼的孩子在他们的誓言中使用了更具体的语言，说："我会更善良，不说伤人的话。"大一点的孩子会用更抽象的形式，他们使用了一些关于社会排斥或网络欺凌的概念，比如"我不会排挤他人"，而成年人则示范了以下的语言表达和行为，比如"我会更加注意自己的行为"。在结束这场讨论之前，我们让每个小组大声背诵他们的誓言，来强化其中传递的信息。通过在不同的地方开展这一项目，我们发现参与者对于共情的理解不足，所以我们以一项聚焦于共情的建议结束了活动。

构建共情能力

共情通常指的是换位思考的能力。我们设计了一个活动，利用感官工作来展示共情这一核心概念，其中使用的技巧适用于处于不同发展水平的个体。在回顾动物类比的活动时，我们问孩子们，宠物并不会说话，那么他们是怎么知道什么时候需要喂宠物或和宠物玩耍的呢？孩子们回答，当动物感到饥饿的时候，它们会到盛食物的碗边，移动食物碗，发出叫声。而当宠物站在门边用爪子扒门的时候，就是它们感到无聊了。我们肯定了孩子们理解宠物需要的能力，他们似乎也乐于接受这样的肯定。孩子们能够通过观察，将宠物一些特定的行为与饥饿、无聊等模式联系起来。照顾宠物会带来共情的感受。我们从这里联想到，在观察他人行为的同时我们自己也在模仿动作，比如学习空手道动作或舞步。在项目中，儿童需要接受这样的挑战：倾听治疗师选择的音乐，观察搭档的动作并进行模仿。在这个过程中，他们可能会对共情有更深的理解。

共情之舞

1. 分成小组（每组2~4名舞者），每组选出一名领舞。
2. 使用不同风格的音乐，并要求领舞开始随着音乐舞动。

3．模仿者必须尽可能地模仿动作，留意自己的身体在这个过程中的感受。

4．音乐停止，更换领舞，直到所有人都有机会担任领舞。

在讨论作为领舞和模仿者是什么样的状态时，我们开始确定共情的工作定义。对大多数参与者来说，模仿在一开始时是很困难的，但随着他们开始认真地观察领舞后，音乐的节奏就让他们更容易地预测接下来的动作。作为观察者，我们发现这一活动会带来愉快的反应。空气中弥漫着集体的笑声，参与者们全神贯注地观察彼此，看见彼此，并让对方知道他们也在非言语的模仿过程中被他人看见和理解。治疗师让参与者在这种简单的感官体验活动中感受他人的体验，以此体现换位思考的理念，结果大获成功。用身体回应的方式来分享他人的感受，还有比这更好的理解共情的方式吗？

── 本 章 小 结 ──

本章描述了一种基于优势的、有益健康的且创伤知情的艺术治疗方法，无论是针对受欺凌儿童的个体治疗，还是在社区中的团体治疗，使用这一方法的治疗师都会力图提高来访者对欺凌事件的意识，借助感官活动来促进来访者的心理韧性。我们聚焦于健康的回应，将欺凌引起的复杂行为正常化，创建了一个可以谈论欺凌行为和反应的安全场所。

在基于感觉的团体活动中，特别是在"霸凌球"活动中，我们听到了孩子们在家里、校车上和数字媒体上感知到的有关欺凌的故事。不管细节如何，这些故事都说明了欺凌是如何带来负面情绪的。不管诊断标准如何，当下儿童青少年所面临的欺凌在强度和频率上都是前所未有的。我们发现，当来访者有机会在一个受支持且有安全感的空间里探索创造性艺术的干预措施并进行自我表达时，他们愿意参与这种能增强他们内在心理韧性的治疗过程。在团体项目中或个体的艺术治疗中，基于感觉的活动可以绕过语言的阻抗，为来访者提供一个安全的空间，让他们在情感上可以去回忆被他人欺凌/欺凌他人的经历。

第 14 章

针对创伤儿童与青少年的
聚焦取向表达性艺术治疗和正念

Laury Rappaport

聚焦取向的表达性艺术治疗（focusing-oriented expressive arts therapy，FOAT）是我将简德林（Eugene Gendlin；1981，1996）的身心聚焦法与艺术治疗相结合而发展起来的一种基于正念的治疗方法（Rappaport，2009，2010，2014b）。FOAT 以超过 30 年的临床经验为基础，用于治疗带有各种类型和原因的创伤的来访者。FOAT 尤其适用于经历过创伤的儿童与青少年，因为这种方法的基本原则就是基于来访者对安全感、共情和信任构建的需求，并且其技术是以躯体和感觉为基础的。FOAT 培育了一个富有同情心的内在自我见证者，它能站在让人难以承受的经验之外，进入一个内在的幸福场所，同时提供一条进入个人内在智慧的途径。正念练习与 FOAT 相结合，可以给儿童与青少年赋能，让他们学会自我照顾的方法，减少创伤引发的痛苦症状，如高唤醒、过度警觉和戒备状态，同时还可以让儿童与青少年变得更冷静和踏实，感受到更多积极的情绪。FOAT 和正念练习也能让来访者接近内在的力量和资源，培养他们的心理韧性，以修通和整合与创伤有关的痛苦经历。这样，他们可以往前看，过上有意义的、令人满意的生活（Weiner & Rappaport，2014）。

本章概述了FOAT的内涵，并描述了FOAT的理论和方法如何为儿童与青少年的治疗工作提供了一个创伤知情的路径。本章还阐述了在创伤治疗中引入以阶段为导向的治疗模式的重要性，并提出了一种基于FOAT理论和实践的、新型的三阶段治疗模式。FOAT的基本原则和主要方法将得到描述并被纳入治疗阶段：（1）建立安全感，培养心理韧性；（2）处理创伤，获得内心智慧；（3）整合疗愈过程，找到生命的前进方向。我会将我的一个治疗案例整合到对以上三个阶段的描述中，以阐明相关的方法以及疗愈过程随时间推移而产生的变化。案例关于一个12岁的女孩，她曾经遭受过创伤性丧失和哀伤。

FOAT：创伤知情的方法

FOAT可以满足创伤知情照护的基本要求，包括来访者对安全的需求，关注身体感觉对于自我调节的重要性，治疗师与儿童或青少年的关系和情感调谐状态对于培养来访者的健康依恋的重要性，在创造性艺术中使用感官经验来处理创伤、获得力量和发展胜任感（Blaustein & Kinniburgh，2010；Malchiodi，2008；Steele & Malchiodi，2012）。此外，FOAT是一种自我赋能的方法，它能够：（1）培养来访者的心理韧性，因为它可以帮助来访者学习去信任自己的内在认识；（2）帮助来访者踏上"向前展开的生活轨迹"（Gendlin，1981，1996），通往幸福。

针对创伤和儿童的FOAT

FOAT植根于简德林（1981，1996）的聚焦和表达性艺术治疗，这两者都既可以用于儿童治疗也可以用于创伤治疗（Bowers，2007；Doi，2007；Morse，2003；Santen，1990，1999，2007；Stapert & Verliefde，2008；Turcotte，2003）。由于FOAT在艺术治疗领域是一种较新的方法，相关研究仍然有限，但初步研究预示着较好的发展前景。Lee（2011）开展了一项关于FOAT的研究项目，引导收容所的儿童制作书籍，以此增强他们的心理韧性。她使用了《儿童社会情感资产和心理韧性量表》（Social Emotional Assets and Resilience Scale-Children，SEARS-C）以及其他定性的和基于艺术的测量方法。虽然只有5名参与者，但治疗前后的SEARS-C数据对比表明，来访者总体上有了积极的变化。此外，定性的结果表明，儿童的自我感觉有所增强。Lee还使用了"画一个雨中人"的方法，这是一项基于艺术的评估手段（Hammer，1997；Oster & Crone，2004），用于将治疗前后来访者的抗压性或脆弱性进行比照。虽然这一方法不是一个有效或可靠的工具，但有趣的是，所有来访者在治疗后画的图画中都增加了保护性的意象——例如增加了一把伞、一位保护者或一棵树的遮挡。这些意象可能表明来访者有了更多的安全感。Weiner（2012）曾经对一个具有预防作用的夏令营项目进行研究，参与夏令营的青少年接受了FOAT和正念训练，结果表明青少年的压力有所减少，幸福感有所上升。针对成年来访者的FOAT研究也表明，FOAT能够给来访者创造安全感，增加他们的自我关怀，促进情绪调节，以及减少压力（Castalia，2010；McGrath，2013；Weiland，2012）。

分阶段进行的治疗和FOAT

Herman的开创性著作《创伤与复原》（1992）肯定了以阶段为导向的治疗的必要性：（1）建立安全感；（2）记忆与哀悼（修通创伤）；（3）重新与日常生活建立联结。从那时起，其他创伤专家也一直坚持阶段导向治疗的重要性（Luxenberg，Ogden，Minton，& Pain，2006；Spinazzola，Hidalgo，Hunt，& van der Kolk，2001；van der Kolk，McFarlane，& Weisaeth，1996）。

多年来，我一直以Herman的模型为指导，将FOAT整合到其治疗阶段中。当我继续修改这一章时，我意识到，虽然我在整体上遵循了她的模式，但我强调了每个阶段中对培养心理韧性十分重要的方面。本章针对创伤治疗，介绍了一个聚焦取向表达性艺术治疗的三阶段模型。如同所有分阶段进行的治疗模式，这一治疗方式也不是线性的，不是简单地从一个阶段进展到下一个阶段。一个阶段可能会有所进展、倒退和（或）重叠。第一阶段，建立安全感和增强心理韧性，需要治疗师在整个治疗过程中都对此予以关注。随着时间的推移，第一阶段的"建立安全感"逐渐发展为在整个治疗过程中对"维护安全感"的需要。此外，第一阶段的"培养心理韧性"也需要在整个治疗过程中得到加强。

临床应用：分阶段进行的FOAT治疗

第一阶段：建立安全感，培养心理韧性

如前所述，第一阶段的目标是为来访者创造一种安全的氛围，并增强其心理韧性。传达安全感和尊重要从FOAT的基本原则开始，并涉及两个主要的FOAT方法——主题定向的FOAT和"用艺术清理空间"活动（描述如下）。

FOAT 基本原则

FOAT以如下的基本原则为基础，治疗师根据这些原则来建立和维持整个治疗过程中的安全感。这些原则包括培养安全感、在场、倾听、反思和镜映、着陆（grounding）[1]、聚焦的态度和临床敏感性。

安全

在所有的治疗工作中，培养来访者的安全感是最重要的。但在与经历过创伤的儿童和青少年一起工作时，这点尤为关键。在FOAT中，安全感是在三个关键领域中形成的：治疗师和来访者之间的治疗关系，来访者的自我感觉，以及外部世界。在描述下列其他的FOAT原则时，我们还将对这三个领域的安全感做进一步的澄清，也会通过治疗案例来解释。

在场

治疗师富有同情心、尊重他人、值得信任的品质传递着一种治愈性的氛围。治疗师的在场有助于为来访者营造安全感，在创伤知情的关系中是必不可少的

---

[1] 在《寻求安全：创伤后应激障碍和物质滥用治疗手册》一书中，作者Najavits介绍了"着陆（grounding）"技术。这一技术可以有效地帮助患者将注意力转移到外部世界，远离负性感受，从痛苦情感中分离出来。——译者注

(Steele & Malchiodi, 2012)。要成为一个聚焦取向的艺术治疗师，首先要学会聚焦于自身。在此基础上，治疗师才能够传递一种带有关怀感的在场，这种在场是通过聚焦的态度习得的（如下所述）。关于活在当下，治疗师需要问自己几个问题：我是否意识到我内心存在一些挑战，而这些挑战会阻碍我倾听或面对创伤性的素材？我是否能够在传达关怀和理解的同时不迷失在来访者的体验中？我能照顾好自己而不被替代性创伤所征服吗？

倾听、反思和镜映

为了培养安全感和共情的调谐，体验式倾听和反思被整合到FOAT过程中，来镜映言语、非言语和艺术的沟通形式。体验式倾听包括倾听来访者的全部（言语的、非言语的和艺术的沟通），倾听重要的内容，并简洁地反馈出来访者所说的核心内容（指南请参见Rappaport，2009）。重要的是，治疗师的倾听反应不仅是反馈语言中的信息，而且要反馈非言语交流中的信息。通过这种方式，儿童或青少年会感到深深地被理解，感觉到共情和关怀，这样他们的内在体验就可以向前推进。作为表达性艺术治疗师，我们也可以通过艺术性反思和动作镜映来反映儿童或青少年的体验。在某些时刻，治疗师可以通过绘画或艺术来表达他们对来访者体验的理解。此外，治疗师可以通过手势、动作和能量强弱等方式进行镜映，表示他们理解来访者的体验。倾听、艺术性反思和镜映这些方式可以帮助治疗师表现出与年幼来访者的情感调谐，并帮助来访者修复依恋的伤口，这对于创伤的治愈非常重要。

着陆

治疗师要知道，儿童有能力在当前的时刻冷静下来并让他们自身着陆。作为情绪调节的一个重要方面，着陆技能可以通过各种练习来传授，包括正念技能（例如，对于呼吸的意识）、身体觉知（例如，注意到脚放在地上或自己坐在椅子上的感觉），以及瑜伽、气功、创意动作等各种表达性的艺术活动。

聚焦的态度

聚焦的态度是指以"友好、好奇的态度"来对待一段经历的体会（Gendlin，1981，1996；Rappaport，2009）。在处理创伤性材料时，这种态度尤其重要，因为来访者经常被与自身经历相关的感受所压垮、淹没，因此出现解离、冻结的状态，或是非常恐惧这些感受。我一直很欣赏简德林说的话——"我们并不总能欢迎这些让人感到困难的感受，但是我们可以试着对它们友好"。这种友好和不评判的聚焦态度也延伸到了创造性的表达上。

临床敏感性

治疗师要让 FOAT 方法适用于每个特定的儿童或青少年，这一点至关重要。来访者在进行聚焦和正念练习时，可以闭上眼睛并关注身体中的感觉和体验，但这样做并不总是恰当的。我的建议是，让儿童或青少年先从睁着眼睛开始，当他们感到安全并可以让自身的体验着陆了，这时他们才能自在地闭上眼睛。

正念技能：着陆和内在见证

在第一阶段，正念练习帮助儿童和青少年通过呼吸的方法来静心和关注他们自身，同时学习如何观察和见证自己的情绪、身体的感觉、想法和他们自身之外的经历。我经常教儿童和青少年各种正念练习，包括关于铃声的正念、正念呼吸、正念行走和"卵石冥想"（Hanh, 2011）。以下的正念练习是基于释一行禅师的教导，他是我多年的老师。所需材料包括铃铛、马克笔、蜡笔、油画棒（适合青少年）以及从杂志上预先剪下的能带来平和气氛的图片和文字。

正念呼吸和 FOAT

"找到一种舒适的坐姿，然后深深地吸一口气，再吐出来。"

请出铃铛

"首先，我想和你们分享这个铃声。这是我从一位伟大的、非常平和的老师［释一行禅师］身上学来的。他教我们说：'让我们请出铃铛吧。'听起来更平静了……不是吗？在把完整的铃声请出来之前，他教我们如何唤醒铃声……这也有助于唤醒我们，让我们可以做好准备真正听到铃声。首先，我要用这根小棍子轻轻地碰一下钟，把它停下来……这样声音就不会一直响。然后，我将做几次呼吸，让铃声完全响起来。当你听到这个声音时，只要注意它……在这个过程中也享受吸气……和呼气，就好了。"

正念呼吸

"我们将会关注我们的呼吸，关注它进入身体，然后离开身体的过程。这是很重要的，因为它帮助我们集中注意力，让我们变得平静和平和。有些儿童/青少年喜欢关注呼吸，关注呼吸从鼻子进来，然后从鼻子或嘴巴里出去。有些人喜欢注意他们的腹部，当你吸气时腹部会鼓起来……而当你呼气时，腹部会变平。选择任何一种适合你的方式。当你开始关注自己的呼吸时，你也会注意到你头脑中的想法和你身体里的情绪或感觉。你可能还会注意到室内或室外的声音。当我们专注于呼吸时，我将引导你去注意那些想法、感觉或声音，让它们像天空中的云一样保持移动和变化。

"好好地吸一口气……然后呼出来。当你吸气时，对自己说：'吸气，我意识到我正在吸气；呼气，我意识到自己在呼气。'［重复几次。］

"［轻轻地请出铃铛］现在，吸气时，我们要平静地吸气；呼气时，我们也要呼出平和的气息。吸气，我感到平静；呼气，我感到平和。［重复几次。］可以把这个简化为：吸——平静；呼——平和。如果你注意到自己的想法、情绪或感觉，只要关注它们就好了，让它们像天空中的云一样飘走。"

FOAT 练习

"［在练习快结束时，邀请儿童/青少年表达他们对自身体验的感受。］现在，花点时间把你的觉察带到身体上。注意身体内部的感受……它可能是平静的，紧张不安的，或是平和的。只要注意它，善待它。看看是否有一种颜色、形状或图像与你身体的感受相匹配。当你准备好时，注意自己是在这个房间里。你可以扭动你的脚趾和脚，伸展你的手臂和手。如果你的眼睛是闭着的，那么你可以轻轻地睁开眼睛。当你准备好时，就可以用艺术材料去创作和表达你身体中正念呼吸的感觉。"

变化

"这种体验的感觉可以通过手势、声音或文字来表达（例如，看看是否有哪个动作、声音或词语能够表达你身体内正念呼吸的感觉）。"

来访者案例：凯特琳和正念呼吸

凯特琳是一个12岁的女孩。她一向健康的父亲突然意外死于心脏病发作，随后，她的母亲带她来接受表达性艺术治疗。父亲没有任何预兆的、突如其来的死亡给凯特琳带来了巨大的创伤，让她既恐惧又充满哀伤。我第一次见到凯特琳时，整个咨询过程中她都必须让妈妈陪同，她说她想要这样。她们母女跟我说了事情的经过，并提到凯特琳感觉到焦虑和恐慌。我告诉她们，这种情况是可以理解的，因为父亲突发心脏病而意外去世给凯特琳带来了很大的打击。

我告诉她们，我可以教她们一种方法来帮助缓解焦虑和恐慌，并问她们是否愿意一起学习。这样，她们可以共同练习。她们都同意了。我带领她们进行了如前所述的正念呼吸练习。在引导聚焦后，我给她们展示了艺术材料，包括预先画好圆形图案的纸（像曼陀罗），一个盛满了能带来平静感受的图像的篮筐，一个放着能有治愈疗效的文字的篮筐，还有马克笔。凯特琳选择了两幅图像，一只蝴蝶和一朵花，还有一张写着"静下心，继续前行"的纸条。凯特琳把蝴蝶粘在了圆形的正中央，把纸上的字剪了下来，在蝴蝶上方贴上"静下心"，在蝴蝶下方贴上"继续前行"。她还加上了"呼吸"一词，这样她的艺术作品就变成了"静下心呼吸，继续前行（Breathe calm and carry on）"。她把花放在曼陀罗的下面，整幅作品的底板是一张黄色的、有设计感的剪贴本内页（见图14.1）。

我问凯特琳是否愿意分享一些关于正念呼吸和艺术体验的想法。她说："我

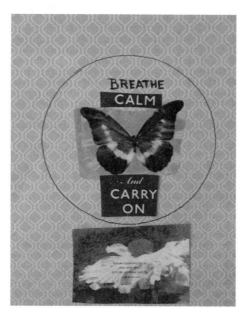

图 14.1　正念呼吸

真的很喜欢这个铃声。它是如此平静，能够帮助我冷静下来。过了一会儿，我发现我的心安静了一些。有时它会怦怦作响。我喜欢寻找与我的体验相匹配的图片和文字，我也喜欢创作。"

　　凯特琳的母亲也觉得这段体验很有帮助。我问她们是否愿意把她们的艺术作品带回家，因为作品会是一个很好的提示物，提醒来访者去进行平静的吸气与平和的呼气。有时候，仅仅是欣赏艺术品本身就能带来一种平静的感受。

聚焦的态度：自我关怀

　　教导儿童和青少年聚焦的态度有助于他们了解，无论他们感觉如何，都是可以的。我用各种不同的材料来使聚焦的态度具体化，比如有预先切好的姜饼人造型、用卡纸做成的动物造型，还有各种小的木制造型（圆形、心形、足球、正方形）。我邀请儿童或青少年想象一个人或动物是他们心目中的捍卫者，给他们传递一个积极的信息，让他们知道无论他们怎么样或感觉如何，都是可以的……所有的感情都是被欢迎的——无论是悲伤、快乐、害怕、担心、生气、有趣，或是别的。

凯特琳：聚焦的态度

在与凯特琳进行了第一次的介绍性会谈后，我开始与凯特琳单独面谈。我和她谈了有关感受的问题——我们都有悲伤、受伤、愤怒、恐惧、快乐、爱等感受。去创造一些东西，让我们知道所有的感受都是受欢迎的，这对我们而言会有所帮助。我们在治疗中要做的，就是学习如何注意这些感受，并以一种安全的方式体验它们。

姜饼人（或动物造型）的聚焦态度

"给姜饼人（或动物造型）进行装饰，让它传达出这样一种信息：所有的情感都是受欢迎的。有时我们会在生活中遇到这样的人。有时我们会养宠物。我们也可以想象，如果有一个超级英雄、一个人、一只宠物或其他动物给我们传递欢迎的信息，那会是什么样子。当你看着它的时候，它会提醒你。当你准备好时，选择一个造型，为你的聚焦态度创作一个形象并传递相关的信息。"

凯特琳拿起一个姜饼人模板，在一张橘黄色的纸上画下了姜饼人的轮廓。她创作了一个看起来有点像她的女孩，并给她画上了笑脸、红润的面颊和一颗大大的心。她在一个对话框里写道："你有任何感觉都是可以的。都是被欢迎的！"（见图14.2）后来，我对凯特琳说："这个女孩有一颗大大的心（对她的艺术进行反思）。看来她能带来一些关爱，因为我知道失去父亲后你非常痛苦。"她说："是啊，她让我想到了看护熊！"

用艺术清理空间：找到合适的距离和幸福

用艺术来清理空间是FOAT的基本方法。它特别适合儿童和青少年，治疗师可以通过这个方法教会他们如何注意自己那些让他们无法感觉"一切都好"

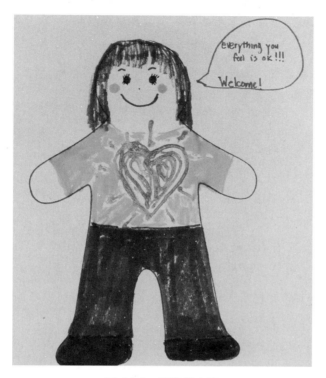

图 14.2　聚焦的态度

的感受和体验，并与它们保持一个健康的距离。这种方法也能帮助来访者在自身中找到一个能让他们感觉"一切都好"或者完整的位置——与创伤分离开。用艺术来清理空间有4种不同的方法（Rappaport，2009，2014a），范围从具体的图像（使用艺术但没有涉及引导性聚焦）到非指导性的图像（包括倾听身体所体会到的感觉和允许自发想象的图像）。在创伤治疗的早期阶段，借助具体的意象来用艺术来清理空间是最适合的方式。

用艺术来清理空间：具体方法

清理空间

"我们都曾体验过压力或痛苦。首先，我们要制作一个安全的盒子，用它来装所有的这些感受。你可以用任何你喜欢的方式装饰盒子。[根据儿童或青少年的兴趣和需要提供材料。]在你做完盒子之后，我们可以一起看看，想一想你愿意把什么感受和体验放到盒子里。然后你可以使用其他的艺术材料，可以用画画、涂色、雕刻和（或）写作的方式来表示任何你想放进去的东西。"

一切都好的空间

"[完成以上创作后]现在，你可以把盒子收起来了……把它放在房间里任何你喜欢的地方……这样你会感觉和它保持着一种舒适的距离。然后，我们会花一点时间去关注，当你把所有东西都放在盒子里的时候，你内心的感受。把盒子放到一个让你感觉良好的距离之外，然后你就可以休息放松几分钟。好吗？你准备好了就告诉我。如果在这个环节你想闭上眼睛，请告诉我……或者你可以睁着眼睛，选择你喜欢的方式就好。

"把你的注意力集中到身体内部……想象那里有一束光。关注现在你身体内部的感觉——那个'一切都好'的空间，和你放在盒子里的东西是分开的。善待盒子里的东西。那些东西可能是紧张不安的，可能是平静的，也可能是别的状态。"

FOAT 练习

"看看是否有哪种颜色、形状、图像、词汇、短语、手势或声音与现在的体会相匹配。看看是不是符合的。如果没有匹配的，就暂时缓一缓，等待另一种颜色、形状、图像、词汇、短语、手势或声音的到来。当你找到相符合的，就可以通过艺术、动作、声音或写作来表达对这种符号的体会。"

凯特琳：用艺术来清理空间

凯特琳使用了拼贴图片、胶带和一把锁。她把一张狮子和老虎的杂志照片粘在盒盖上，然后用彩色胶带装饰了盒子的其他部分。凯特琳在这些材料中找到一把锁，并将它粘在盒子上，以此象征她可以保护自己的隐私（图14.3）。之后，我反馈道："狮子和老虎看起来真的很强壮，会保护盒子里的东西，让它处于安全的状态。"她斩钉截铁地回答："是的!!"

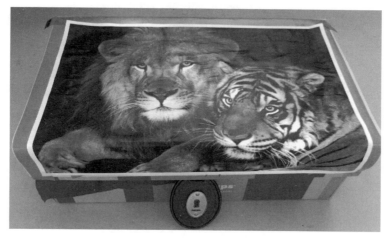

图14.3　清理空间：盒子的外部

然后，我邀请凯特琳用这些艺术材料来表现是什么妨碍着她感觉"一切都好"。她拿起一大张纸，把它撕成几片，然后再把纸片揉成团，用马克笔在上面画画，然后把它们一个接一个地放进盒子里（图14.4）。然后我问她："你想告诉我你在里面放了什么吗？"她回答道，角落里的红色纸团是她那颗因为爸爸而感到疼痛的心，另外两个纸团表示害怕和恐慌的感受，而那些碎纸则代表了她被撕碎的生活。

我对凯特琳反馈道："这里面有一颗因想念父亲而痛苦的心，有一种害怕和恐慌的感觉，觉得自己的生活被撕裂了。你能善待它们吗［聚焦的态度］？"凯特琳点了点头，说"能"。我让她把盒子放在房间里某个合适的地方。然后我邀请凯特琳关注她现在的内心感受，她的那些感觉被安全地保存在盒子里……看看是否有颜色、形状、图像、词语、手势或声音与她的感觉相匹配。

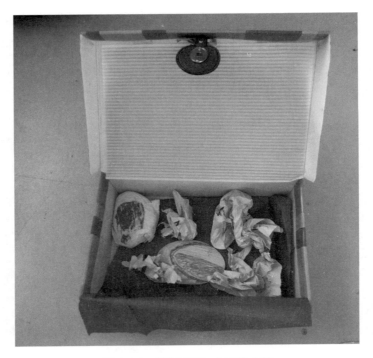

图 14.4　清理空间：盒子的内部

她向内倾听了一会儿，睁开眼睛，走到静心铃铛前。凯特琳轻柔地请出铃声。听完铃声后，我问道："感觉很宁静平和吗？"凯特琳说："是的……把那些东西放在盒子里，然后放在那边 [指着房间的另一边]，感觉很好。感觉没那么抑郁了。"

从上述例子中可以看出，FOAT方法旨在为儿童或青少年创造一种内部的安全感，同时增强他们自身的心理韧性因素。在这个阶段和其他两个阶段中，关注儿童或青少年生活中的优势、资源和其他积极因素也是有帮助的。例如，主题定向的FOAT练习可能涉及"我喜欢或曾经喜欢的事情"、支持性资源、兴趣爱好，以及家人、朋友、老师和宠物等主题。这有助于增强心理韧性和平衡对创伤的处理。

第二阶段：处理创伤和获得身体的智慧

　　建立安全感和构建心理韧性的目标会延伸到第二阶段（处理创伤）。三明治的类比很适合这一阶段。对创伤的直接处理需要夹在安全和自我抚慰之间。第二阶段的主要方法是将简德林的聚焦步骤整合到正在进行的治疗互动中，即随着治疗的每时每刻慢慢地展开（Gendlin, 1981, 1996；Rappaport, 2009, 2010, 2014a）。治疗的节奏要与来访者体验过程的展开保持着谨慎的调谐，而不是遵循预设的指令。这一点很重要，因为这种方法在关系、肢体和感觉层面巧妙地建立了创伤知情治疗所必需的安全感。下述对于 FOAT 定义的总结，源自简德林（1981, 1996）的聚焦和创伤治疗的方法。

旨在修通创伤的 FOAT 心理治疗过程

　　将聚焦、倾听、反思和表达性艺术融合在一个谨慎调谐的、关注每时每刻的治疗过程中。

定义

　　体会：身体上的感觉。

　　把手／符号：描述体会的词、短语、图像、手势或声音。

　　共鸣：检查体会来确定感觉的真实性；检查哪些艺术材料和形式适合与感觉相匹配。

　　提问：向体会（或艺术）提问的内心对话。

　　接收：对于上述问题，听到来自体会的答案。

　　第二阶段要求治疗师在帮助儿童或青少年安全地体验情感而不迷失其中的微妙平衡上进行调谐，同时提供了工具（在第一阶段中学习到的）和一段关系，让儿童能够在需要时后退一步，去见证体验。

凯特琳：治疗创伤

凯特琳已准备好表达她对父亲去世的感受。因为她喜欢姜饼人的造型，我问她是否想用它们来描绘内心的感受。凯特琳画了一个看起来很悲伤的女孩，女孩的心碎了，一道闪电穿过了她的心（图14.5）。我问她是否想跟我谈谈这幅作品。以下是我们互动的一段摘录，其中有阐明FOAT方法的标注。

凯特琳：我感觉自己被一道闪电击中了，我的心都碎了。我不知道我
　　　　怎么能和以前一样。我和爸爸很亲近。他是我的一切。

治疗师：你很震惊，心都碎了。父亲是你的一切，你无法想象没有他
　　　　你要怎么继续生活［倾听式回应］。

凯特琳：是啊。没有人能理解。我所有的朋友都忙着上学，去购物中
　　　　心……我觉得很孤独。

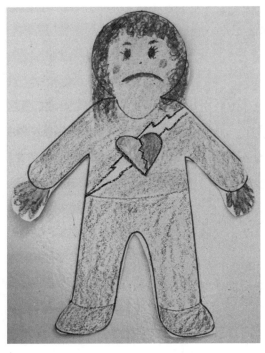

图14.5　凯特琳对爸爸去世的体会

治疗师：你觉得没有人理解你……你的朋友也不知道你的感受［倾
听式回应］。

凯特琳：是啊。

治疗师：有时候倾听自己的内心会有所帮助。你想试试吗？（凯特
琳同意了。）花一些时间，把你的意识带入你的身体［体
会］。看看你能否善待那个心碎的地方。你和我可以坐在她
旁边，陪着她［聚焦的态度］。［注：对于脆弱的部分，治疗
师可以说"你和我可以坐在她旁边……"，而不是说"你能坐
在她旁边吗？"。把治疗师纳入这种微妙的行动中，可以给来
访者提供关系层面的支持和调谐。］当你准备好的时候，问：
"你需要什么？"［提问］静静地等待和倾听。它可能以图像
或文字的形式出现。接收出现的内容就好［接收］。

凯特琳：我看到了妈妈的照片……我听到她说："我在这里……我们
在一起……而且你是安全的。"

治疗师：妈妈的图像出现了……而且她安慰你说你很安全，你想把
这画出来吗？

凯特琳：［选了一个大一点的姜饼人，用它来代表妈妈，妈妈有一颗
大大的心。她把这两个姜饼人放在一张更大的纸上，然后把
它们放在一起，就好像它们手牵着手一样（图14.6）。］

治疗师：所以妈妈和你在一起了……她有一颗大大的心［艺术性反
思］。你能察觉到那是什么感受吗［体会］？

凯特琳：感觉很好。

治疗师：和妈妈在一起的感觉真好。你还需要别的什么吗［提问］？
你可以回到里面再问一遍……我们的内心和身体中竟然有
一个地方能听到我们需要什么，真神奇。

凯特琳：（闭上眼睛，倾听着内心）我爸爸在天堂，我仍然想看到他
或者感觉到他［接收］。

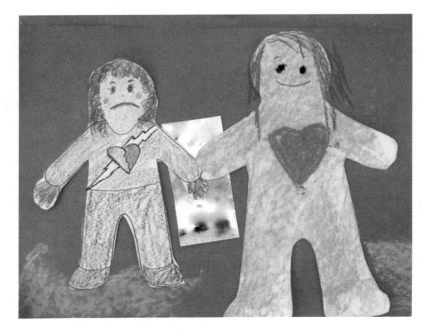

图 14.6   提问：它需要什么?

治疗师：你想看到或感觉到天堂里的爸爸 [倾听式反馈]。（凯特琳点
　　　　点头。）心可以帮助我们感知到我们看不见的东西。许多人失
　　　　去了爱的人，往往可以在心里感受到他们。你想试试吗？

凯特琳：想。

治疗师：（引导凯特琳）做几次深呼吸……想象你的爸爸，想象他以
　　　　你希望再次见到他的方式出现……记住和他在一起时你喜
　　　　欢的那些事情……你和他相处的方式……看看你是否能感
　　　　觉到他在你的心里……或者以其他方式存在着。

凯特琳：（睁开眼睛）是的。我还记得我们一起做的有趣的事情……
　　　　我可以看到他在我心里的样子。

治疗师：你想把它画出来吗？

凯特琳：不……我想用一张他的真实照片，把那张照片画出来。

治疗师：好主意。如果你下次把照片带来，你可以在这里画，或者如
　　　　果你想在家里画也是可以的。

姜饼人给凯特琳提供了一个安全的容器来表达她对父亲猝死的震惊和失落。这种体会可以通过对于身体感觉的正念觉察或通过艺术创作的感官体验来获得。第一阶段培养的技能（正念、聚焦的态度、清理空间和"一切都好"）让我知道凯特琳能够倾听内心的感觉，并对此提出问题。我发现，问体会"你需要什么？"通常会促进自我抚慰或自我照顾。也可以问艺术作品同样的问题。当来访者听到答案时，他/她可以将其添加到艺术创作中。

令我印象深刻的是，凯特琳意识到为父亲画像感觉不太对，她选择相信自己内心的感觉，知道自己想要一张父亲的照片，并会把照片带来进行艺术创作。在后来的一次治疗中，凯特琳制作了一本纪念册，里面有很多父亲的照片，还有她写的关于父亲的话。

第三阶段：整合与生活前进的方向

创伤治疗的最后一个阶段侧重于整合创伤前的自我和创伤后的自我。这一阶段对儿童和青少年尤其重要，因为他们的自我感觉受到他们所处的发展阶段的影响。尽管在治疗的各个阶段，创伤和生活前进方向的整合是一步一步发生的，但治疗的最后阶段强调充分活在当下，着眼于未来。在这一阶段，我通常喜欢关注"我未来想要什么""我的梦想和愿望"和"我从治疗中学到了各种资源，我想把资源工具箱带走"等主题。

凯特琳：我现在和未来的生活

在我们治疗工作的最后阶段，我祝贺凯特琳在治疗中取得了出色成果，回顾了她所学到的东西，以及她面对困难感受的勇气。对于最后一次FOAT练习，我给她提供了几个选项，她选择了"为我现在和未来的生活创作一个曼陀罗"。我引导她做聚焦练习，关注她现在的生活，以及她未来想要什么。

我现在和未来的生活

"让身体呼吸几次，关注你的呼吸，关注它进入身体，然后离开身体的过程。现在，让自己意识到今天的生活是什么样的……你喜欢的事情……有意义的事情。看看有没有什么图像出现。现在，想象一下你未来的生活。你希望未来的生活是什么样的？善待任何涌现的图像［停顿］。现在感受你身体里的感觉……你现在的生活和你想要的生活。看看有哪种颜色、形状、图像或文字与内心的感觉匹配……［停顿］。当你准备好时，你可以睁开你的眼睛［如果眼睛是闭着的话］，创作一个曼陀罗来表现你现在的生活和你对它的想象。"

凯特琳似乎很享受创作曼陀罗的艺术过程。她加入了一些新的材料——薄页纸、羽毛和贴纸，以及熟悉的杂志图片和马克笔。凯特琳拿起一个心形图案，在上面写了一个"爱（love）"字。然后她拿起一朵花的形状，开始写她生活中喜欢的东西——空手道（karate）、阅读（reading）、绘画（drawing）、阳光（sunshine）、朋友（friends）、钢琴（piano）、蓝色（blue）、曲棍球（hockey）、电影（movies）和家人（family）。然后，她开始撕薄页纸并把纸片贴在圆形上，随后又加入了折纸。接下来，凯特琳在一个篮子里搜寻，发现了与花瓣上文字相匹配的杂志图片。然后她把爱心放在花的中心，把花粘在曼陀罗的中心。接下来，她贴了"家人"这个词，并在旁边贴了两张爱心贴纸，把一张爱心贴纸和一颗银色星星放在更大的爱心里面。随后，凯特琳在曼陀罗的顶部又加了一颗星星（图14.7）。

在凯特琳完成后，我问她是否愿意和我谈谈这幅作品。她分享道，花和杂志图片是她喜欢的事物。她补充说，最上面的星星是她的爸爸，他在天堂，总是照耀着她。她继续分享道："我还把写着'爱'字的爱心贴纸放在了中间，贴纸里还有一颗星星。我知道我总是能听到我的心，也能听到爸爸……还有妈妈。"

在这个阶段可以看出，凯特琳能够享受她现在的生活，将震惊、恐惧和悲伤加以整合，并带着父母的爱。

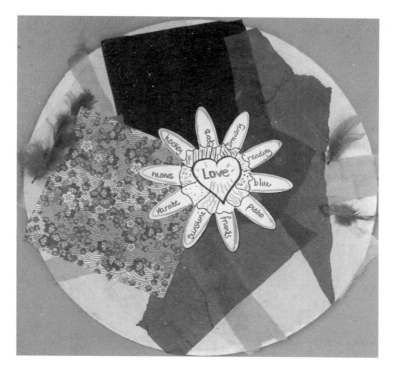

图 14.7　我现在和未来的生活

── 本 章 小 结 ──

如本章所述，FOAT处理了儿童与青少年的创伤知情照护中的重要组成部分：安全、关系、调谐、共情以及对于感觉和躯体处理的需要。凯特琳的案例阐明了安全感是如何在治疗关系和她自我内部中形成的。聚焦的态度、正念练习和用艺术清理空间，有助于发展自我内在的见证者，让自我能够站在困难的体验之外，同时"善待"这些体验，并借助身体的或艺术的过程，在一定的安全距离之外感受它们。主题定向的FOAT方法利用了自我的优势和资源，帮助来访者构建心理韧性。在所有的方法中，艺术能够使体会外化，并加深共情和调谐的体验，因为儿童或青少年知道治疗师可以实实在在地理解他们的感受。此外，倾听和反馈能提升调谐和关怀的体验。

　　FOAT 的阶段性治疗模式为治疗师提供了指导，让治疗师了解如何帮助来访者建立安全感和培养心理韧性，如何修通创伤、获取身体智慧，并将创伤整合进新的自我感觉中，从而实现简德林所说的"生活前进的方向"。聚焦疗法和艺术能让我们获得内在的智慧，即便是对于年纪很小的儿童也是如此。成年人有责任和儿童与青少年合作，尤其是那些遭受创伤的儿童和青少年，让他们能够倾听自己内心深处的声音，倾听自己与生俱来的智慧。正如简德林（1981）所坚信的，"你的身体知道疗愈和生活的方向……如果你花时间去倾听……它会告诉你走向正确方向的步骤"（p.78）。

第 15 章

力量之声

给有创伤风险的住院儿童开展音乐治疗

Claire M. Ghetti

Annette M. Whitehead-Pleaux

由于住院的儿童承受着持续的病痛，在住院期间积累了一定的创伤应激压力，以及过往成长史中可能存在其他创伤，因此住院治疗的儿童面临着遭受创伤的风险。多种因素会增加住院儿童的创伤风险，但早期的支持性干预可能有助于缓解这些风险因素并提升治疗效果。作为一种创造性艺术疗法，音乐治疗能提升身体的觉知，促进并容纳着非言语的情绪表达。音乐治疗非常适合作为针对受创伤的住院儿童的早期干预手段。本章概述了与住院治疗相关的创伤和创伤知情音乐治疗的原则，并举例说明如何将这些原则转化为临床实践。

与住院相关的创伤概述

重大的受伤经历，特别是当该伤势被视为危及生命时，受伤经历可能会给当事人带来创伤性影响。由于儿童所处的发展水平，他们中有的人可能对自己受伤或生病的原因有误解，或者可能无法理解预后或治疗中的某些方面。经历过严重烧伤或其他创伤性伤害的儿童有罹患急性应激障碍（ASD）和创伤后应激障碍（PTSD）的风险，早期筛查工作对于发现相关症状是非常重要的。在经历过意外伤害的儿童中，PTSD的患病率从6%到45%不等，取决于所受伤害的性质和使用的诊断标准（Kenardy，Spence，& Macleod，2006）。生活方式或身体形象上的急剧变化可能会带来潜在的创伤，而自我感觉或身份和能力的丧失可能会引发哀伤反应。受伤的儿童和他们的家人可能会经历一个哀伤过程，因为他们需要适应一种新的生活方式（Loewy，2002）。

医疗技术的进步降低了疾病的致死率，挽回了一些严重受伤或身患重病的儿童和青少年的生命，但有时拯救生命的干预措施过程有可能导致创伤应激（Saxe，Vanderbilt，& Zuckerman，2003）。在重症监护中，侵入性医疗干预手段，加上让人不适的环境刺激，会在儿童康复的关键时刻给他们带来压力（Rennick，Johnston，Dougherty，Platt，& Ritchie，2002）。如果医疗过程具有重复性，那么已经对医疗过程感到痛苦或焦虑的儿童会感受到预期的焦虑，而这种焦虑会加剧他们的恐惧和无助感。因此，患有危重疾病的儿童会表现出创伤后症状并不足为奇（Saxe et al.，2003）。

有些儿童在住院期间承受的不是单一的创伤性伤痛，而是重复的压力刺激及其造成的累积创伤性影响。例如，患有镰状细胞贫血病的儿童将经历与血管闭塞相关的复发性疼痛，这种情况在本质上可能会危及生命，或被当事人视作一种生命威胁（Hofmann，de Montalembert，Beauquier-Maccotta，de Villartay，& Golse，2007）。对过去疼痛危机的侵入性回忆会混淆当前的血管闭塞体验，使疼痛和恐惧的感知复杂化。如果没有恰当的心理干预，未加管理的疼痛会产生压力，引发额外的血管闭塞风险（Hofmann et al.，2007）。除了加剧疼痛外，创伤应激还会影响儿童坚持治疗的能力，这可能会使他们的健康状况进一步复杂化（Saxe et al.，2003）。

有过创伤经历的儿童，也许会在住院和医学治疗的过程中感受到更多的威胁。由于很多医学治疗和护理在物理意义上都具有侵入性，曾经遭受过身体和性虐待的儿童可能会被触发并受到刺激（Saxe et al., 2003）。住院治疗可能会导致他们症状复发，如高唤醒、侵入性记忆和回避行为。

多种因素将住院期间的儿童和青少年置于精神创伤的风险中。儿童的发展水平是影响其理解、体验和应对住院治疗的重要因素。具体而言，"对痛苦、残疾、生命威胁和死亡这类重要建构的评估与体验是由个体发展水平所决定的，而且可能会影响个体的症状和康复情况"（Saxe et al., 2003，p.3）。年幼的儿童尤其会因为住院治疗而遭遇创伤风险，特别是当他们经历高度的分离焦虑或当他们不得不接受长期或频繁的住院治疗时，这两种情况都会对健康的依恋产生负面影响，并侵蚀他们为应对困境所做的努力。患有严重疾病并经历过多次侵入性手术的年幼儿童，可能会因住院而受到创伤，并可能在出院后的几个月内表现出心理层面的困境（Rennick et al., 2002）。

频繁经历侵入性治疗的儿童，往往也会更容易出现侵入性的想法，表现出更多的回避行为，并报告了更多对于医疗手段的恐惧（Rennick et al., 2002）。如果儿童在住院前或住院期间经历了创伤，那么随着他们住院时间的增长，他们与事件相关的痛苦程度也会增加（Murray，Kenardy，& Spence，2008）。这种痛苦的增加可能与侵入性手术、疼痛问题或其他与健康相关的并发症的累积有关（Murray et al., 2008）。

创伤后应激和与住院相关的创伤性应激可对儿童产生持久影响，因此需要进行早期干预（Murray et al., 2008）。未经治疗的PTSD会对儿童的社会、心理状态和学业发展产生负面影响，因此对疾病的早期发现和治疗势在必行（Kenardy et al., 2006）。创造性的艺术治疗在处理与医学相关的创伤方面特别有效，因为这一疗法为降低唤醒水平、情感调节、感觉加工、外化和依恋提供了更多机会（Malchiodi，2008）。创造性艺术治疗师的工作目标正是降低创伤儿童的唤醒水平、焦虑和无助感，同时促进他们发展出适应性的应对策略。

创伤知情的音乐疗法

音乐治疗鼓励儿童进行非言语表达，同时也为涵容儿童的非言语表达提供了途径，并整合了创伤反应的躯体、认知和生理方面。音乐治疗指的是"一个系统的干预过程，在这个过程中，治疗师帮助来访者健康发展，并把音乐体验和在其中产生的关系，作为促进来访者发生变化的动力"（Bruscia，1998，p.20）。以下对于创伤知情音乐治疗的描述反映了多种临床实践，包括Malchiodi（2012）的"创伤知情艺术治疗"的原则和Brehrens（2008，2011）的创伤知情音乐疗法的结合，以及我们在与住院儿童和青少年工作时所发展出的临床和理论方法。

创伤后的治疗表明它们能绕过更高层级的认知和语言处理，强调对当下身体感觉和情绪的觉知（Behrens，2011）。音乐治疗在创伤后的恢复中可能发挥重要作用，因为它可能使感觉和情绪重新融合，并促进情绪应对能力的发展，有助于调节情绪（Behrens，2011）。在创伤知情的音乐治疗方法中，儿童能够更好地整合他们支离破碎的创伤体验，并调动应对资源来处理当前的情绪和体验。给住院的儿童和青少年开展的创伤知情音乐治疗有以下几个重要的组成部分：

1．降低唤醒水平；

2．自我调节和情绪调节；

3．促进身体觉知；

4．提升内部控制点；

5．促进情绪取向的应对方式；

6．创伤事件的感觉加工；

7．外化和涵容；

8．促进健康的依恋和支持性关系；

9．整合创伤。

在和有创伤经历的住院儿童工作时，治疗师要做的第一步就是评估儿童目前的应对方式，并考虑儿童的家庭背景和其所处的文化的偏好。创伤反应可被认为是个体应对无法抗拒的压力源时所做的尝试，音乐治疗师需要支持儿童当前的应对方法，同时与儿童合作，一起发展出更多的适应策略。治疗师要评估儿童是接受还是否认疾病或伤害的存在，以及他处理身体和情感后遗症的能力（Loewy，2002）。在整个音乐治疗过程中，对儿童应对偏好和能力的评估是一个持续的过程。

无论儿童是参与多次治疗还是只参加一次音乐治疗，音乐治疗师都会使用音乐元素和人际元素来促进治疗关系的发展并建立信任感。（在本章中，音乐治疗师用"她"指代，而儿童/来访者用"他"指代。）首先，音乐治疗师提供了一个"安全的涵容空间"，在这个空间里儿童可以自由地表达自己的感受和感知（Turry，2002，p.48）。音乐治疗师会根据治疗的预期长度和儿童的应对能力及发展水平，来决定提供支持性治疗、再教育性治疗或是修复性的治疗。提供更高强度治疗的音乐治疗师应接受进阶的临床培训，并应当持续接受临床督导。

降低唤醒水平

由于创伤儿童可能会在创伤后立即出现心率升高，其交感神经系统也容易处于高唤醒状态（Kirsch，Wilhelm，& Goldbeck，2011），因此降低唤醒水平是音乐治疗干预初期的一个重要目标。此外，对于创伤性的伤害或创伤过程，当儿童出现关于创伤性受伤或相关过程的侵入性痛苦回忆时，或再次被创伤性刺激所触发时，儿童可能会重新经历生理唤醒和心理上的痛苦。如果一个儿童处于解离状态或出现了强烈的创伤性回忆，那么音乐治疗师必须专注于把他带回到此时此地，然后再处理更高层次的需求。由于音乐是由声音通过时间组织起来的，所以治疗师可以把音乐的时间和节奏组织起来，以促进着陆、定向或镇静效果。

当儿童处于高唤醒的状态并感到痛苦时，音乐治疗师可能会使用现场音乐和治疗支持来为儿童提供强有力的着陆感。音乐治疗师可能会选择一种伴奏乐器，比如吉他，这样她就可以直接在儿童的视线范围内灵活地调整自己的位置，并靠近儿童的头部（Whitehead-Pleaux，2013）。根据孩子的需要，治疗师可以靠近他的头，鼓励他将注意力放在治疗师身上。她可以用一种平静和安全的语气来和孩子说话，叫出他的名字，给他明确的线索和安慰，让他留意此时此地。治疗师可以使用简单的指令和安慰的话语，比如"看着我""握住我的手""和我一起呼吸""我的眼睛是什么颜色？""你很安全""我和你在一起"。治疗师可以有意调整声调和声音，来降低儿童的唤醒水平并传达一种安全感和保障。如果孩子没有面向治疗师，那么治疗师可能需要调整自己的声音，要求孩子将注意转向她，并增强他的反应，但治疗师的言行举止和语气始终是安全的，并体现着对孩子的支持。一旦来访者能够接受治疗师的引导，治疗师就可以缓和一下语气，并继续提供支持性的言辞。

如果孩子愿意，触摸可能是一个提供引导和着陆的有用工具。音乐治疗师可以温柔但坚定地握住孩子的手，抚摩他的头，或拍拍他的胸部（如果他是婴儿或蹒跚学步的孩子），来提供安慰（Whitehead-Pleaux，2013）。如果孩子正在感受着创伤性记忆，治疗师的这种触摸就能鼓励他回到自己的身体。如果孩子正在经历一个不舒服的过程，那么这种触摸可以引导他去关注更愉悦的身体感觉。治疗师应关注儿童所受的伤或所患的疾病性质，以确保触摸不会引起不适。如果孩子在发病前有过被虐待的经历，那么触摸可能会特别容易激怒孩子，甚至可能是禁忌。在这种情况下，治疗师或许可以加入支持性的触碰，但应当敏感地处理，以确保孩子不会觉得这种触碰是限制性或过度刺激的。例如，在儿童接受某种医疗手段时，音乐治疗师可能会握着儿童的手，这样做不仅能给孩子支持和鼓励，同时也能防止孩子的手妨碍到医疗过程。治疗师不需要握住孩子的手、把他的手压在床上，而是可以让孩子握着自己的手，并让他在感觉疼的时候用力握紧。通过这种触摸方式，孩子会感受到支持，而且没有受到束缚。

如果父母或照料者在场，并能够在孩子接受某项痛苦的治疗手段时提供支持，那么音乐治疗师可以指导照料者学习如何给孩子提供着陆和情绪上的支持（Whitehead-Pleaux，2013）。在这种情况下，有些照顾者会发现他们的应对资源不堪重负，无法在令人痛苦或焦虑的医疗过程中给孩子提供真正的支持。这时，音乐治疗师可以发挥主要的支持作用，直到照料者可以重新承担这一角色。

如果儿童处于高唤醒状态，但还没有被痛苦压倒，那么音乐治疗师可以使用音乐辅助放松的方法来降低儿童的唤醒水平。预先录好的音乐与各种放松策略相结合，可以显著降低不同人群的应激反应（Pelletier，2004）。舒缓的音乐搭配放松的口头指导语，渐进的肌肉放松提示，自生训练（autogenic techniques）、放松意象和振动触觉刺激，这些都是研究文献支持的放松方法（Pelletier，2004；Whitehead-Pleaux，2013）。音乐治疗师可以实施多种音乐辅助放松策略，让儿童从被动参与转变为主动参与，以降低唤醒或过度唤醒。音乐辅助放松可以被定义为：

> "被治疗师使用的音乐，这样的音乐要有特定的节奏、流动和可预测的旋律和动态，以及令人愉悦的和声。音乐治疗师借助音乐来安排和教授深度腹式呼吸、渐进式肌肉放松并促进想象。"（Bishop，Christenberry，Robb，& Toombs Rudenberg，1996，p.92）

为遭受过身体虐待或性虐待的儿童选择录制的音乐时，治疗师必须格外谨慎（Whitehead-Pleaux，2013）。根据儿童的不同经历，男性或女性的声音可能触发不愉快的记忆或感觉。同样，音乐治疗师在使用带有音乐范围以外的声音（如暴风雨、海浪拍岸、热带雨林的声音）的录制音乐时必须保持谨慎，因为这些声音可能会引起儿童的误解，并触发他们的创伤记忆。在选择用来降低来访者的唤醒水平的音乐时，治疗师要注意以下这些重要因素——音色、节奏、器乐谱写、质地、新颖性与重复性以及音乐的密度。由于每个孩子对音乐辅助放松的喜好和需求都不一样，音乐治疗师应该为每个孩子制订个性化的音乐计划。

音乐治疗师通常更喜欢现场的放松音乐（而不是预先录制好的音乐），因为现场音乐可以让他们根据来访者的反应来调整音乐元素，从而让来访者最大限度地放松自己。音乐治疗专家经常倚仗的同步（entrainment）原理是，在提供现场放松音乐时，治疗师"首先要匹配孩子的呼吸频率或心率，然后逐渐放慢音乐的节奏，以鼓励孩子调整至更深的呼吸或更慢的心率"（Bradt，2013，p.33）。

在帮助孩子降低唤醒水平时，治疗师可以利用同步原理，提供舒缓的音乐，同时唱出指导语，如"冷静……冷静"，以孩子为中心，配合孩子的吸气和呼气。治疗师可以唱着"吸气……然后呼气"，伴随着旋律起伏的乐曲，提示孩子将呼吸逐步加深并逐步放慢。依据孩子的发展水平，音乐治疗师可以通过提示来鼓励孩子进行腹式呼吸训练。例如：

> (a) 想象你的肚子里有一个气球，是你最喜欢的颜色，当你吸气时气球会膨胀，当你呼气时气球会缩小；(b) 想象一下把空气往下吹，一直吹到你的脚下（这有助于延长呼气时间，从而促进更深的呼吸）；(c) 想象一下自己在吹一根羽毛，让它飘浮在空中；(d) 把手放在肚子上，用鼻子深吸一口气，慢慢地、轻轻地吐气，同时用嘴发出"嘘——"或"啊——"的声音。(Bradt，2013，p.35)

音乐治疗师利用节奏、旋律轮廓、乐句划分和调性等音乐元素来强化各种呼吸策略。如果孩子非常痛苦，那么音乐治疗师可以让孩子纯粹聚焦在自己的呼吸上，从而帮孩子着陆并获得稳定感。治疗师在调整音乐来与孩子的呼吸同步时，她还可以同时进行呼吸的示范，通过鼻子示范深深吸气，通过微微噘起的嘴唇控制呼气。随着孩子能够逐步掌握呼吸方法，治疗师就可以减少这些提示。处于高唤醒状态的儿童会受益于简明的深呼吸指导和清晰的示范技术。

在某些情况下，当儿童不能把注意力放在音乐治疗师身上并跟随指导语时，治疗师也许要完全依靠音乐来帮助儿童降低生理唤醒的水平。治疗师利用同步原理来与儿童的呼吸、心率或运动模式保持同频，然后逐渐调节到一个较慢的节奏和更放松的状态。在儿童感觉到压力时，要将他的唤醒水平降低到他可以保持清醒并积极参与音乐创作的状态，这个过程短则几分钟，长则需要几周治疗的时间。儿童在这种情况下的适应能力取决于创伤的程度、创伤体验复发的频率、儿童的心理韧性、发病前的因素，以及儿童支持系统的应对能力。发展适应性应对策略的进展可能会受到各种因素的阻碍，如感染、药物、睡眠困扰、习得性疼痛行为和情绪波动。

自我调节和情绪调节

有自我调节能力的个体能够通过情绪调节的方式来降低唤醒水平，即通过有意识或无意识的内部过程，调节情绪各方面以达到令自己舒适的唤醒状态（Diamond & Aspinwall，2003；Sena Moore，2013）。对于住院的创伤儿童，音乐治疗师可以使用音乐元素来帮助他们转换到一个更舒适的唤醒状态。有初步证据*表明，听音乐、唱歌和即兴创作的方法可以帮助调节情绪，并且小调、不和谐音、出其不意的音乐变化、频繁的和弦变化或被认为"不愉快"的音乐可能会妨碍情绪调节（Sena Moore，2013）。当创伤儿童不断体验到记忆侵扰时，音乐治疗师可以温和地引导孩子去关注音乐中的特定元素（如旋律片段、一种特定的乐器、一段重复的节奏），把他的注意力从过度唤醒的记忆中移开，聚焦当下的时刻，这是一种促进情绪调节的方法（Sena Moore，2013）。

音乐韵律可以用来促进其他的自我安慰策略，进行自我调节。熟悉的和喜爱的音乐可以为个体在此时此地提供定位并帮助个体着陆，以减少焦虑（Rafieyan & Ries，2007）。音乐治疗师在说话或唱熟悉的歌曲时会继续使用平静和让人感觉安全的声调，避免极端的音调变化或情绪变化。治疗师的声音能够传达出一种安全感和舒适感。在这种情况下，通过熟悉的音乐提供定位和安慰比歌曲的具体歌词内容更为重要，因为熟悉的歌曲有助于儿童立足于现实。如果歌词或音乐似乎引发了儿童更多的痛苦或解离，治疗师将自然地切换到其他的音乐上。重复的节奏和动作，如一边唱着熟悉的摇篮曲一边随着节奏摇摆，可以促进行为、生理和情绪调节。音乐治疗师可以鼓励照料者将有节奏的动作与简单、熟悉的音乐结合在一起，来抚慰和安慰幼儿。

---

* 读者可参考 Sena Moore（2013）关于音乐对情绪调节神经机制的影响的全面综述。

促进身体觉知

音乐的创作提供了一种多感官的体验。当一个孩子沉浸在音乐中时，他可以与感官输入产生联结，并建立与当前时刻相关的感官觉知。像沙槌、铃鼓、铃铛和鼓这样的乐器提供了多种音质和物理质感，以及多种感官刺激。例如，敲击手鼓的过程可以通过听觉、触觉和动觉模式提供深度的感官输入。积极地创作音乐能够使受创伤的孩子建立对即时感觉输入体验的耐受性（Behrens，2011）。孩子可以选择把他的手放在治疗师的吉他上，或者在治疗师弹奏一致的和弦时拨动琴弦，从而与一个支持性和稳定的共振建立联结。与此类似，可以使用连接了音乐播放器或平板电脑的蓝牙麦克风，当麦克风被放置在儿童身体的特定区域时，儿童和（或）音乐治疗师可以提供居中和稳定的共振。以这种方式放大录制的音乐让音乐治疗师得以利用更大范围的频率，这有助于儿童辨别和耐受不同的触觉体验。从事音乐创作的儿童仍然控制着感官体验，并能在可忍受的情况下扩展或停止各种形式的刺激。

内部控制点的提升

住院会损害儿童和青少年的自主性，而最近获得这一发展阶段里程碑的年幼儿童在自己的独立性受到威胁时可能会感到十分沮丧。治疗师会邀请儿童在音乐治疗情境下进行选择和控制，这可以促进儿童内部控制点的恢复（Behrens，2011）。儿童如何参与到音乐中，他想选择哪种音乐，希望治疗师在音乐中做些什么，这些选择都给儿童带来一种控制感，有助于他们克服无助感。同样，当治疗师借助音乐的手段帮助孩子学习和练习各种情绪调节和压力管理策略时，儿童可以进一步发展他的内部控制点。治疗师在音乐治疗的情境中给儿童或青少年赋能，让他们体验到"我在做事情"的感觉，而不是"别人让事情发生在我身上"的感觉（Rafieyan & Ries，2007，p.50）。音乐治疗师通过创造让儿童体验成功和满足的情境，来促进他们的掌控感。儿童和青少年常常对一些电子乐器程序感兴趣，而这些程序很容易在平板电脑或计算机上获得。这些适应性软件让他们能够使用熟悉的技术，对音乐创作发挥更大的独立性和掌控权。治疗师可以通过适应性技术或简单的歌曲创作过程，使用器乐即兴创作来促进儿童与青少年的掌握感，并给他们赋能。

促进情绪取向的应对方法

儿童天然地把音乐和音乐游戏作为一种手段来表达和修通他们的情绪体验。音乐疗法可以给儿童提供一种环境，在这种环境中，他们能够逐渐靠近具有挑战性的感觉和感知，以及重构带来压力的经历。情绪取向的应对方法（emotional-approach coping）可以定义为把表达、觉察、承认和理解情绪作为一种应对压力的手段（Austenfeld & Stanton，2004）。音乐治疗强调采用情绪取向的应对方法，可以使个体靠近与压力情景相关的困难情绪，促进分级暴露的过程，最终带来更多积极的情感状态（Ghetti，2013a）。

经历过创伤的住院儿童可能会受益于音乐促进的戏剧表演（music-facilitated dramatic play），这是"一种包含了游戏和戏剧动作、采用道具和乐器、旨在表达情感和在象征层面修通内在冲突的即兴创作歌曲"（Ghetti，2013b，p.160）。在治疗师的音乐和治疗支持下，儿童会自发地创作歌曲和戏剧动作，这也让治疗师理解了他们是如何看待住院和治疗的。随后，治疗师可以使用音乐促进的戏剧表演来"给儿童创造一个支持性的途径来靠近、修通和解决内心的恐惧与矛盾"——否则这些挑战可能会妨碍儿童应对挑战或阻碍儿童进行自我调节（Ghetti，2013b，p.177）。

当儿童参与音乐促进的戏剧表演时，他可以选择：（1）为手偶或道具发声，同时音乐治疗师提供音乐的镜映和伴奏；（2）用手偶或道具来创作动作，同时音乐治疗师为手偶发声并提供音乐伴奏；（3）使用乐器或声音创作叙事或伴奏，同时音乐治疗师使用手偶或道具；（4）使用乐器和（或）声音来唱歌或讲述故事，同时治疗师提供音乐伴奏和镜映（Ghetti，2013b）。对于经历过创伤的儿童而言，音乐促进的戏剧表演可以是一个具有涵容功能的方式，让他们得以处理创伤材料，靠近和修通困难的情绪，从而调动自身的力量。

对于创伤事件的感觉加工

通过非言语表达，我们可以修通内隐记忆，也就是那些储存在感觉和情绪中的记忆（Malchiodi，2008）。音乐治疗师可以使用音乐即兴创作来促进各种形式的身体体验。治疗师可以使用有指向性的即兴创作（referential improvisation），这是一种临床即兴创作的形式，用音乐去描绘一些非音乐主题、情绪或体验（Bruscia，1998）。治疗师可以让儿童使用乐器或声音来捕捉"放松"的声音或"力量"的声音，从而促进积极的躯体体验。如果儿童已经准备好，并且治疗师认为在临床上有需要，也可以使用即兴创作的方法来帮助儿童修通和医院相关的创伤经历的内隐记忆。可以鼓励孩子将乐器声音与特定的躯体感觉配对，从而帮助他整合自身的躯体经验，同时也能让治疗师更好地理解这些体验。

另一个对于创伤事件的感觉加工有用的干预是使用电子音乐技术创作一个有声故事，用音乐叙述创伤性的医疗经历。通过选择音乐和非音乐的节录歌曲，儿童可以创作出一个音乐作品来叙述他的创伤性医疗经历或创伤性受伤事件（Whitehead-Pleaux，2013）。类似于上述的即兴创作方法，治疗师会鼓励儿童选择匹配或能描述其内部躯体感觉的节录歌曲。有声故事一旦完成，治疗师和儿童就可以一起听完整个故事，这样就减少了记忆和躯体感觉的分割，通过创造过程整合了经验。此外，有声故事可以让治疗师更好地理解儿童的记忆、感知和躯体感觉。

外化和涵容

音乐治疗提供了一个支持性的空间，为外化和叙事的创作提供了机会，尽管这种体验仍应当是来访者主导的，而且是基于他的应对能力、以他的节奏来显现的（Ghetti，2013b）。音乐本身就可以作为情绪表达的容器。在孩子唱一首对他个人有意义的歌曲的时候，通过写歌来讲述他的故事的时候，用力敲鼓的时候，或者是把意义投射到歌词上的时候，都流露着他内心的情感。无论是音乐治疗的过程（例如，与治疗师一起即兴创作），还是音乐治疗的产物（例如，录制一首原创的歌曲），都可能为情感的外化提供涵容。对隐喻和投射的使用有助于儿童将他的创伤经验外化，直到他变得足够安全，可以认同隐喻或投射，并将其融入自己的叙述。儿童和青少年可能通过即兴创作歌曲、音乐促进的戏剧表演、有指向的即兴创作或结构化的歌曲创作来创作叙事，或者他们可能会认同自己喜欢的歌词中所表达的叙事。

促进健康依恋和支持性关系

创伤和长期住院对儿童和青少年造成的其中一个破坏性影响，是他们和家人以及同伴的关系会淡化，并且被迫切断与生活中对他们有意义的活动的联系。患有严重疾病和严重受伤的儿童需要经常接受医学治疗，这可能需要长期住院。疾病、受伤和医疗本身可能会损害儿童的行动能力，也会限制他在生活中从事有意义的活动的能力。电子技术有助于弥合住院儿童与家人及同伴之间可能形成的鸿沟。像脸书（Facebook）和关怀社区（CarePages）这样的网站让儿童每天都能和亲人朋友联系。此外，手机和短信的广泛使用也有助于儿童和他们的支持网络保持联系。虽然这些电子和移动数据网络上的联结带来了一些好处，但它们不足以让儿童重要的人际支持关系得到充分维持和发展。

疾病和住院治疗带来的压力可能导致儿童和青少年退行至不同的发展领域。一个受过如厕训练、能够自己吃饭的学步儿在医院可能需要使用尿布，需要父母来协助喂养。一个积极寻求个性独立的青少年可能会发现自己依赖父母的日常生活照顾和支持。父母也许和他同住一个房间，睡在他旁边，照顾他的一切需要。儿童和青少年的自主性和隐私感在医院环境中经常受到挑战，因而他们可能会做出不服从的行为。

孩子的需求可能会变得如此之多，以至于父母为了陪伴和支持孩子会把他们自己的需求放在一边。父母的生活只聚焦在孩子身上，而忽略了其他有意义的关系和活动。当孩子逐渐痊愈和恢复时，家人们可能会意识到他们之间已经形成了复杂而相互依赖的关系。

音乐治疗提供了多种方法来促进和维持儿童和照料者之间有意义的联系。音乐即兴创作可以调动儿童和父母双方，帮助重新平衡他们之间的权力动态，并帮助儿童或青少年重建他们在发病前的发展框架。音乐治疗师可以在即兴创作中给孩子和父母分配不同的角色，并选择特定的乐器来突出其中一方的音乐表达，让另外一方扮演支持角色。随着时间的推移，这些即兴创作可以发展出代表健康联结和关联的方式，同时释放双方在孩子处于危机时积累的紧张动力。

除了即兴创作，歌曲创作和多媒体制作也可以促进健康的依恋和支持性关系，无论家庭成员之间的关系是亲密的还是疏离的。孩子们可以通过写歌来表达他们对重要关系的感受，反思和重要他人在一起的快乐时光，并计划未来在一起的时间（Whitehead-Pleaux，2013）。这些歌曲创作干预可以包括给熟悉的歌配上新创的词，或者创作一首完全原创的歌。在儿童完成创作后，音乐治疗师可以和儿童一起练习，直到儿童觉得准备好录制这首歌。治疗师可以把这个练习的时间用来鼓励孩子谈谈他的重要人际关系，与其他人分离感受如何，以及对再次见到其他人怀有什么样的希望和恐惧。当孩子准备好时，音乐治疗师可以用电子音乐技术来录制歌曲，并将其保存到光盘或MP3[1]文件中，方便孩子与亲人朋友分享。

音乐治疗师可以与儿童一起用简单的技术来创作电影，或在儿童的音乐作品中添加有影响力的视觉图像，共同创建一个多媒体项目，来促进联结和健康的关系（Whitehead-Pleaux，2013）。音乐治疗师可以使用孩子创作的歌曲，并将其与孩子选择的照片或视频相结合。照片可以捕捉孩子或他所处的环境，也可以是孩子住院之前喜欢的照片，或是孩子在互联网上找到或拍摄的有代表性的图像。在音乐作品中加入视觉图像有助于加深孩子对关系的表达，也有助于加深孩子与重要他人之间的联结。

---

[1] Moving Picture Experts Group Audio Laye-3的缩写，其全称是动态影像专家压缩标准音频层面3，是一种音频编码方式。——译者注

整合创伤

当儿童或青少年开始对他的创伤性经历有新的看法时，他可以开始逐步将这些经历整合到经过扩展的自我感觉中。如果孩子能够评估他的创伤性经历，音乐治疗师可以让他参与讨论应对挑战的方法，并让孩子识别什么是有效的，什么是无效的。此外，治疗师还可以和孩子一起找到应对未来压力的方法。治疗师会给孩子赋能，让孩子发展出属于他自己的、最具适应性的应对方法，其中有些方法可能是音乐性质的。孩子和治疗师可以在带有压力的过程或潜在的刺激到来之前演练这些方法。

儿童或青少年可以创作原创歌曲，修改歌词，或选择特定的歌曲来找到安慰，同时表达出决心，证明自己已经有能力成功地应对压力。这样的歌曲可以作为"主题曲"，孩子在痛苦的时候可以用它来获取内在资源，提醒自己内在所拥有的力量。在住院期间，孩子可能就已经创作了一系列歌曲来描述与疾病或受伤相关的问题，以及治疗方面的内容。音乐治疗师可以与孩子一起创建一个"专辑"，帮助记录、整合和扩展孩子的经历（Whitehead-Pleaux & Spall，2013）。如同专辑的歌曲所表现的，对疗愈过程进行回顾性审视，可以帮助孩子获得对这些经历的看法，将碎片化的部分联系起来，促进不同经历的整合。在创造性的过程中，孩子在治疗师的辅助下整合了他的多个自我：住院之前的自我、住院期间的自我和医疗护理完成之后的自我。

在经历了长期住院这种有着重大影响的事件后，儿童可能会感到和自己的同伴及社区之间有疏离感，他们并不了解住院治疗对他自己而言意味着什么。音乐治疗师可以通过帮助儿童创作有关住院治疗的歌曲，促进他重新融入社区。另一种方式是，儿童或青少年可以创建一个多媒体项目，向同伴解释自己的经历。这种性质的多媒体项目可以包含一组儿童住院期间的照片，配上一首儿童预先创作的歌曲，这首歌会让儿童感觉能够诠释自己的经历、恐惧或力量。如果时间允许、儿童也有能力，那么这种干预可以通过多种方式进行。儿童可以为一个重新回归集体的视频创作一首诠释性的歌曲，或者选择具有代表性的图像来总结他的经验。儿童可以创作一首歌，再制作一个关于这首歌的视频，让医务人员和家人出镜。这个视频可能包含对医院的参观，中间穿插音乐片段，探索儿童在每个区域的经历，配上口语讲解。图像、戏剧和音乐等不同的创造性艺术的结合，可以促进儿童的深层表达，并在他们准备回家时巩固他们整合后的身份认同。

— 本 章 小 结 —

对于因受伤、疾病或住院而面临创伤风险的儿童，音乐治疗师在促进他们的心理疗愈过程中起着重要作用。通过在儿童治疗早期就开展音乐治疗、结合创伤知情的方法并让儿童参与针对特定需求的各种创造性音乐治疗干预，音乐治疗师可以为儿童提供缓冲，以应对创伤的负面影响。通过参与音乐治疗，儿童可以减少高唤醒的状态，调节自己的情绪，学会采用适应性的应对策略，并结合情境来考虑他们在整个住院期间的经历，从而为个人和社区的重新整合铺平了道路。对于患病或受伤、随后需要面临住院治疗压力的儿童而言，建立一个积极的、赋能的初始住院经历将有助于减轻儿童在未来医疗护理中的应激反应。

附 录

与创伤儿童工作的相关资源

阅读疗法相关推荐

本节总结了《儿童心理创伤治疗》第一版（Malchiodi & Ginns-Gruenberg，2008）中用于创伤干预的儿童图书信息。绘画、舞动、写作或游戏治疗等创造性干预手段，通常是利用讲故事的力量来为非言语的自我表达赋予意义。然而，有目的地在治疗中使用图书（这种方法被称为阅读疗法）以及特定的故事创作技术本身，就是创伤儿童治疗工作中的有效干预措施。采用反应式阅读疗法（reactive bibliotherapy）时，孩子会阅读特定的故事或书。如果这些故事和书是治疗师仔细挑选的，非常适合孩子阅读，那么孩子会对其中的角色或故事产生认同，并在读完故事后获得更深的理解和领悟。在互动式阅读疗法（interactive bibliotherapy）中，治疗师会和孩子讨论，以促进、强化和整合孩子在特定故事中读到的概念。无论是因失去亲人而感到哀伤的儿童，在父母离异或寄养环境中挣扎的儿童，还是努力从虐待或忽视中恢复的儿童，都可以从对创伤敏感的阅读治疗中获益。

以下是一份针对创伤儿童的阅读治疗推荐书单，内容按照主题划分。

创伤症状管理

●《菲菲生气了——非常、非常的生气》（*When Sophie Gets Angry—Really, Really Angry*；Bang，1999）是关于菲菲的经典故事，她会生气，也会破坏东西，但她找到了一种方法来处理自己的情绪。同样，《有时我也会生气》（*Sometimes*

I am Bombaloo；Vail，2002）讲述了凯蒂的故事。当凯蒂生气时，她不再是凯蒂，而是变成了"Bombaloo[1]"。故事内容包括与兄弟姐妹打架、利用暂停时间冷静下来以及在发火之后道歉。

●《亚历山大和他糟糕、可怕、不好、非常差的一天》（*Alexander and the Terrible, Horrible, No Good, Very Bad Day*；Viorst，1987）讲述了男孩亚历山大的故事。他的生活里出现了一系列的问题，于是他希望能摆脱掉那些麻烦。

●《双味情绪》（*Double Dip Feelings*；Cain，2001）的故事允许孩子同时拥有不止一种感受。对创伤事件或丧失怀有矛盾感受的孩子，尤其能够从这本书中获益。

●《不再害怕和妈妈分开》（*When Fuzzy Was Afraid of Losing His Mother*；Maier，2005）关注分离焦虑，鼓励孩子去理解主人公和他的困境。

● 要想帮助孩子应对噩梦，《杰茜卡与狼》（*Jessica and the Wolf*；Lobby，1990）和《安妮的故事》（*Annie Stories*；Brett & Chess，1988）是两个很好的资源。

自然灾害和人为灾难

●《穿越风暴的航行》（*Sailing through the Storm*；Julik，1999）讲述了一个关于一艘航行在生命之水的帆船的故事。这艘帆船"在平静的蓝色水面中愉快地航行。突然之间，出现一声巨响。有人受伤了，然后一切都变了。有人遭受了暴力，是你，或者是你认识的人，甚至也可能是你从未见过的某个人"（p.12）。这个故事直接在与孩子对话，它捕捉到了很多种情绪，包括感觉自己的"小帆船要沉了"，然后朝着积极的方向驶去，鼓励孩子们表达那些可怕的感受。

●《9月12日，我们知道一切都会好起来》（*September 12th We Knew Everything Would Be All Right*）由美国密苏里州的一年级学生撰写和配图（Byron Masterson School，2002），是一个能够帮助孩子们恢复常态感受的优秀

---

[1] 一个菲菲用来描述自己生气状态的词。——译者注

故事。本书开篇写道："2001年9月11日，很多不好的事情发生了。9月12日是新的一天。我们知道一切都会好起来的，因为……"（p.5）这里可以邀请儿童自己创作插图和故事，内容关于连贯性、常规活动和自我安抚活动的重要性。这本书也适用于许多其他情况，如离异、事故或灾难。

搬迁、流离失所或分离

●《温布利很担心》（*Wemberly Worried*；Henkes，2000）讲述的是温布利的故事，他对于新学校有一些大大的担忧。对于正在经历重大变化（包括搬到新家）的孩子而言，这是一本很好的书。

●《谈话、倾听和联结》（*Talk, Listen, Connect*；Sesame Workshop，2008）是来自芝麻街的优秀读物和音像资源，被服役中的父母用于帮助孩子完成过渡期，包括搬家和父母多次被部署。

●《大风暴》（*The Storm*；McGrath，2006）是已经出版的以卡特里娜飓风为主题的几本图书之一。孩子们分享了他们的故事、素描和绘画，真实地反映了经历了一场大风暴的体验。

●《夜间接球》（*Night Catch*；Ehrmantraut，2005）讲述了一个动人的故事，关于一名士兵如何在北极星的帮助下与他的儿子玩夜间接球的游戏。这是一个讲述家人在分离时（特别是由于军事部署）如何保持情感联结的经典故事。

放松和减压

●《冷静猫，平静娃》（*Cool Cats, Calm Kids*；Williams，1996）是一本关于压力管理和放松技巧的书，深受儿童喜爱。书里有9个"猫咪推荐"的减压技巧，例如"昂首挺胸"和"坚持下去"。

●《你平和的样子真好看》（*Peaceful Piggy Meditation*；McLean，2004）、《正念猴和开心熊猫》（*Mindful Monkey*，*Happy Panda*；Aldefer，2011）和《暴跳

牛的心情罐子》（*Moody Cow Meditates*；McLean，2009）通过书中的角色和他们的故事向儿童传递冥想的力量。

● 《一捧宁静：四颗鹅卵石中的幸福》（*A Handful of Quiet: Happiness in Four Pebbles*；Hahn，2012）通过简单的、感官的鹅卵石冥想以及与自然的相互联结，向孩子们介绍了冥想练习。

● 《星光，月光，地球之光》（*Starbright, Moonbeam and Earthlight*；Garth，1991，1993，1997）为小学生提供舒缓平静的意象和情感支持。

● 《儿童瑜伽卡片》（*Yoga Pretzels*；Guber & Kalish，2006）是一套瑜伽和呼吸活动卡片，可用于辅助儿童做减压和自我调节的练习。

家人或朋友去世

● 《当恐龙死亡》（*When Dinosaurs Die*；Krasny & Brown，1998）是一本所有年龄段的孩子都会反复阅读的书。如果小学班级里有人经历了亲人或朋友的死亡，那么很适合把这本书分享给孩子们。恐龙角色表达了儿童对死亡的常见问题和担忧。

● 《米克·哈特曾经来过》（*Mick Harte Was Here*；Park，1995）描绘了青少年在面对死亡后体验到的普遍感受，有助于同龄人对他们产生共情。这个故事是从一个青少年的角度讲述的，她12岁的弟弟在一次自行车事故中丧生。

● 《我知道那是我的错》（*I Know I Made It Happen*；Blackburn，1991）提到，有的人会认为自己应该为坏事的发生而负责。在这个故事中，成年人解释道，坏事不会仅仅因为孩子在想这件事或者希望它们发生就会发生，并且孩子们了解到，分享他们的感受是有帮助的，知道亲人的死亡不是他们的错。《可怕的事情发生了》（*A Terrible Thing Happened*；Holmes，2000）讲了一只名叫舍曼·史密斯的浣熊的故事，帮助孩子们了解他们对死亡的感受。舍曼在学校里变得害怕、生气，开始搞破坏，后来他的老师梅普尔小姐用游戏和绘画帮助他了解自己的感受。

●《眼泪汤：疗愈丧亲之痛的食谱》（*Tear Soup: A Recipe for Healing after Loss*；Schweibert & DeKlyen，1999）用煮汤的比喻来解释丧亲。这个故事是为年龄较大的儿童和青少年准备的，但故事提供的信息对成年人和家庭也很有用。

●《他们是家庭的一员：巴克利和伊芙跟孩子们谈论失去爱宠》（*They're Part of the Family: Barkley and Eve Talk to Children about Pet Loss*；Carney，2001）是一套活动和涂色书的其中一本。巴克利和伊芙是两只葡萄牙水犬，他们谈论了死亡及相关的话题。书中串联了3个简短的故事，分别关于一只生病并被实施安乐死的狗，一只在某个早上被发现已经死亡的乌龟，以及一只在事故中丧生的猫。

●《贞子与千纸鹤》（*Sadako and the Thousand Paper Cranes*；Coerr，1977）描述了一项纪念活动，纪念1955年因广岛原子弹爆炸而死于白血病的日本女孩贞子。这个故事讲述了一个关于鹤的传说，其中提到鹤可以活1000年，而折了1000只纸鹤的人将会拥有健康。通过这个故事，孩子们了解到可以用一种特定的活动（折纸鹤）来纪念所爱的人，也了解到另一种文化是如何通过一种特定的自我疗愈仪式来纪念逝者的。

●《有个特别的人去世了》（*Someone Special Died*；Prestine，1993）和《安娜的手账本：姐妹之爱日记》（*Anna's Scrapbook: Journal of a Sister's Love*；Aiken，2001）鼓励儿童创建一个关于逝者的有形记录，强化和逝者有关的回忆。

心理韧性

●《射月：来自狗狗鲁迪的人生教训》（*Shoot the Moon: Lessons on Life from a Dog Named Rudy*；Humphrey，2011）强调，在心理韧性和克服生活中的障碍方面，我们是谁并不重要。狗狗鲁迪鼓励孩子们去成为自己的英雄，找到平衡并"勇往直前"、迎接挑战。

创伤相关资源

艺术治疗和游戏治疗

聚焦和表达性艺术学院（Focusing and Expressive Arts Institute）提供聚焦取向艺术治疗的相关信息和教育，可应用于儿童、青少年、成人和家庭的治疗工作。

国际创伤应激研究学会（International Society for Traumatic Stress Studies，ISTSS）赞助了关于治疗创伤后应激的出版物，包括有关儿童和青少年创造性艺术治疗的《准则17》（*Guideline 17*）。

创伤知情实践和表达性艺术治疗学院（Trauma-Informed Practices and Expressive Arts Therapy Institute）提供了面向儿童和家庭的创造性艺术治疗及创伤干预的信息，还可以提供创伤知情的艺术和表达性治疗的远程学习。

创伤整合和恢复的方法

儿童创伤学院（Child Trauma Academy）提供有关治疗方法的神经序列模型（the neurosequential model of therapeutics）的信息、培训和研究，这是与处于风险之中的儿童工作时所用的一种发展知情、尊重生物学的方法。

儿童福利信息门户（Child Welfare Information Gateway）提供关于创伤、儿童和聚焦创伤的认知行为治疗的一般信息。

眼动脱敏与再加工疗法研究所［Eye Movement Desensitization and Reprocessing Therapy（EMDR）Institute］提供了相关出版物和研究的一般信息和链接。

感觉运动心理治疗研究所（Sensorimotor Psychotherapy Institute，SPI）提供有关以身体为导向的谈话疗法的信息和教育，该疗法将言语技术和以身体为中心的干预措施相结合，以治疗创伤、依恋和发展问题。

身体体验疗法（Somatic Experiencing®，SE）是一个教育和研究网站，提供身体体验疗法的专业培训，并给没有得到充分服务的人群以及暴力、战争和自然灾害的受害者提供外展服务。这是一个开始阅读Peter Levine的著作的好地方。

创伤知情实践

具备文化敏感性的创伤知情照护是指卫生保健专业人员有效提供创伤知情评估和干预的能力，承认、尊重和整合患者和家庭的文化价值观、信念和实践。

美国物质滥用和精神卫生服务管理局（SAMHSA）**美国国家创伤知情照护中心**（National Center for Trauma-Informed Care，NCTIC）是一个技术援助中心，致力于树立创伤知情照护的意识，并促进创伤知情实践在项目和服务中的落地。

美国国家儿童创伤应激网络（NCTSN）提供有关创建创伤知情系统的信息和大量可下载的信息。

美国国家创伤联盟（National Trauma Consortium）旨在提升公众对创伤的普遍性及其对人们生活的广泛影响的认识。

庇护所模式（Sanctuary Model®）代表了一种基于理论、创伤知情、以证据为支持的整体文化取向，具有创建或改造组织文化的清晰、结构化的方法论。

心理韧性和儿童

美国心理学会（American Psychological Association）提供了关于心理韧性和儿童的详尽信息。

宾夕法尼亚大学积极心理学中心（Positive Psychology Center at University of Pennsylvania）做了有关儿童心理韧性和增强心理韧性的策略的概述。

参考文献*

第 1 章

American Dance Therapy Association. (2014). What is dance therapy?

American Music Therapy Association. (2014). Music therapy makes a difference: What is music therapy?

American Psychiatric Association. (1987). *Diagnostic and statistical manual of mental disorders* (3rd ed., rev.). Washington, DC: Author.

American Psychiatric Association. (2013). *Diagnostic and statistical manual of mental disorders* (5th ed.). Arlington, VA: Author.

Badenoch, B. (2008). *Being a brain-wise therapist: A practical guide to interpersonal neurobiology*. New York: Norton.

Bowlby, J. (2005). *A secure base*. New York: Routledge. (Original work published 1988)

Collie, K., Backos, A., Malchiodi, C., & Spiegel, D. (2006). Art therapy for combat-related PTSD: Recommendations for research and practice. *Art Therapy: Journal of the American Art Therapy Association, 23*(4), 157–164.

＊ 为了环保，也为了节省您的购书开支，本书参考文献不在此一一列出。如果您需要完整的参考文献，请通过电子邮箱1012305542@qq.com联系下载，或者登录www.wqedu.com下载。您在下载中遇到问题，可拨打010-65181109咨询。